Ashtanga Yoga

Volker Christmann

Ashtanga Yoga

Der Yoga des Heilens und Gesundens

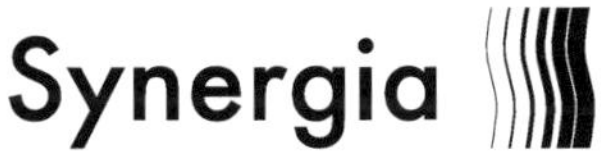

1. Auflage, 2020
Erschienen im Synergia Verlag, Basel, Zürich, Roßdorf
eine Marke der Sentovision GmbH
www.synergia-verlag.ch

Umschlaggestaltung, Gestaltung und Satz: FontFront.com, Roßdorf

Vertrieb durch Synergia Auslieferung
www.synergia-auslieferung.de

Printed in EU
ISBN-13: 978-3-906873-91-6

Bildquellen
Alle Fotografen der Bilder auf denen Personen abgebildet sind, sind dem Autor bekannt. Die Fotos wurden in gegenseitigem Einverständnis mit den abgebildeten Personen und den Fotografen für die Veröffentlichung freigegeben.

Illustrationen: Deepak Joshi

Bibliografische Information der Deutschen Nationalbibliothek
Die Deutsche Nationalbibliothek verzeichnet diese Publikation in der deutschen Nationalbibliografie; detaillierte bibliografische Daten sind im Internet unter http://dnb.de abrufbar.

Inhaltsverzeichnis

Vorwort 11

KAPITEL 1
Ashtanga Yoga – Der achtgliedrige Yoga 21

KAPITEL 2
Mantras – Worte der Kraft 57

KAPITEL 3
Kriyas – Reinigungsübungen 91

KAPITEL 4
Yogisches Joggen 130

KAPITEL 5
Shukshma Vyayamas – Kleine, subtile Übungen 147

KAPITEL 6
Mudras – Die Siegel des Yoga 168

KAPITEL 7
Asanas – Die Körperhaltungen 214

KAPITEL 8
Pranayamas – Die Atemübungen 269

KAPITEL 9
Meditation – Der Ozean des Geistes 318

KAPITEL 10
Kurzgefasste Yoga-Anatomie 342

Dank

In tiefer Dankbarkeit all meinen Lehrern, insbesondere

Swami Hansanand Saraswathiji

Prabhuji Surya Prakash

Baba Ram Das

Paramananda

Brahmananda

Advaitananda

Deep Sharan Shah

Deepak Kumar Joshi

Dr. Ram Narayan Sah

Mohant Nari Nath

Dr. Palitha Warakawela

Sri Ajith Jayadeva

Dr. Kumari Neligama

und

His Holiness Maharishi Mahesh Yogi und **Bhagwan**, die mich auf den Weg brachten …

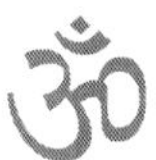

Vorwort

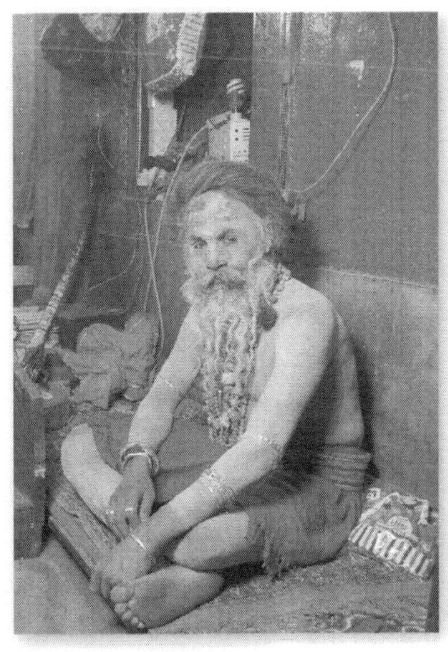

Vier Jahre lang war ich nun schon nicht mehr in Nepal gewesen. Vier ganze lange Jahre lang. Zu unsicher waren die Zeiten, zu karg bemessen die Zeit. Doch nun war die Zeit reif. Gauri, mein Freund seit Äonen von Jahren, hatte mich eingeladen in einem seiner Appartements zu wohnen. Er hatte mich vom Tribhuvan Airport abgeholt, dem „Flughafen der Drei Welten". Und nun war ich also hier, auf der Dachterrasse, Thamel unter mir und die Berge, die das Tal umranden, im Dunst des frühen Abends „all around". Der *Stupa* von Swayambunath, der „Affentempel", grüßte weiß aus der Ferne; zur anderen Seite hin die Pagode des Königspalasts ohne König. Adler in ihrem nie endenden Kampf mit den Krähen. Die ersten Lichter. Nur sanft brandete der Puls der Stadt zu mir herauf, der Duft von Räucherwerk und Abgasen und *Currys.*

Wohl an die dreißig Stunden hatte die Reise insgesamt gedauert. Doch was war das? Angesichts dieser Stadt! Alle Müdigkeit war verschwunden, und ich brannte nur noch darauf, einzutauchen in das Gewimmel der Altstadt, wieder einszuwerden mit diesem unermesslichen Asien. Und wieder einmal fiel er von mir, der Ballast all der Jahre, blätterte ab wie alte Farbe von den Gartenlauben im Sommer, in dieser so gänzlich anderen Welt …

Der neue Weg

Am nächsten Morgen, es war der Morgen des Heiligen Abends, holte mich Dr. Ram Narayan Sah ab, mein alter Weggefährte, den Ayurvedischen[1] Yoga betreffend, Vertrauter der Medizin westlicher und östlicher Provenienz und Yoga-Lehrer. Er wollte mir sein neues Zuhause zeigen, besser gesagt, den Platz, wo er es einmal zu errichten gedachte. Der Bauplatz war nahe seiner derzeitigen Wohnung unweit des Flughafens, und nachdem wir uns das Stück Land angesehen und „für gut befunden" hatten, gingen wir zu seiner Wohnung, wo uns seine Frau und seine zwei Söhne – Sujata, seine Tochter, studierte nun in Indien Kunst – schon zum Essen erwarteten. Nach dem üblichen „Wie geht's? Was hast du getan all die Jahre?" etc. wendete sich unser Gespräch unserer gemeinsamen Leidenschaft zu – dem Yoga. Er hatte allem Anschein nach diese uralte Wissenschaft wieder einmal für sich und seine Patienten neu entdeckt, folgte nun dem Weg eines indischen *Guru*[2] aus Haridwar – nur 10 bis 15 Kilometer von Rishikesh[3] entfernt, dem Ort meiner Einweihung und jahrelangen Übung! – ergänzte ihn durch seine eigenen jahrzehntelangen Erfahrungen, die Erfahrungen mit seinen Patienten. Was für gut befunden würde, der Prüfung durch die Realität standhielt, fand Eingang in seine eigene Praxis.

Ich hatte noch nie von ihm gehört, doch außer mir schien ihn jeder zu kennen, hier in Nepal, wie sich später herausstellte. Auch in Indien sei er natürlich en vogue, in Afrika, Australien, Amerika, England … Eine eigene Sendung in irgendeinem Aastha Channel, weltweit ausgestrahlt, täglich, mit 200 Millionen Zuschauern … Er hatte seine Mission mit dem einfachen Satz begonnen: „Ich habe euch ein Paket von sieben einfachen Atemübungen gebracht. Sie reichen, um mit allen Krankheiten fertigzuwerden." Ein großes Versprechen. Aber einlösbar? – Allem Anschein nach betrieb er auch Schulen, Krankenhäuser, versuchte wissenschaftliche Belege für die Heilkräfte des Yoga zu erbringen, stand

1 *Ayurveda* = Wissen (*Veda*) vom Leben (*Ayur*).

2 Spiritueller Lehrer.

3 Heilige Städte am Oberlauf des Ganges.

in Kontakt mit dem indischen Gesundheitsministerium, heilte eigenen Angaben zufolge in Zusammenarbeit mit Acharya Balkrishna, einem Ayurvediker, selbst Leberzirrhose, Krebs, Aids … Vielleicht ein bisschen viel. Doch Dr. Ram Narayan Sah schien ihm zu vertrauen. Ich kannte eigentlich die meisten Übungen, wenigstens den Namen nach, hatte sie auch jahrelang praktiziert. Doch die Ausführung war – teilweise – recht verschieden von meiner bisherigen Praxis. Also wieder einmal: Obwohl ich denke, nun sei alles gesagt, was es über Yoga zu sagen gäbe, entwickelt sich alles ganz anders – wann immer ich nach Asien komme. Es ähnelt irgendwie einer stufenweisen Einweihung – seit nunmehr mehr als 40 Jahren …

Als ich zurück in mein neues „Zuhause" kam, wollte Deepak es gerade wieder verlassen. Er scheint der einzige Mensch in ganz Kathmandu zu sein, der stets pünktlich ist. Ich hatte ihm gemailt, dass ich käme, hatte mich mit ihm verabredet. Nur so; denn ein neues Projekt, wozu ich seine höchst künstlerischen Illustrationen brauchte, stand gerade nicht zur Debatte. Und nun das! Ein „neuer" Yoga! Natürlich kannte auch Deepak den *Swami*, hatte von dessen außergewöhnlichen Heilerfolgen gehört. Und so beauftragte ich ihn mit einer neuen Serie von Illustrationen. Natürlich, wir hatten noch Zeit. Sobald ich das „neue" System erst wirklich kannte, würden wir uns über Art und Zahl der Abbildungen unterhalten …

Früh am anderen Morgen kam – wie verabredet – Dr. Sah zu unserer ersten gemeinsamen Yoga-Stunde. Er hatte einen jungen Nepali bei sich, langes Haar und weiße *Kurta* und *Pant*[4]. Ungewöhnlich für diese Jahreszeit und für Kathmandu im Allgemeinen. Niemand läuft hier in indischer Kleidung herum, alles trägt Jeans und T-Shirts und Turnschuhe – die Uniform unserer Zeit …

„Er ist Mediziner und Yoga-Lehrer, wie ich. Er ist ebenfalls aus der königlichen Familie (*Sah*), ein Familienmitglied also, und er arbeitet mit *Swamiji* zusammen, wird vielleicht bald schon sein Vertreter in Nepal."

---

4 „Hemd und Hose", leichter indischer „Anzug"

Sie hatten gemeinsam Yoga-Camps geleitet, Workshops, bei dem Besuch des *Swami* in Nepal. „Ich muss für ein paar Tage weg. Nach Janakpur. Familiäre Probleme." Es ging um irgendwelche Landstreititgkeiten, die seine Anwesenheit als Familienoberhaupt notwendig machten. Janakpur. Geburtsstatt Sitas, der Gattin König Ramas, der siebten Inkarnation Vishnus, des Erhalters der Welt – folgt man der indischen Mythologie. Ich war noch nie dort gewesen, aber Janakpur liegt im Terai, an der Grenze zu Indien. Rund 400 km von Kathmandu entfernt. Eine ziemlich weite Reise, in diesem Teil der Welt. Er würde wohl mindestens zehn Tage weg sein, und ich musste mich entscheiden: Sightseeing oder Yoga. Deshalb habe er Deepu mitgebracht, Deep Sharan Sah. Sollte ich mich für ein Bleiben in Kathmandu entscheiden, würde er meinen Yoga-Unterricht übernehmen, so lange Dr. Ram Narayan Sah weg war …

Und so begann wieder einmal ein neuer Abschnitt auf meinem Weg des Yoga. Zwei Stunden Praxis mit Deepu am frühen Morgen, wenn der Tag noch jung war und der Dunst die Gassen Thamels verhüllte, zwei Stunden Theorie am Abend, wenn die ersten Lichter erglommen und die Raben krächzend zu ihren Schlafbäumen in den Nagarjun-Hügeln zurückkehrten. Viel Zeit für ausgedehnte Reisen blieb also nicht – zumindest vorerst. Aber die vielen Tempel im Tal, die Klöster und Meditationsklausen in den Hügeln, die das Tal umranden, meine tibetischen Freunde in den Klöstern rund um den Großen *Stupa*[5] von Bodhnath und natürlich immer wieder und vor allem: die „Heiligen" von Pashupatinath.

5 „Haufen, Haarknoten"; buddhistischer Sakralbau.

Die Nackten und die Toten

Pashupatinath. Wirklich: A place of its own. Ein ganz besonderes Fleckchen Erde. Einer der heiligsten Plätze der Welt für Hindus. *Shiva*[6] geweiht, der hier als „Herr (*Pati*) der Tiere (*Pashu*), im ewigen Liebespiel mit Parvati, in Gestalt einer Gazelle, vereint, verehrt wird. Doch dies ist … eine andere Geschichte …

Da *Shiva* als der „Uryogin" gilt, „wimmelt" es hier geradezu von *Babas* und *Yogis* und *Sadhus*, die ihm nacheifern – echte und weniger echte. Aschebeschmiert sitzen sie vor einem der vielen Tempel, vielfach bemalt, nackt so manche bis auf einen Lendenschurz, Haarsträhnen, *Jatt(a)s,* meterlang zum Teil. Zeichen lebenslanger Treue zu ihrem *Guru* oder geldbringendes Attribut für die Fotos der Touristen. Immer wieder tauchte ich ein in die Flut dieses „seltsamen Völkchens", und manche kannte ich nun schon seit Jahrzehnten.

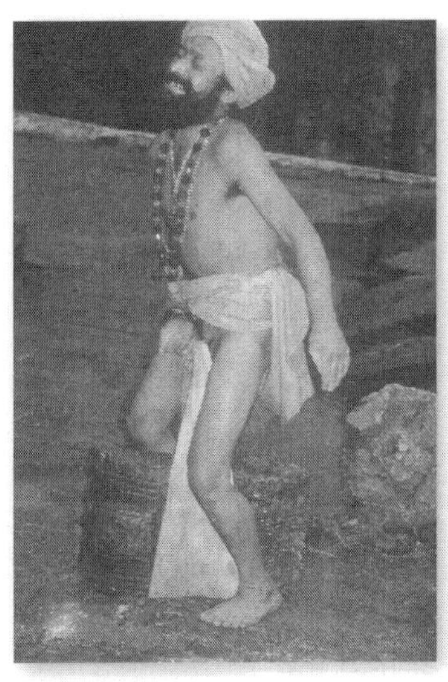

Mit einem von ihnen – *Bharati Baba*, dem „Baba aus Indien" – war ich vor Jahren einst durch die Hügel von Gokarna gewandert, auf der Suche nach ansprechenden Plätzen zur Demonstration einiger Yoga-Übungen[7]. Er war einer jener, von Touristen und Einheimischen bestaunten, „stone-carrier", die mit ihrem Penis Steine von bis zu 80 Kilogramm heben. Jedermann kannte ihn hier, galt er doch als einer der wenigen „echten" Yogis, der zwar nichts gegen ein paar *Rupies* hier und da einzuwenden hatte, der aber doch auch Wissen besaß, echtes Wissen.

6 „Der Gütige"; einer der drei Hauptgötter des Hinduismus; in dieser Trinität gilt er als der Gott der Auflösung und Zerstörung (der Unwissenheit).

7 Volker Christmann, Die Siegel des Lotus.

Über die Heilkräuter im Dschungel, über essbare und nicht-essbare Pflanzen, über Yoga. Er wanderte oft monatelang allein durch den Himalaya, lebte im Wald, in Höhlen, um doch stets zurückzukehren nach Pashupatinath. Doch nun war er tot. Zwar hatte man ihn auch schon vor Jahren des Öfteren für tot erklärt, wenn er allzu lange auf einer seiner Wanderungen „verschollen" war. Doch dieses Mal war die Nachricht echt. Er war hier gestorben, hier in Pashupatinath, in dem kleinen Tempel, den er sich als Zuhause auserkoren hatte. Ein Tod, um den sich schon Mythen rankten: eines echten Yogis würdig.

Er war mit zerschmettertem, blutendem Fuß von einer seiner Wanderungen zurückgekehrt und hatte sein Blut einem der zahlreichen Paria-Hunde als Speise dargeboten. Doch der Hund hatte zuvor natürlich schon andere Bewohner des Hügels beleckt. Unter anderem offensichtlich auch einen Leprösen. Und so wanderte die Lepra direkt in Bharati Babas offene Wunden.

Obwohl Lepra heute – im frühen Stadium eigentlich sehr gut und kostenlos – heilbar ist, gibt es immer noch zahlreiche Lepröse in der Stadt. Unvergleichliches Kapital einer Bettler-Karriere …

Doch diese Mal war sie der recht schnelle Tod. Obwohl die Leprakranken normalerweise jahrelang dahinsiechen (und sich schließlich – „bevor es zu ernst wird" – doch in einem der Leprakrankenhäuser kurieren lassen), dauerte es bei Bharati nur wenige Wochen. Lag es an der Art der Infizierung? Einer besonders aggressiven Variante der Bakterien? Wer weiß dies zu sagen … Jedenfalls starb Bharati – nachdem er sich vehement geweigert hatte, eines der Leprahospitäler aufzusuchen – ein paar Wochen später in seinem kleinen Tempel …

Doch bei meiner Suche nach ihm hatte ich viele alte Bekannte wiedergetroffen, und so blieb mir allzu viel „Touristisches" erspart.

Wie schon gesagt, jedermann hier kannte Bharati Baba, den „Indischen (*Bharati*) Heiligen (*Baba*)", der doch eigentlich aus Indonesien gekommen war. Und so hatte ich Zugang selbst zu den seltsamsten Zweigen jenes schon an sich recht seltsamen Völkchens der Pashupatinath bevölkernden *Sadhus: Naga-Sadhus*, diese „nackten", aschebeschmierten Krieger *Shivas*, archaisch, grimmig zumeist auf den ersten Blick, und doch auch lächelnd und sanft, wenn man erst einmal ihr Vertrauen gewonnen hatte; die unmittelbar an den Verbrennungsplätzen des *Arya-Ghat* und des *Surya-Ghat* hausenden *Aghoris*, die „nicht-Schrecklichen" Anhänger *Shivas*, die doch oft Angst und Schrecken hervorrufen durch so manche ihrer Praktiken, die aus Menschenschädeln essen, Urin trinken und selbst Menschenfleisch verzehren, zum Zeichen, dass es nichts Unreines in der Schöpfung gibt, keine Tabus, dass alles wahrhaft göttlichen Ursprungs ist. Einer von ihnen, ein recht alter „Herr" von wohl an die achtzig Jahren, in schwarze Lumpen gehüllt wie die meisten von ihnen, bittet mich oft in seine Klause, rauchgeschwängert, mit „herrlichem" Blick auf die Verbrennungsghats. Sein ganzes Leben lebt er nun schon hier –im „Anblick des Todes" und doch auch in der „Glückseligkeit *Shivas*", wie er immer wieder versichert, und doch umgibt ihn eine deprimierende Aura der Vergeblichkeit seines gewaltigen Strebens, im Anblick des Todes , der wohl auch ihn bald ereilen wird ... Trotz aller beteuerten Glückseligkeit: traurig die Augen, die tief gefurchte Stirn, die fleckigen Lumpen ...

Der Sänger, die Affen und das Brot

Ganz anders die *Nath-Yogis* auf dem Hügel oberhalb des Bagmati. Hier verbrachte ich die meiste Zeit – wenn ich nicht durch die Gassen und Höfe Pashupatinaths strich, auf der Suche nach *Yogis* und *Babas* und *Sadhus* – auf der von ihren Behausungen umfriedeten Wiese, die ihr Wohnzimmer bildet, unmittelbar neben dem Goraknath-Tempel. Gespräche über Yoga und *Moksha*[8] und Meditation. Diese Gruppe hatte so gar nichts von den Touristen-Yogis hügelabwärts. Sie lebten ihr Leben unbeirrt von den „Segnungen" der Touristenströme, speisten Parvati jeden Morgen gegen elf in ihrem kleinen Tempel gegenüber dem Tempel

8 „Erlösung, Befreiung".

Goraknaths, saßen um die heilige Glut, philosophierten. Ihr Orden geht auf Goraknath zurück, jenen Zeitgenossen Kabirs (15. Jahrhundert), wie es der Westen lehrt. Ganz anders natürlich die Zeitenläufte in Indien. Goraknath gilt diesen Yogis als ihr dritter *Guru*, nach Matsyendranath und Adinath – Shiva selbst … In ungebrochener Reihe sei der Yoga vor tausenden von Jahren auf sie gekommen, am Anfang der Zeit, als diese Erde noch jung war, von *Shiva* (*Adinath*) über *Matsyendranath*, *Goraknath* und weitere bedeutende Yoga-Heilige wie *Swatmarama Suri*, den Verfasser der *Hatha Yoga Pradipika,* der „Kleinen Leuchte des Yoga", jener weltbekannten Abhandlung über die Disziplin des *Hatha Yoga* …

Vor tausenden von Jahren, am Anfang dieses Weltenzyklusses … aber wie kann dies anders sein, in einer Welt, in der nur ein einziges Wort existiert für heute und morgen. Einst, vor vielen Jahren, als ich auf einer meiner Reisen einen Bus suchte, der mich von Rishikesh nach Gangotri bringen sollte, zur Quelle des Ganges … aber dies ist eine andere Geschichte.

Die *Nath-Yogis* oder *Kanphata-Yogis*, wie man sie ihrer durchbohrten Ohren wegen auch nennt (*Kan* = Ohr, *phata* = gespalten), gelten als die großen Mystiker und Zauberer. *Siddhas* mit ungewöhnlichen, übernatürlichen Kräften begabt. Verehrt von Hindus und Buddhisten – wie jenes sagenumwobene, verwunschene Fleckchen Erde, auf dem sie leben, Pashupatinath, heilig für Hindus und Buddhisten, Statuen *Shivas* und *Buddhas*, friedlich vereint. Ja, am jenseitigen Ufer des Bagmati sind zwei recht seltsame Steinfiguren. Eine, eine *Buddha*-Statue, am *Surya-Ghat*, dem Verbrennungsplatz der einfachen Leute, die andere – hinter Gittern – unmittelbar am *Arya-Ghat*, dem Verbrennungsplatz der Höherkastigen, eine Figur der furchteinflößenden Göttin *Kali*. Beide ragen nur halb aus der Erde, und es geht eine seltsame Sage im Tal: Je tiefer die Religion sinkt, desto tiefer versinkt der *Buddha* in der Erde, desto höher erhebt sich *Kali*; und jedermann sagt, dass sich *Kali* Jahr für Jahr mehr aus dem Boden schiebe, bereit, ihr Reich zu regieren …

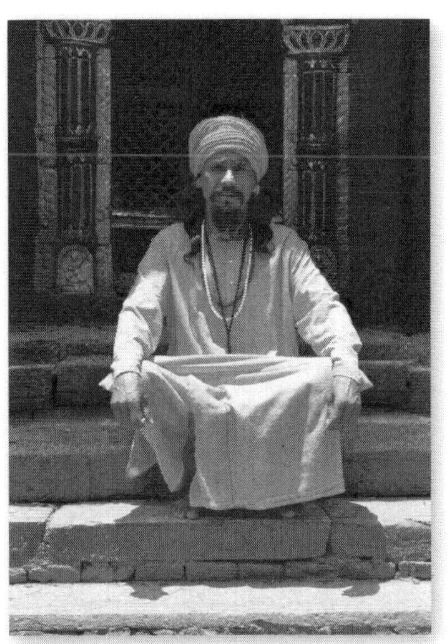

Vor allem *Bal Brahmachari Yogi Nari Nath Maharaj* hatte es mir angetan, der derzeitige „Meister“ und Vorsteher der kleinen Gemeinde, ein Yogi von Kindesbeinen an, wie der Name verrät. Als ich ihn einmal fragte, ob es noch wahrhaft Verwirklichte gebe im Tal, zeigte er auf das Grab des letzten Meisters der *Nath*, *Yogi Shiva Nar Hari Nath Maharaj*: „Er war wohl der letzte, der wahre Verwirklichung gefunden hat, schon in diesem Leben …“ Vor Jahren einst hatte ich den Meister kennen gelernt, auf der Suche nach *Bharati Baba*. Mein Name hatte ihn fasziniert, die Ähnlichkeit von Sanskrit und Deutsch, und er hatte den um ihn versammelten *Sadhus* allerlei Richtungen eine Rede gehalten über die Bedeutung meines Namens, ehe sie sich auf den Weg machten, auf den Weg nach Kathmandu, mit ihren Dreizacks bewaffnet, trommelnd, nackt so manche, *Mantras* skandierend: Eine Demonstration der Yogis im Tal – man hatte soeben das erste Steak-Restaurant in der Stadt eröffnet …

Während ich mit einigen der Mönche auf der kleinen Wiese saß, holte Nari Nath ein Stück Gewürzbrot, wie es sie Goraknath zu bereiten gelehrt hatte, wie er sagte, verteilte es unter den Versammelten, und auch die Affen, die gierig näher gekommen waren, erhielten ihr Teil. Ein Sänger aus dem – den Nicht-Hindus verbotenen – Haupttempel hatte sich zu uns gesellt und sang seine heiligen *Mantras*, und ich genoss die unwirkliche Stimmung und den tiefen Frieden, der von diesem Platz auszugehen schien …

Doch auch der alte „Hexendoktor“ der Gruppe, Yogi Bishwo Nath Maharaj, der seine Heilkräuter freigiebig kostenlos an jedermann verteilt, schloss sich der Meinung des Abtes an. Nein, es gebe keine wahrhaft Erleuchteten mehr. Jedenfalls nicht hier im Tal. Nicht einmal mehr unter den *Nath*! Und so suchte ich Heil und Verwirklichung weiterhin bei meinen auf den ersten Blick eher prosaischen Übungen …

Ashtanga Yoga

– Geben wir dem Yoga seinen guten, alten Namen zurück

Der Kreis schließt sich. Irgendwann, vor Äonen von Jahren – so scheint mir – begann meine wirkliche Beschäftigung mit Yoga mit den *Yoga Sutras* des Patanjali. Und nun, Jahre später, nach mancherlei Irrungen und Wirrungen und mancherlei Gutem und Echtem, führt mich mein Weg wieder zurück, zu Patanjali. Schon zuhause, als ich meine Reise vorbereitet hatte, mich via Internet mit der aktuellen Yoga-Szene in Nepal beschäftigte, stieß ich auf einen *Yoga-Ashram*[9], der mein Interesse weckte: *Patanjali Yoga Ashram*. Ein Anruf dort, kaum dass ich in Kathmandu angekommen war, doch der Meister des *Ashram* war derzeit in Indien. Dann, schon bei meinem ersten Wiedersehen mit Dr. Ram Narayan Sah, dem „Spiritus Rector" der *21 Schritte*[10] … , erneut Patanjali – *Ashtanga Yoga, der „Achtgliedrige Yoga"*.

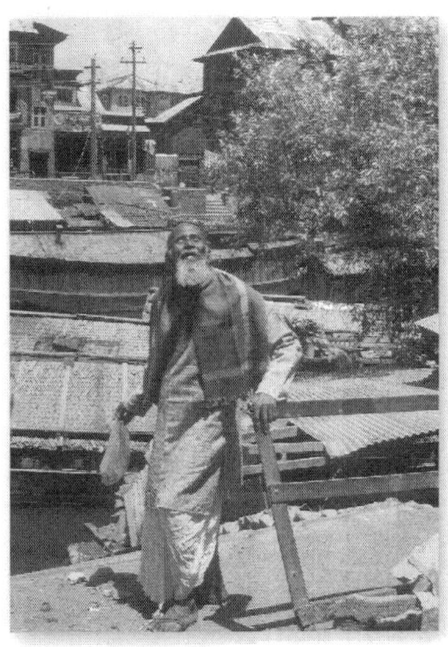

Eigentlich ist nicht so wirklich viel über den Verfasser der *Yoga Sutras* bekannt. Schon die Frage nach seinen „Lebensdaten" werden höchst unterschiedlich beantwortet. So besteht in den Yoga-Schulen des Ostens die weit verbreitete Meinung, die *Yoga Sutras* seien vor mehr als 10 000 Jahren entstanden, andere – und dies sind wohl die meisten – setzen ihn mit dem berühmten Grammatiker selben Namens gleich, der im zweiten vorchristlichen Jahrhundert lebte; im Westen ist die vorherrschende Meinung, dass der Verfasser der *Yoga*

9 Klosterähnliches Yoga-Zentrum.

10 Volker Christmann, Ayurvedischer Yoga, Einundzwanzig Schritte zur Glückseligkeit

Sutras im 4. oder 5. Jahrhundert nach Christus lebte, und einige sind gar der Meinung, eine historische Persönlichkeit dieses Namens habe nie existiert, die *Yoga Sutras* seien eine Zusammenstellung verschiedener Autoren dieser oder jener Zeit … Doch wie könnte dies anders sein, angesichts des tatsächlichen oder angenommenen Alters des Textes, des Umgangs Asiens mit der Zeit?

Vor einer Reihe von Jahren besuchte ich einen *Ashram* in Kashmir. Langmähnige *Sadhus*, sandelbemalte Stirn, viele im Rot der Mönche. Ein kleines Hospital, eine Bücherei. „All dies Suchen außerhalb von dir bringt nichts!", sagte einer der *Sadhus*, als wir ins Gespräch kamen. „Du musst nur Gott in dir selbst erkennen. Du bist ein Teil Gottes, Gott ist ein Teil von dir! Sorge dich um nichts! Du bist ein Teil Gottes!"

Im Hof des Klosters standen zwei lebensgroße Marmorstatuen von Ramakrishna und Sarada Devi, der „Großen Mutter", seiner einstigen Kindsbraut und späteren Schülerin. Ob denn Ramakrishna selbst das Kloster einst besucht habe? „Ja, aber das ist schon hunderte von Jahren her." Ramakrishna lebte im 19. Jahrhundert[11] … Aber das – ist eine andere Geschichte.

Wie dem auch sei, die *Yoga Sutras* gelten als die älteste vollständig erhaltene Schrift über den Yoga, und so gehen denn wohl die meisten – wenn nicht gar alle – heutigen Yoga-Wege in irgendeiner Weise auf Patanjali und dessen *Yoga Sutras* zurück.

Ashtanga Yoga nannte Patanjali diesen Yoga, der acht (*ashta*) gliedrige (*anga*) Yoga. Eine Replik auf Buddhas „Edlen achtfachen Pfad"? Oder gar *vice versa*? Auf jeden Fall zwei Geistesheroen mit demselben Ziel: Erleuchtung. Nicht nur für sich. Auch für andere. Ein Lehrgebäude. Ein achtfacher, achtgliedriger Pfad.

11 1834 - 1886.

In 195 *Sutren* legt Patanjali seinen Weg des Yoga dar. 195 kurze Memorialverse, wie Lal Bahadur Basnet, mein leider viel zu früh verstorbener Lehrer und Freund einst meinte. Für Kenner geschrieben. Praktizierende des Wegs. Und daher manchmal zu Irrungen führend, wenn man den Weg nicht kennt. Schon der Begriff „*Ashtanga*" wurde und wird so manches Mal missdeutet. Als acht Stufen deuten es so manche, so dass die eine erklommen sein müsse, ehe man mit der zweiten beginnen könne. Doch: „Wenn du von Stufen ausgehst, eine der anderen folgend, so kommst du nie ans Ziel. Du wirst tausend Tode sterben, tausend Mal wiedergeboren werden, ehe du auch nur ein einziges *Yama* oder *Niyama* vollständig erfüllt hast", wie mir einer meiner Lehrer einst sagte." Die Glieder des *Ashtanga Yoga* sollten daher gleichzeitig praktiziert werden, doch ist auch das Ignorieren des einen oder anderen Gliedes – wie dies heute vor allem das Schicksal der beiden ersten Glieder ist – „unedel, nicht zum Ziele führend".

Nach Swami Shivananda ist „*Raja Yoga* [wie man den *Ashtanga Yoga* heute meist nennt] der königliche Weg zur Freiheit von Leid. Er handelt von den vier Prinzipien – Elend, seiner Ursache, Freisein von Sorge und die [dazu führenden] Mittel. Die Praxis der im *Raja Yoga* vorgeschriebenen Methoden führt zum Aufhören allen Leides und zur Erlangung ewiger Wonne." – *Buddha* pur.

Völlig unvermittelt beginnen die *Yoga Sutras* des Patanjali:

„Hier folgt nun die Disziplin des Yoga.“[12]

Yoga Sutras (1), I/1

Hinweis auf andere, vorangegangene Belehrungen? Verlorengegangen im Laufe der Zeit? – Vieles erklärte sich hieraus.

Eine der wichtigsten *Sutren* ist zweifellos die zweite *Sutra,* erklärt sie doch kurz und präzise – in Sutrenform eben – was wir unter *Yoga* eigentlich zu verstehen haben:

„Yogash chitta vritti nirodhah.“

Yoga ist der innere Zustand, in dem die seelisch-geistigen Vorgänge zur Ruhe kommen.

Yoga Sutras (2) I/2

Nicht mehr und nicht weniger.

Und was sagt *Vyasa*[13] in seinem berühmten Kommentar zu den *Yoga Sutras* des *Patanjali*? – *„Yogah Samadhih.“* „Yoga ist *Samadhi.*[14]“

„Ein *Brahmane* freut sich mehr über das Weglassen einer Silbe als über die Geburt eines Sohnes!“, lautet ein indisches Sprichwort. Und wer weiß, für wie überaus wertvoll und wichtig Söhne in Indien betrachtet werden, kann die Bedeutung dieses Sprichwortes ermessen. Betrachten wir also die wenigen Worte dieser *Sutra* etwas ausführlicher, stellen diese – wirklich äußerst – kurz gehaltenen „Aphorismen“ doch „Memorialverse für Eingeweihte, mit der Disziplin des Yoga Vertraute“, dar.

---

12 Patañjali, Die Wurzeln des Yoga. Die klassischen Lehrsprüche des Patañjali – die Grundlage aller Yoga-Systeme. O. W. Barth Verlag, 2. Auflage 1977.

13 Der Begriff Vyasa („Sammler“) bezeichnet im „Alten Indien“ eigentlich ein Amt, keinen Namen. Der mythische Weise Vyasa, der „Sammler“ gilt als Verfasser des Mahabharata, der Brahma Sutras u.v.m. Auch ein berühmter Kommentar zu den Yoga Sutras des Patanjali – der erste, wie man sagt – wird ihm zugeschrieben.

14 Samadhi = Überbewusstsein (vgl. S. 55)

Yoga

Was bedeutet *Yoga*? – Der Begriff *Yoga*, vom Sanskrit *yug* = Yoch; *yuj* = anjochen, anschirren, abgeleitet kann – wie im Deutschen – zweierlei bedeuten: etwas „miteinander verbinden" und etwas „unterjochen, beherrschen". Und schon hier trennten und trennen sich die Wege bis in unsere Tage (vgl. Yoga-Wege).

Chitta

Chitta ist die „Geistmaterie", ein Bestandteil des „Inneren Organs" (*Antahkarana*), die Wahrnehmung und Denken ermöglicht. Sie ist der „denkende, unterscheidende Geist", der Speicher aller vorangegangenen Informationen auch aus früheren Existenzen (*Samskaras*).

Vritti

Vritti wird in diesem Zusammenhang meist mit „Welle" übersetzt, bedeutet allerdings eigentlich das gewöhnliche „Verhalten", die „Art und Weise" wie der konditionierte Geist normalerweise reagiert. Diese „Gedankenschwingungen", verhüllen das absolute Bewusstsein.

Nirodah

Nirodah schließlich (im Buddhismus vielfach mit dem Erreichen des *Nirvana* gleichgesetzt) heißt „etwas verhindern, verhüten; vernichten". *Chitta vritti nirodah* bedeutet also, mit Hilfe des Yoga einen Zustand herbeizuführen, in dem die Wellen des Geistes, hervorgerufen durch den „Wind" unserer Konditionierungen (im Laufe unzähliger Existenzen), schließlich gänzlich zur Ruhe kommen und die Welt in ihrer ganzen strahlenden Schönheit sichtbar wird. Dies ist das oberste Ziel allen Yogas. Vivekananda[15] verwendet hier immer wieder das Beispiel eines Sees: Ist die Oberfläche aufgewühlt, ist alles unklar und trüb, wird der See jedoch ruhig, wird alles klar sichtbar …

15 1863 – 1902. Bedeutender Schüler Ramakrishnas, der als einer der ersten die Lehre des Yoga in den Westen brachte.

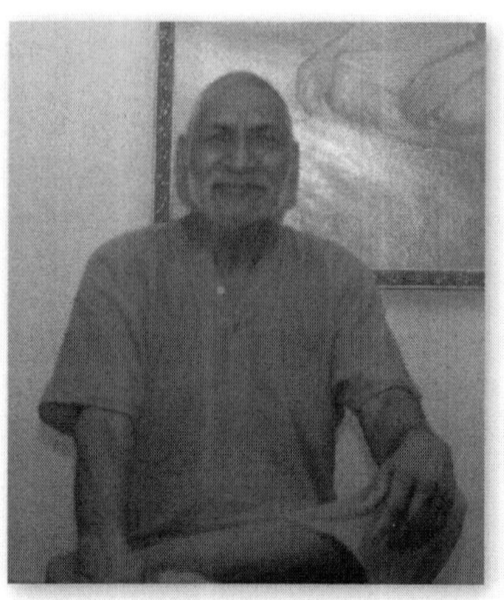

Es war nach einer unserer morgendlichen Yogastunden. Öl-Massage und dann: das allmorgendliche Bad in der Ganga. Er stützte sich auf mich, als wir die Stufen hinabstiegen, die zum Fluss führen, Swami Hansanand mein Lehrer und Freund seit Jahren. Hochbetagt. Kahlgeschoren, nackt bis auf den Lendenschurz, den er außerhalb des Ashrams zu tragen pflegte, um „die Gefühle anderer nicht zu verletzen." Ein Urbild des Yoga. Mein Urbild des Yoga. Und einer der ganz wenigen Menschen, die ich je getroffen hatte auf meiner jahrelangen Suche, die bei mir augenblicklich und unwiderstehlich das Gefühl von „Heiligkeit" hervorgerufen hatte. Und doch so ganz anders als all die Heiligen, die sich einem sonst so präsentieren: Kein „heiliges Schreiten", keine wallenden Gewänder, keine Räucherstäbchen. Anstelle dessen: Yoga und Arbeit im Garten – und beseitigen des Mülls, der sich am Rande des Weges, der zum Tempel führt, ansammelt. Unsere Kommunikation war wirklich „heart to heart". Sein Englisch umfasste kaum mehr als „yes" und „no", und mein „Indisch" beschränkte sich auf das Vokabular des Feilschens in irgendeinem Basar und die Fachbegriffe des Yoga. Dennoch verstand ich ihn. Irgendwie. Und wann immer ich später dann Prabhuji Surya Prakash, Führer durch mancherlei meiner Meditationen im Laufe der Jahre und nun auch zum allseits bekannten Heiligen avanciert , dessen Englisch mehr als perfekt war, nach irgendeiner der Aussagen des *Swami* befragte, stimmte sie mit meinen spontan empfundenen „Wahrheiten" überein.

Eine seltsam unwirkliche Stimmung lag über dem Bergwald am anderen Ufer, dem Fluss, als wir unser rituelles Morgenbad nahmen, untertauchten im heiligen Strom. Dunst und Nebel und die ersten Strahlen der aufgehenden Sonne. Lichtdurchflutete Schatten. Körperlos. Verschwimmend im Nichts. Ein magischer Augenblick von atemberaubender

Schönheit. „*Maya*[16]!“, flüsterte ich rau. „All diese Schönheit! Und doch nichts anderes als *Maya*!“ – „Warum nennst du dies *Maya*?“, fragte Swamiji, „ist nicht alles Sein in Wirklichkeit *Brahman*[17]? *Khalvidam Brahman*! – Alles ist *Brahman*!“

Diesen Zustand gilt es zu erreichen: Die Einheit allen Seins jenseits unseres begrenzten, aus Konditionierungen geborenen Horizonts, eins zu werden mit der Natur, dem eigenen Sein, Gott. Wenn erst die Wellen sich legen:

„Yogash chitta vritti nirodhah.“

16 „Täuschung, Illusion, Schein“. Ein Begriff aus der Philosophie des Vedanta.
17 Begriff aus der Vedanta-Philosophie. Das „Absolute“.

Die Traditionellen Yoga-Wege

Der historische Ursprung des Yoga liegt im Dunkel der Geschichte. Die ersten Darstellungen von Yoga-Haltungen stammen aus einer Zeit vor der Einwanderung der Arier in das Zwei-Strom-Land zwischen Indus und Ganges. Archäologische Funde im Industal bei Mohenjo Daro zeigen göttliche Wesen in für den Yoga so typischen Meditationshaltungen. Diese Funde geben einen Hinweis darauf, dass diese Techniken zumindest seit dieser Zeit – also seit 4000 bis 5000 Jahren – praktiziert werden. Aber auch schon ältere Funde von Tonstatuen, teilweise aus dem Paläolithikum (vor über 30000 Jahren), zeigen solche Haltungen.

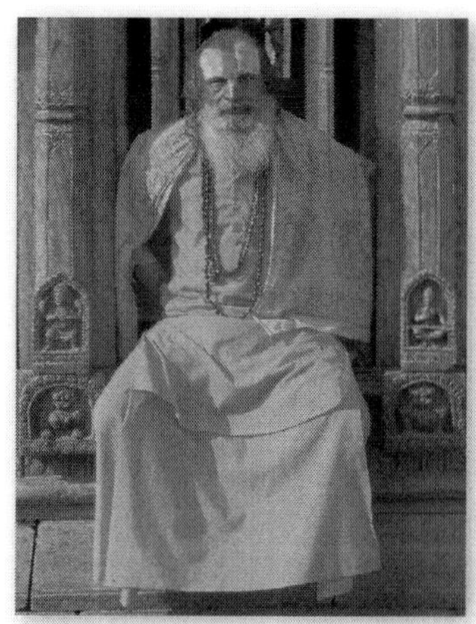

Auch schriftliche Hinweise über den Yoga finden sich in alter Zeit zuhauf, vor allem in den *Vedas* (3000 – 1200 v. Chr.) und in der *Bhagavad Gita*, dem „Lied des Erhabenen", dem Kernstück des *Mahabharata*-Epos. Während der Zeit der Kolonialisierung Indiens – vor allem im 18. Jahrhundert – wurden diese Texte übersetzt und weckten das Interesse auch im Westen. Allerdings wurde der Begriff Yoga in diesem langen Zeitraum mit unterschiedlicher Bedeutung benutzt.

Schon in grauer Vorzeit trennten sich die Wege: Hier der Yoga der Unterdrückung und Entsagung, dort der Yoga des Verbindens, Vereinens. Askese und klösterliche Abgeschiedenheit vs. erfülltes Leben in der Gemeinschaft. Wer kennt sie nicht, die seltsamen „Heiligen", die einem im spirituellen Indien ab und an begegnen? Heilige, die ihren Körper mit den seltsamsten Techniken unterjochen, die sich niemals setzen oder hinlegen, so dass nach Jahren der Askese ihre Knie versteifen und sie nie mehr sitzen können, die einen Arm so lange in die Luft strecken, bis der Ellbogen versteift, die ihre Hände ballen, bis die Fingernägel durch die Handballen wachsen … Zu welchem Zweck? – Um die Macht des Geistes über den Körper zu beweisen. Ich heiße sie deshalb nicht schlecht, ihre Absicht „aller Ehren wert", und dennoch, um die Worte des Buddha zu gebrauchen: „Unedel, nicht zum Ziele führend!" Yoga beutet aber eben auch „etwas verbinden" – Körper und Geist, Mensch und Natur, Gott und Mensch, *Atman* und *Brahman* …

Weit zurück reichen die Wurzeln des Yoga. In vorgeschichtliche Zeit. Drei Wege gab es von alters her – *Bhakti Yoga*, *Karma Yoga* und *Jnana Yoga* – und einen vierten, dessen Name verschollen war im Laufe der Zeit, einen Yoga mit eher „körperlichem" Ansatz.

Bhakti Yoga

Bhakti Yoga ist der Yoga der Hingabe; der Hingabe an Gott, einen spirituellen Führer. Die Hingabe wird hier als Werkzeug benutzt, Gott nahezukommen, sich – im günstigsten Falle – mit ihm zu vereinen. Besonders bekannt ist – auch in unseren Breiten – der *Krishna*-Kult. Aber auch im *Shivaismus* und in der Verehrung der Göttin (*Shakti*) ist *Bhakti Yoga* verbreitet. Einige der Techniken des *Bhakti Yoga* – vor allem *Japa*, die Wiederholung von *Mantren* oder Namen des verehrten Gottes – finden auch in anderen Yoga-Systemen Anwendung.

Karma Yoga

Karma Yoga ist der *Yoga* der Tat, des anhaftungslosen Handelns, eines Tätigwerdens, ohne nach den Früchten der eigenen Tat zu verlangen, der Yoga selbstlosen Dienens. Auch diese Lebenshaltung findet Eingang in jeden „echten" Yoga-Weg (vgl. *Yamas/Niyamas*).

Jnana Yoga

Jnana Yoga ist der „Weg des Wissens", der Erkenntnis. Um Erlösung (*Moksha*) vom endlosen Kreislauf von Geburt und Tod und neuerlicher Geburt zu erlangen, strebt der *Jnana Yogin* nach letztmöglicher Erkenntnis, denn *Avidya*, Nichtwissen, ist die Wurzel allen Übels, die es „zu vernichten" gilt. Durch „Weisheit" wird Unwissenheit besiegt.

Vier Hilfsmittel dienen dem *Jnana Yogin* zu seiner Vervollkommnung:

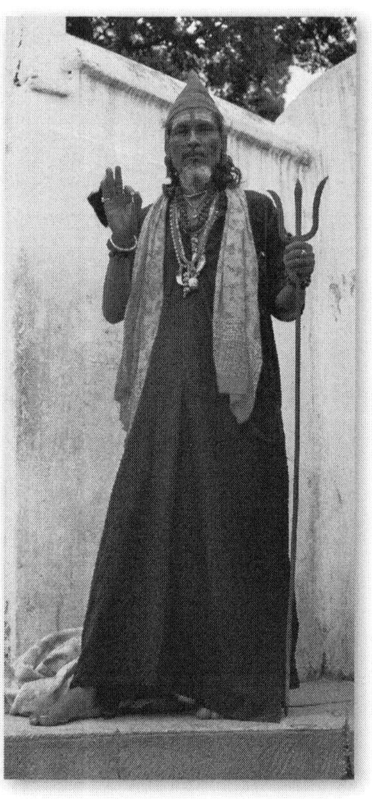

- *Viveka* – Unterscheidungsvermögen zwischen dem Wirklichen und dem Unwirklichen, *Brahman* und *Maya*.
- *Vairagya* – Leidenschaftslosigkeit, die Überwindung aller weltlichen Triebe.
- *Mumukshutva* – der intensive Wunsch nach Befreiung.
- *Shatkasampatti* – die „sechs großen Errungenschaften" (Tugenden) *Shama*, die Beherrschung des Denkens/Geistes, *Dama*, die Beherrschung der Sinnesorgane, *Uparama*, die Erfüllung des eigenen *Dharma*, der individuellen Pflichten, *Shraddha*, der unabänderliche Glaube an die heiligen Schriften und den eigenen *Guru*, *Samadhana*, die Fähigkeit zu Sammlung und Versenkung und *Titiksha*, das geduldige Ertragen aller Gegensatzpaare, die Ausdauer beim Verfolgen des einmal gewählten Zieles.

Der *Jnana Yogin* erreicht sein Ziel durch:

- *Shravana* = zuhören; den Unterricht im Beisein (*Satsang*) eines Lehrers (*Guru*), der dem Schüler das wesentliche Verständnis auf individuelle Weise näher bringt.
- *Manana* = Reflexion; die der Verinnerlichung des aufgenommenen Wissens dient.
- *Nididhyasana* = der ernsthaft anhaltenden Meditation, die dem Schüler ein praktisches Verständnis gibt und ihn zur Erkenntnis führt.

Die letztendliche Wahrheit wird durch die „Vier Großen Lehrsätze“ (*Mahavakyas*) ausgedrückt, die Großen Worte der *Upanishaden* und *Veden*:

- ***Tat tvam asi*** – Du bist DAS (*Brahman*, die letztendliche Realität; *Chandogya Upanishad/Samaveda*).
- ***Aham Brahmasmi*** – Ich bin *Brahman* (*Brihadaranyak Upanishad/ Yajurveda*).
- ***Ayam Atman Brahman*** – Dieses Selbst ist *Brahman* (das Absolute; *Mandukya Upanishad/Atharvaveda*).
- ***Prajnanam Brahman*** – Bewusstsein ist *Brahman* (*Aitareya Upanishad/ Rigveda*).

Auch eine Meditation über den häufig zitierten *Ausspruch.* „***Neti, Neti***“, aus der *Brihadarankaya Upanishad* dient der Erlangung von Weisheit. „*Neti, Neti, – Nicht dies, nicht das.*“ Alles, was benannt werden kann, was der Intellekt – scheinbar – begreift, ist nicht die letztendliche Realität (*Brahman*), denn das Absolute ist für den Verstand nicht fassbar, nicht benennbar …

(Paramananda, mein Freund aus diesen längst vergangenen Tagen in Muni-ki-Reti, hatte seinen Weg zum Wissen, sein *Jnana Yoga,* mit dem viel klareren und einfacher fassbaren Dreiklang aus *Viveka*, *Vairagya* und *Vichara* definiert, dem Unterscheidungsvermögen zwischen Wirklichem und Unwirklichem, Vergänglichem und Unvergänglichen, der Überwindung aller weltlichen Triebe, und der Kontemplation (*Vichara*) über die wirklich wichtigen Fragen der Menschheit: „Wer bin ich? Woher komme ich? Wohin gehe ich?“ Und all seine Bemühungen – und bald auch die meinen – wurden von seiner ständigen Frage begleitet: *„Was nützt dir das, im Rachen des Todes?“*)

Auch die Erkenntnisse des *Jnana Yoga* sind selbstverständlich Bestandteil jedes „echten“ Yoga-Weges.

Hatha Yoga

Auch der heute im Westen so beliebte *Hatha Yoga* ist aus dem *Raja Yoga* hervorgegangen, macht einige Glieder des *Ashtanga Yoga* zu seiner Grundlage.

Es war Samstag und Neumond und das *Yak* buchstäblich voll bis auf den letzten Platz. Nur der Platz neben einem jungen Amerikaner war noch frei. Die üblichen Fragen: Woher und wohin und was treibst du hier. – „*Yoga*? – What *Yoga*? *Hatha Yoga*?“ „Was heißt schon *Hatha Yoga*? Die meisten, die über *Hatha* reden, wissen nicht einmal was das heißt!“ Die Antwort schien ihm zu gefallen. „Du hast recht! In Amerika sagen sie immer, *Hatha Yoga* sei der sanfte Weg. Dabei ist *Hatha Yoga* der gewaltsame (violent) Weg. *Hatha* bedeutet „schlagen“, „Gewalt anwenden“. Es ist der Weg, den Körper „gewaltsam“ zu ändern.“ – Er studiert seit sieben Jahren Religionswissenschaften und Sanskrit …

Doch was bedeutet nun *Hatha Yoga* in unserem Kontext? – *Hatha Yoga* ist der „Yoga der Kraft“ – nicht der Gewalt! Doch *Ha* ist auch eine Bezeichnung für den „Sonnenatem“ (*Prana*), *Tha* für die Mondatmung (*Apana*). Durch die Vereinigung von Sonne und Mond, solarer und lunarer Energie – dem chinesischen *Yin* und *Yang* vergleichbar – wird die am Ende der Wirbelsäule ruhende *Kundalini*-Energie erweckt.

Der *Hatha Yoga* bedient sich hierzu sechs Gliedern aus Patanjalis Yoga-System: *Asanas, Pranayama, Pratyahara, Dharana, Dhyana und Samadhi.*

Ashtanga Yoga / Raja Yoga

Ein vierter Yoga-Weg scheint neben den zuvor beschriebenen „klassischen" Yoga-Wegen – *Bhakti Yoga*, *Karma Yoga*, *Jnana Yoga* und *Hatha Yoga* – seit der Morgendämmerung der Menschheitsgeschichte existiert und sich bis in unsere Tage erhalten zu haben. Ein Yoga-Weg, der die unterschiedlichen Yoga-Wege in sich vereinte oder aber die Basis bildete für die unterschiedlichen Wege, der körperlichen Ansatz mit geistigem verband und verbindet. Mit den unterschiedlichsten Namen wurde dieser Weg benannt, von denen sich zwei herauskristallisierten im Laufe der Zeit: *Ashtanga Yoga* und *Raja Yoga*.

Ashtanga Yoga ist der „Yoga der acht Glieder", wie er von Patanjali in seinen *Yoga Sutras* dargelegt wurde. Erst viele Jahre nach Patanjali bürgerte sich der Name *Raja Yoga*, „Königlicher Yoga" ein. Heute gilt der *Raja Yoga* als die Quintessenz oder die Basis allen Yogas. Im weiteren Verlauf dieses Buches wird vor allem auf diesen Yoga – wie ich ihn von und bei authentischen Meistern in Indien und Nepal erlernen durfte – näher eingegangen.

„Kein Erfolg in Raja Yoga ohne Hatha Yoga, und kein Erfolg in Hatha Yoga ohne Raja Yoga. Deshalb sollte man beide praktizieren, bis der vollständige Erfolg erreicht ist."

Hatha Yoga Pradipika II/76

„Weder kann Hatha Yoga ohne Raja Yoga gemeistert werden noch Raja Yoga ohne Hatha Yoga.
Deshalb sollte der Yogin zunächst die Disziplin des Hatha Yoga nach den Instruktionen eines weißen Lehrers (Gurus) erlernen."

Shiva Samhita V/181

Eine Geschichte aus uralter Zeit erzählt, wie der *Yoga* einst zu den Menschen kam: Shiva, der Ahnherr allen *Yogas*, weilte an den Meeresgestaden, um seine Gemahlin Parvati in die Geheimnisse des *Yoga* einzuweihen. Doch rasch ermüdete Parvati, und sie schlief ein, während Shiva die Lehre darlegte. Vom nahen Ufer aus jedoch belauschte ein Fisch die Unterweisung. Als Shiva dies bemerkte, besprengte er ihn mit heiligem Wasser und verlieh ihm menschliche Gestalt. Matsyendranath war geboren, der „Herr der Fische". Auch Swatmarama Suri, der Verfasser der Hatha Yoga Pradipika, und Gheranda, der Autor der Gheranda Samhita berufen sich auf ihn. Und meine Freunde, die Nath Yogis von Pashupatinath, verehren Gorakhnath, einen Schüler Matsyendranaths, bis auf den heutigen Tag als ihren ersten Meister, und in ihrem Tempel lodert eine Flamme, die ohne Unterlass seit nunmehr immerhin mehr als 1 600 Jahren genährt wird …

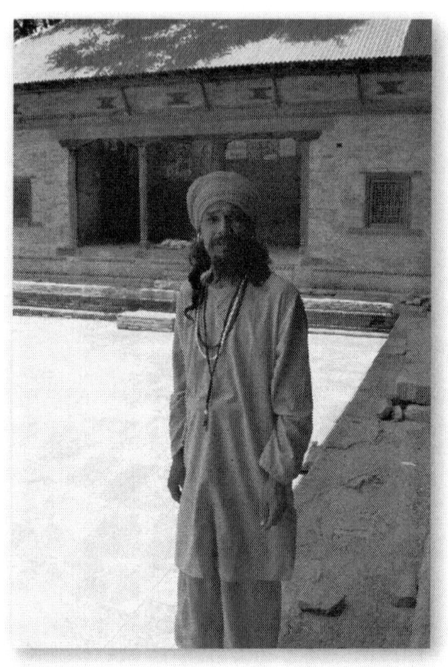

Eine andere Legende gibt dieses Geschehen in leicht veränderter Form wieder: Einst wurde Matsyendranath mit seinem Boot beim Fischen von einem Wal verschluckt. So gelangte er im Bauch des Wals in die Nähe von Shivas Palast, wo dieser gerade Parvati in die Geheimnisse des *Yoga* einweihte. Parvati aber war eingeschlafen, und als Shiva sie fragte: „Hörst du mir überhaupt zu?", antwortete Matsyendranath im Bauch des Wals: „Ja!" Da bemerkte Shiva den heimlichen Zuhörer und war hoch erfreut über dessen Aufmerksamkeit. Zwölf Jahre lang übte sich Matsyendranath im Bauch des Wals, bis er von Fischern befreit wurde und so den Yoga zu den Menschen brachte …

Vom Lehrer (*Guru*) zum Schüler (*Chela/Shishya*) wurde die Lehre weitergegeben, in ungebrochener Reihe. Die erste uns bekannte schriftliche Zusammenfassung des *Yoga* als einem „achtgliedrigen" Weg (*ashtanga Yoga*) erfolgte dann durch den Weisen Patanjali in seinen „*Yoga Sutras*". In vier Hauptkapitel gliedern sich diese *Yoga Sutras* des Patanjali:

Samadhi Pada – Über die Versenkung

Sadhana Pada – Über die Praxis

Vibhuti Pada – Über die übernatürlichen Kräfte

Kaivalya Pada – Über die Befreiung

Was sind nun aber die acht Glieder dieses wahrhaft „königlichen" (*Raja*) Weges?

„Yama, niyama, asana, pranayama, pratyahara, dharana, dhyana, samadhayo' stav angani."

„Yama, Niyama, Asanas; Pranayama, Pratyahara, Dharana, Dhyana und Samadhi sind die acht Glieder des Yoga."

Yoga Sutras (80) II/29

Yama, Niyama

Yamas und *Nyamas* sind ethisch-moralisch Richtlinien für „richtiges" Verhalten in einer Gesellschaft; sie könnten also – in Nuancen – in Zeit und Raum variieren.

Yamas

Yama bedeutet eigentlich „Enthalten, Koordinaten, Richtschnur, Kontrolle" und bezeichnet Verhaltensregeln für den „Umgang mit anderen", die sogenannte „äußere Disziplin". Dies sind die „Abstinenzen", diejenigen Dinge, deren man sich enthalten sollte:

„Ahimsa, satya, asteya, brahmacharya, aparigraha yamah."
„Gewaltlosigkeit, Wahrhaftigkeit, Nicht-Stehlen, reiner Lebenswandel (heute oft als „Maß-halten" interpretiert) und Nicht-Besitzergreifen sind die Regeln des Yama."

Yoga Sutras (81) II/30

Da wir uns in späteren Kapiteln nicht mehr ausführlicher mit diesen Zweigen des *Ashtanga Yoga* beschäftigen werden, möchte ich hier – zumindest kurz – auf die einzelnen *Yamas* eingehen.

Ahimsa

„Du musst in der Natur leben, wenn du sie kennenlernen willst!" Sie lebten im Wald. Kein Haus. Nicht einmal Hütten. Ein paar Zeltplanen im Wald am Ufer des Flusses. Das war ihr *Ashram*. Einer der *Sadhus*. Weißgewandet. Mit langem Haar. Er hieß Brahmananda, „Selig in *Brahma*", und ich sollte noch so manche Stunde mit ihm verbringen, ihn noch so manches Jahr treffen. Ich war ihm am Dorfrand begenet, und er hatte mich mitgenommen, in seinen „*Ashram*". Die Gruppe fütterte alles, was kam: Vögel, Insekten, Menschen. Vor allem aber: Kühe. Wie auf Befehl – pawlowschen Hunden gleich – kamen sie gegen elf Uhr von überall her angetrottet. Aus dem nahen Dorf, vom Ufer, aus dem Dschungel. Zu Dutzenden. Ausgemergelt, mit spitzen Rippen, wie eben die Kühe so sind, in Indien. Heilig, aber erbärmlich mager. Die *Sadhus* fütterten sie.

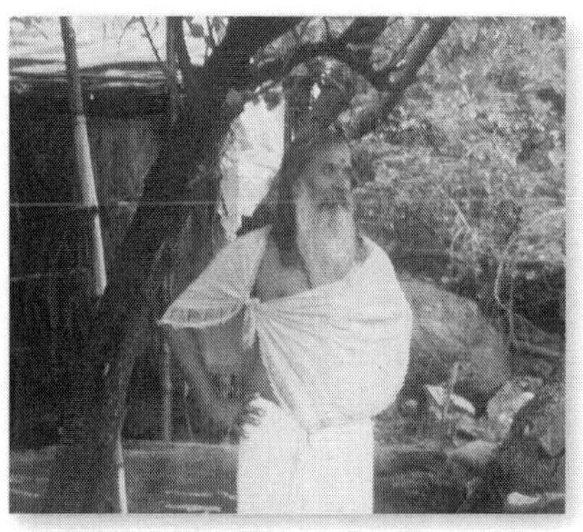

Sammelten Geld und Korn und wessen immer sie habhaft werden konnten, um die Tiere zu füttern. Auch Menschen kamen gegen elf, der Zeit des indischen „Mittagessens", setzten sich unter ein spärliches Dach aus Schwemmholz und Gras errichtet. Auch einige dieser schwarzen Echsen, die in den Steinen am Ufer hausten, kamen zum „Mahl", bettelten keckernd und ließen sich von den *Sadhus* füttern. „Giftig wie tausend Kobras", hatte man mir bedeutet, als ich ihrer zum ersten Mal gewahr worden war. „Aber sie beißen niemals einen der *Babas*!" Und so teilten Mensch und Tier ihr kärgliches Mal. Nach dem Essen ging ich mit ihm zu der Höhle, in der ihr *Guru* gelebt hatte; er war ein Jahr zuvor gestorben, eingegangen in den *Mahasamadhi*, die letzte große Erleuchtung, wie sie es hier nennen. Mashtram Baba. Hunderte von Jahren alt – so sagt man. Auch damals war ich hier gewesen, hatte den nicht enden wollenden Leichenzug der Rotgewandeten bestaunt, nicht ahnend, wen sie hier „zu Grabe trugen" …

Unterwegs redeten wir über die Disziplin des *Yoga* – man nennt ihn hier den „Professor des *Pranayama*" –, den Achtgliedrigen Yoga, *Yama*, *Niyama*. *Ahimsa*. Plötzlich blieb er stehen, zog mich ein paar Schritte zurück: „Ihr redet über *Ahimsa*, aber ihr versteht nicht, wovon ihr redet!" Quer über den schmalen, staubigen Fußpfad führte eine Ameisenstraße. Ich war mitten hinein getreten …

„Wir Babas sehen dies. Wir achten jede Kreatur. Wir *Babas* sind „*Pujaris of Ahimsa*."[18]

Am Nachmittag sah ich ihn wieder. Er saß mit einem Jungen auf einem Stein in der Ganga. Und während sich um mich Scharen von überaus lästigen Fliegen sammelten, störte nicht eine einzige seine Ruhe …

---

18 Priester (*pujari*) der Gewaltlosigkeit.

Himsa bedeutet „Töten, Verletzen, Gewalt", *Ahimsa* also „Nicht-Gewalt", „Nicht-Töten" etc. Diese „Gewaltlosigkeit" gilt es im täglichen Leben zu entwickeln, in Gedanken, Worten und Taten, sich selbst und anderen gegenüber.

„Ahimsa pratishthayam tat samnidhau vaira tyagah."

Wer fest in der Gewaltlosigkeit gegründet ist (schafft eine Atmosphäre des Friedens, und) alle, die in die Nähe kommen, geben die Feindschaft auf.

Yoga Sutras (86) II/35

Satya

Satya bedeutet „Wahrhaftigkeit", Wahrhaftigkeit in Gedanken, Worten und Taten – auch sich selbst gegenüber. „Je wahrhaftiger ein Mensch spricht, desto mächtiger werden seine Worte*!*", sagt T. K. V. Desikachar, Sohn und Schüler von Krishnamacharya (1888 – 1989), dem „Lehrer der Lehrer" und „Vater des Yoga-Unterrichts für Europäer". Und wer denkt hier nicht an jenen anderen Achtfachen Pfad, die Lehre Buddhas, der der „Rechten Rede" so große Bedeutung beimisst. Und auch allen anderen großen Religionen und philosophischen Gebäuden sind die Wahrheit und der bewusste Umgang mit Worten höchst bedeutungsvoll. Auf diesem bedingungslosen „Festhalten (*Graha*) an der Wahrheit (*Satya*)" gründete Mahatma Gandhi sein Werk – und er hatte Erfolg. Sein Wahlspruch: „*Satyam eva jayate*", „am Ende siegt allein die Wahrheit", ein Zitat aus der *Manduka Upanishad* (3.1.6), ist heute das „nationale Motto" Indiens, eingraviert in eine Replik des Löwenkapitels von Ashoka.[19] – und wird doch so oft gebrochen. Doch heißt es hier natürlich manchmal auch – um andere nicht zu verletzen – zu schweigen, denn: „Wer nichts Nützliches zu sagen hat, der verharre in edlem Schweigen." (Walpola Rahula, buddhistischer Mönch).

„Satya pratishthayam kriya phala ashrayatvam."

„Wer fest in der Wahrhaftigkeit gegründet ist, schafft die Grundlage für die Reifung der Taten."

Yoga Sutras (87) II/36

19 Um 300 v. Chr.

Asteya

Steya bedeutet „Stehlen", das „unrechtmäßige An-Sich-Nehmen von Dingen, die anderen gehören", *Asteya* bedeutet das Gegenteil: „Nicht-Stehlen, nichts An-sich-Nehmen, was einem nicht gehört". Und Patanjali fährt fort:

„Asteya-pratisthyam sarva-ratna upasthaanam."

„Wer im Nicht-Stehlen fest gegründet ist, dem kommen alle Schätze von selbst zu."

Yoga Sutras (88) II/37

Brahmacharya

Brahmacharya wird meist mit „Keuschheit, Enthaltsamkeit" übersetzt. Es bedeutet aber auch „sich in Richtung des höchsten Wissens zu bewegen". Dies gelingt durch Maßhalten. Wir sollen uns nicht an sinnliche Vergnügungen verlieren, uns nicht von unseren Lüsten beherrschen lassen und so die „Richtung" verlieren.

„Brahmacaya-pratisthayam virya-labhah."

„Wer fest im reinen Lebenswandel gegründet ist, erlangt große Kraft."

Yoga Sutras (89) II/38

Aparigraha

Parigraha ist das „Besitzergreifen", das gierige Zupacken. *Aparigraha* das „Nicht-Besitzergreifen", das Nicht-Ansammeln von Besitz, das Nicht-Begehren, was ein anderer besitzt.

„Aparigraha sthairye janma kathanta sambodhah."

„Wer fest im Nicht-Besitzergreifen gegründet ist, der erkennt das Wesen des Lebens."

Yoga Sutras (90) II/39

Fünferlei sollte man sich also enthalten: der Gewalt, der Lüge, des Stehlens, unreinen Lebenswandels und des Besitzergreifens; und fünferlei sollte man sich befleißigen (siehe *Niyamas*).

Niyamas

Niyama bedeutet „Gesetz, Einschränkung, Beschränkung“ und bezeichnet Verhaltensregeln im „Umgang mit sich selbst“. Dies sind die „Observanzen“, die Dinge, die man tun sollte:

„*Shauca, samtosha, tapas, svadhyaya, ishvarapranidhanani niyamah.*“
„Reinheit, Zufriedenheit, Entsagung, Selbst-Erforschung und Hingabe an Gott sind die Regeln der inneren Disziplin.“

Yoga Sutras (83) II/32

Shauca

Shauca bedeutet „Reinheit, Klarheit, Sauberkeit“. In jedweder Hinsicht. Reine Luft, reines Wasser, reine Nahrung. Reine Kleidung, reine Wohnung. Aber auch Reinheit im Umgang mit anderen (siehe *Yamas*) und Reinheit im Umgang mit sich selbst, mit sich selbst „im Reinen sein“. Auch *Asanas* und *Pranayamas* haben – neben anderem – diesen reinigenden Aspekt. Vor allem aber die klassischen *Kriyas* (*Shatkarmas*, sechs Reinigungsübungen, von der Augen- und Nasenreinigung bis zur Reinigung des Darms) dienen der körperlichen Reinigung (wobei die yogische Definition von „Körper“ unsere westliche Alltagsdefinition übersteigt, geht doch die Lehre des Yoga von fünf „Hüllen“ aus, mit denen sich unser wahres Selbst im Prozess der Inkarnation umgibt). Meditation (auch dies – wie wir sehen werden – ein etwas „verkürzter“ westlicher Begriff) schließlich dient der Erlangung „geistiger Reinheit“.

Die Auswirkungen dieser körperlichen und geistigen Reinheit sind nach Patanjali zweierlei:

„*Shaucat svangajugupsa paraih asamsargah.*“
„Aus der Übung der Reinheit entsteht eine Abneigung gegen den eigenen Körper und gegen die Berührung mit anderen.“

Yoga Sutras (91) II/40

Meiner Meinung nach eine Reminiszenz an die körperfeindliche Askese jener Tage; und:

„*Sattvashuddhi saumansya ekagrata indriyajaya atmadarshana yogyatvani cha.*"
„Sie führt zu innerer Reinheit, Güte, Konzentration, Beherrschung der Sinne und befähigt einen zur Schau des eigenen Selbst."

Yoga Sutras (92) II/41

Samtosha

Samtosha bedeutet „Freude, Zufriedenheit, Genügsamkeit", zufrieden zu sein mit dem, was man hat, die Verhältnisse zu akzeptieren, wie sie sind, ohne ständig darüber zu jammern, was uns noch alles zum Glücklichsein fehlt. Die bedeutet allerdings keinesfalls, sich völlig passiv in alles zu fügen: Objektiv negative Zustände müssen geändert werden.

„*Samtoshad anuttamah sukhalabhah.*"
„Aufgrund der Zufriedenheit erlangt man die höchste Freude."

Yoga Sutras (93) II/42

Tapas

Tapas bedeutet „Feuer, Hitze, Entsagung". Dies kann zwar zum einen tatsächlich Entsagung im Sinne von völliger Askese bedeuten, bedeutet aber eben auch, Körper und Geist – durch *Asanas* und *Pranayamas* und Meditation – zu erhitzen, zu reinigen und so Unreinheiten, Schlacken und Giftstoffe mit Hilfe bestimmter Übungen (z. B. *Agnisara*) zu „verbrennen".

„*Kaya indriya siddhih ashuddhhi kshayat tapasah.*"
„Durch das Verbrennen erlangt man die *Siddhis* (scheinbar übernatürliche Kräfte) und reinigt die Sinnesorgane (*Indriyas*)."

Yoga Sutras (94) II/43

Svadhyayah

Svadhyayah bedeutet „Selbst-Erforschung“, aber auch „rezitieren“, rezitieren der heiligen Schriften (insbesondere der *Veden*). Zur Erforschung des eigenen Selbst dienen – wie beim *Jnana Yoga* – die großen Menschheitsfragen: „Wer bin ich? Woher komme ich? Wohin gehe ich?“ Ein weiterer Aspekt von *Svadhyayah* ist das Lesen heiliger Texte (mit dem Ziel der Selbst-Erforschung), um nicht nur im „eigenen Saft zu schmoren“.

„*Svadhyayad ishta devata samprayogah.*“
„Durch die Erforschung des Selbst entsteht die Verbindung mit der erwählten/inneren Gottheit.“

Yoga Sutras (95) II/44

Ishvara Pranidhana

Ishvara Pranidhana bedeutet die „Hingabe an Gott“, aber auch „Gottvertrauen“. Wir tun unser Bestes, den Rest können wir getrost Gott überlassen.

„*Samadhi siddhih ishvarapranidhana.*“
„Durch Hingabe an Gott erlangt man *Samadhi* (Vollkommene Versenkung).“

Yoga Sutras (96) II/45

Yamas und *Niyamas* sind also Gebote und Verbote wie sie jede menschliche Gesellschaft prägen, und obwohl wahrhaft Erleuchtete sich häufig scheinbar über all diese Konventionen hinwegsetzen, empfiehlt es sich, solange man noch unterwegs ist, sich an die Spielregeln der Gesellschaft, in der man lebt, zu halten – aus Gründen einer „geistigen Hygiene“. So manche Zeitgenossen meinen, man könne sich jeglichen Verhaltenskodex ersparen, und selbst Svatmarama Suri schenkt den beiden ersten Gliedern des achtgliedrigen Weges scheinbar keinerlei Beachtung – weil er sie als selbstverständlich voraussetzte? Doch wir leben im *Kali Yuga*, dem Zeitalter des „Verfalls und Verderbens“, und da empfiehlt es sich bisweilen, etwas „gegenzusteuern“. Und so scheint mir ein gänzlicher

Verzicht auf alle *Yamas* und *Niyamas* nicht gerade empfehlenswert auf einem Weg, der zu vollständiger körperlich-geistig-seelischer Gesundheit führen soll:

Es war auf einer meiner Reisen durch Indien. Seit Jahren schon kannte ich ihn, Pratap Singh, halb Führer, halb Freund. Ein Nepali. Ehemaliger Angehöriger eines *Gurkha*-Regiments. Er lebte, nun pensioniert, in einem nahegelegenen *Ashram*, kannte alle heiligen Männer der näheren und ferneren Umgebung – und mein Faible für sie. „Wenn du einen wirklichen Heiligen sehen willst, solltest du nach Uttar Kashi[20] gehen!", kam er eines Tage zu mir. Die Hitze war gerade wieder einmal unerträglich, hier, an den Ausläufern des Himalaya und eine Fahrt in die nahen Berge verhieß ein wenig Abkühlung. Und so bedurfte es keiner allzu großen Überredungskünste. „Kannst du ein Auto besorgen?", war meine einzige Frage. Und so wartete früh am nächsten Morgen ein Auto am anderen Ufer der *Ganga*, denn auf „meiner" Seite des Flusses gab es damals noch keine Straße. „Er will einen kleinen Vorschuss!", erklärte mir Pratap, als ich einsteigen wollte. Ungewöhnlich zwar, aber warum nicht? Der Deal war schnell abgeschlossen. Und dann – ein paar Rupien später – ging es los. Auf holpriger Piste durch den Dschungel zunächst. Ein paar Meilen nur. Dann ein Stopp – *right in the middle of nowhere* – vor einer verwitterten Hütte. Der Fahrer stieg aus, kehrte wenig später zurück, ein Zeitungsbündel unter dem Arm. Er reichte das Bündel Pratap. Seit wann las Pratap Zeitung? Als Pratap das Zeitungsbündel öffnete, kam sein wahrer Inhalt zu Tage: eine paar Buddeln Schnaps. Gebirgswhiskey, wie Pratap das Gebräu nannte. Deshalb der Vorschuss. Wir waren in einem trockenen Staat. Alkohol verboten. Mancherorts sogar Eier und Fleisch. *Dev Bhumi*, Land der Götter, heiliges Land. Doch die beiden wollten trinken auf der Fahrt. Pratap – ein gewaltiger Trinker, wenn er denn gelegentlich an Alkohol kam – hatte mir einst erklärt: „Ich bin *Tantrika*, mein *Tantra*[21] ist stärker als aller Alkohol!" Und tatsächlich hatte er mir

20 Stadt am Oberlauf des Ganges.

21 Indische „Geheimlehre".

auf mancher Wanderung die Kraft „seines *Tantra*" gezeigt, wenn er – eine Buddel Schnaps intus – scheinbar mühelos die steilsten Hänge erklomm, während ich, japsend an irgendeinen Baum gelehnt, rastete …

Elefantenspuren und Affen und Pfauen. Ein gerissener Wasserbüffel – Tiger oder Leopard – , an dem die Geier zerrten. Und die feuchte Hitze der Ebene blieb tatsächlich zurück, wich der Kühle des Dschungels. Hin und wieder ein Blick auf den Ganges tief unter uns, Reisfelder im Tal. Einsame Hütten. Wasserbüffel und Kinder in schlammigen Pfützen. Stunde um Stunde. Nur die Passkehren wurden zur Qual, wenn der Fahrer – die Flasche an den Lippen – in halsbrecherischem Tempo die Kurven der Schotterpiste schnitt.

Dann waren wir da. Endlich. Uttar Kashi. Das Kashi (Benares) des Nordens (*Uttar*). Heilig wie die große Schwester im Tal. Wohnstätte so manches Heiligen. Und eben auch – Advaitanandas, des großen Heiligen, den wir zu besuchen gedachten … Zunächst aber: Alkohol auf verbotenem Terrain.

Ich hatte mir ein Zimmer genommen, und der Wagen war im Hof geparkt. Pratap stand am Fenster und genoss scheinbar die Aussicht. Da klopfte es an der Tür. Seltsamer Rhythmus. Abesprochenes Zeichen? Pratap öffnete die Tür vorsichtig einen Spalt. Unser Fahrer. Ob er zu uns kommen könne? Ins Zimmer? – Warum nicht? Vielleicht wollte er ja duschen, auf die Toilette. Doch er hatte ein gänzlich anderes Ansinnen: Trinken! Kaum hatte er den blechernen Zahnputzbecher zweckentfremdet, klopfte es erneut. Morsender Rhythmus. Erneut vorsichtiges Öffnen. Zwei – mir – völlig Fremde. Bekannte des Fahrers offenbar, die das Zimmer zu einem so unvorhergesehenen Gelage nutzen wollten. Und während sie sich ihrem „*Nirvana*" nähersoffen, verfielen sie zunehmend in die gleichen Verhaltensmuster, die – damals – den Junkies zu Hause zu eigen waren: der lauernde Blick über die Schultern bei jedem „verdächtigen" Geräusch, das Zucken, die ständige Angst … Schon allein das Übertreten des Verbots „verbiegt" die Seele, macht krank. Hier der Alkohol, dort die Drogen. Gesellschaftlich verordnete Abstinenzen. *Yama*.

Asana, Pranayama

Diese beiden Glieder oder Zweige sind wohl diejenigen, mit denen man heute im Westen am ehesten den Begriff Yoga assoziiert: Körperhaltungen (*Asanas*) und Atemtechniken (*Pranayamas*). In einem späteren Teil dieses Buches wird insbesondere auf *Asanas* und *Pranayamas* näher eingegangen werden, deshalb hier nur ein kurze Einführung.

Asanas

„Da sie der erste Bestandteil des *Hatha Yoga* sind, werden die *Asanas* als erstes beschrieben. Sie sollten ausgeübt werden, um körperliche Ausgeglichenheit, Gesundheit und Leichtigkeit des Körpers zu erreichen."

Hatha Yoga Pradipika I/19

Gorakhnath, Schüler Matsyendranaths und damit – folgt man der mythischen Linie des *Yoga* – der zweite in der Reihe der *Yogin* (er nennt sich selbst den „Sohn" Matsyendranaths und den „Enkel" *Adinaths* = *Shivas*), der Ahnherr der *Nath* oder *Kanphata Yogis*, beschreibt in seiner *Gorakhsha Sataka* in hundert (*satam*) Versen die Grundlagen des *Yoga*. Er schreibt:

„Es gibt so viele *Asanas* wie Tierarten. Der Ehrwürdige kennt sie alle.

Von den 8 400 000 wurde jeweils eine, die die anderen repräsentiert, ausgewählt.
So zählte der Herr, der den Lauf der Gestirne in Bewegung hält (*Shiva/Adinath*), 84 *Asanas* auf.

Von all diesen *Asanas* sind zwei die wesentlichsten:
Siddhasana (Meistersitz) und *Padmasana* (Lotussitz)."

Gorakhsha Sataka 5-7

8 400 000. Reduziert auf zwei. Schon praxisorientierter sind da *Hatha Yoga Pradipika*, *Gheranda Samhita* und *Shiva Samhita*. Zwar gehen auch sie von den 84 zentralen *Asanas* aus, die *Shiva* selbst gelehrt haben soll, doch reduzieren sie die Anzahl der zu praktizierenden Übungen nicht

ganz so drastisch: die *Gheranda Samhita* beschreibt 32 *Asanas*; die *Hatha Yoga Pradipika* 15, von denen vier für besonders wichtig erachtet werden, *Siddhasana* (Meistersitz), *Padmasana* (Lotussitz), *Bhadrasana* (Segensreiche Haltung) und *Simhasana* (Löwe); die *Shiva Samhita* beschreibt vier Übungen, *Siddhasana* (Meistersitz), *Padmasana* (Lotussitz), *Ugrasana* (eine Variation von *Pashimothanasana* der Zange) und *Swastikasana* (Kreuzsitz/Günstige Haltung, eine – einfachere – Variante von *Siddhasana*), im wesentlichen also meditative Sitzhaltungen.

Die *Asanas* im heutigen *Yoga* dienen vor allem dazu, Körper und Geist gesund zu erhalten. Der Körper wird hierbei als das Vehikel gesehen, mit dem wir uns durchs Leben bewegen. Ist das Vehikel beschädigt, ist seine Transportfunktion eingeschränkt, deshalb „bearbeitet" der *Yogin* seinen Körper: um möglichst lange möglichst gesund zu bleiben; um Zeit zur Erledigung unserer Lebensaufgabe zu haben: der Erleuchtung.

Natürlich haben die unterschiedlichen *Asanas* unterschiedliche Wirkungen, es ist ihnen jedoch ein bestimmtes „Wirkungsschema" gemeinsam: Durch das Halten einer bestimmten Position wird auf bestimmte Körperteile Druck ausgeübt, die **Durchblutung** – auch der **inneren Organe – wird gefördert**. Durch die Einbeziehung der Atmung in die Übungen wird die **Versorgung des Körpers mit sauerstoffreichem Blut** verbessert, **Stoffwechsel und Verdauung** werden angeregt, **Abfallstoffe und Stoffwechselschlacken** beseitigt. **Muskeln und Sehnen** werden gestärkt, ihre Flexibilität verbessert, das **Nervensystem** wird gekräftigt und harmonisiert. Der gesamte **Stütz- und Bewegungsapparat** – insbesondere auch die **Wirbelsäule** – wird gekräftigt; das gesamte System der **endokrinen Drüsen** wird angeregt, der Körper **vitalisiert** und **verjüngt**. Auch der **Geist** entspannt sich während der Übungen, ruht in sich selbst. So werden die *Asanas* zur **Grundlage körperlich-geistig-seelischer Gesundheit** …

Swami Shivananda, der geniale Arzt und *Yoga*-Reformator des 20. Jahrhunderts, teilte die *Asanas* in acht Gruppen ein:

1. Vorwärtsbeugen

2. Rückwärtsbeugen

3. Seitwärtsbeugen

4. Drehhaltungen

5. Umkehrhaltungen

6. Gleichgewichtsstellungen

7. Entspannungshaltungen

8. Sonstige (z.B. Sitzhaltungen)

Eine ausgewogene *Asanas*-Reihe (*Karana*) sollte möglichst eine Übung aus jeder der Gruppen enthalten (z.B. *Asanas*-Reihe von Rishikesh).

Und was sagt Patanjali zu diesem dritten Glied des *Ashtanga Yoga*?

„*Sthira sukham asanam.*"
„Die Sitzhaltung soll fest und angenehm/leicht sein."

Yoga Sutras (97) II/46

Nicht mehr und nicht weniger: fest (*sthira*) und angenehm (*sukham*). Keine großen Verrenkungen. Keine Spur von 8 400 000. Fest und angenehm. Doch wie Lal mir einst sagte: *„Wer stundenlang in einer einzigen Haltung meditieren will, muss den Körper zuvor geschmeidig gemacht haben. Höchst geschmeidig! Und wie ginge dies besser als mit Hilfe von* Asanas?"

Pranayama

„Nun werde ich Euch die Regeln des *Pranayama*, der Kontrolle des Atems, erläutern. Durch diese Praxis wird der Mensch zu einem höheren Wesen.

Vier Dinge sind notwendig wenn man *Pranayama* praktiziert: Erstens ein guter Platz, zweitens die richtige Zeit, drittens eine ausgewogene Ernährung, und schließlich die Reinigung der *Nadis*."

Gheranda Samhita V/1, 2

„Wer *Pranayama* übt, der sollte auf einem Sitz aus *Kusha*-Gras[22] sitzen oder auf einem Antilopenfell oder einem Tigerfell oder einer Decke oder auf der Erde, ruhig und still, das Gesicht gen Osten oder gen Norden gewandt. Nachdem er die *Nadis* gereinigt hat, lasst ihn mit Pranayama beginnen.

Der „Wind" (*Vayu*) kann nicht in die *Nadis* gelangen, so lange sie voller Unreinheiten sind.
Wie also kann dann *Pranayama* beherrscht werden?

Wie kann man so etwas über die Wahrheiten (*Tattvas*) wissen? Deshalb sollten zuerst die *Nadis* gereinigt und dann *Pranayama* praktiziert werden. Die Reinigung der *Nadis* erfolgt auf zweierlei Arten: *Samanu* und *Nirmanu*.*Samanu* erfolgt durch einen mentalen Prozess mit Hilfe der *Bija-Mantras*[23]. *Nirmanu* wird mittels körperlicher Reinigungsprozesse durchgeführt."

Gheranda Samhita V/33-36

„Ist die Atmung gestört, wird auch der Geist gestört. Durch eine Bändigung der Atmung erreicht der *Yogi* die Stabilität des Geistes.
So lange der Atem im Körper verweilt, spricht man von Leben, verlässt er den Körper, entsteht Tod.
Deshalb sollte man die Atmung beherrschen."

Hatha Yoga Pradipika II/2, 3

---

22 Süß-Gras, eine besondere Grassorte, der heilsame Wirkungen zugeschrieben werden.

23 Wurzel-Mantras der einzelnen Chakras.

Und Patanjali sagt:

„Die Atemregelung besteht aus den Vorgängen des Ausatmens, Einatmens und Anhaltens, und sie ist lang oder subtil, wenn Ort, Dauer und Zählung beachtet werden."

Yoga Sutras (101) II/50

Yama (eigentlich *Yamana*) bedeutet, wie wir gesehen haben (erstes Glied des achtgliedrigen Yoga), „Kontrolle, Zügelung", *Ayama* bedeutet „Ausdehnung, Verlängerung" *Prana* ist der „Lebensatem", der „Odem". Wir haben hier wiederum ein Beispiel jener grandiosen Sprachkunst der *Sutras*: Bedeutungen zusammenzufassen, zu komprimieren (daher oft die deutsche Übertragung Aphorismus). *Pranayama* ist also einerseits die „Beherrschung des Atems", dadurch aber eben auch eine „Verlängerung/ Ausdehnung der Lebenskraft". Pranayama ist der vierte „Zweig", das vierte „Glied" in Patanjalis „achtgliedrigem" Yoga und verbindet Körper und Geist durch bewusste Atmung. Zuvor sollten jedoch die *Nadis* durch eine Reihe von Reinigungsübungen (*Kriyas*) gereinigt werden. Da es ich hierbei um einen Komplex von sechs Übungen handelt, werden diese Reinigungsübungen auch als *Shat* (sechs) *Karmas* (Handlungen) bezeichnet (Siehe S. 91 ff).

Pratyahara

Pratyahara ist nach traditioneller Lesart das letzte Glied des „äußeren" Yoga (*Bahiranga*). Es geht hier um das „Zurückziehen" der Sinne (*Indriyas*) und führt zu den „inneren" Gliedern (*Antaranga*) des *Yoga* (*Dharana*, *Dhyana* und *Samadhi*). Der Begriff entstammt eigentlich der Militärsprache und bezeichnete den „Rückzug der Truppen", und was sind unsere Sinne anderes als unsere Waffen im Kampf ums Dasein?

Pratyahara ist die „Gelenkstelle" zwischen Außen und Innen, zwischen eher „körperlichem Ansatz" und Meditation – falls eine solche Trennung überhaupt sinnvoll erscheint – und nimmt daher eine zentrale Rolle im System des „ganzheitlichen" *Yoga* ein. Patanjali beschreibt diesen Zustand/Vorgang folgendermaßen:

„Wenn die Sinne sich von ihren Objekten zurückziehen und sozusagen in das Eigenwesen des Geistes eingehen, so heißt dieser Zustand das „Zurückhalten der Sinne (pratyahara)".

„Tatah parama vashyata indriyanam."
„Hieraus entsteht eine vollkommene Beherrschung der Sinne."

Yoga Sutras (105, 106) II/54, 55

Ist dieses „Zurückziehen der Sinne" schon seit jeher unabdingbare Voraussetzung für Versenkung, Meditation, erscheint sie mir heute, in unserer reizüberfluteten Welt noch um ein Vielfaches wichtiger zur Gesundung und Gesunderhaltung von Körper, Geist und Seele. Schon ein zeitweiliger Rückzug aus diesem Mediendschungel, der uns unaufhörlich umgibt und uns teilweise gar den Schlaf raubt, ist also *Pratyahara.* Ein Aufenthalt in den Bergen, am Meer, kurz, in der – zumindest teilweise – noch ruhigeren Natur. Es gibt aber auch gezielte Yoga-Übungen zur Erreichung von *Pratyahara.* Hierzu gehören insbesondere *Yoni Mudra* (der „Verschluss" der Körperöffnungen am Kopf) und das Verweilen in *Shavasana/Mritasana*, der „Totenstellung" (siehe hierzu S. 261)

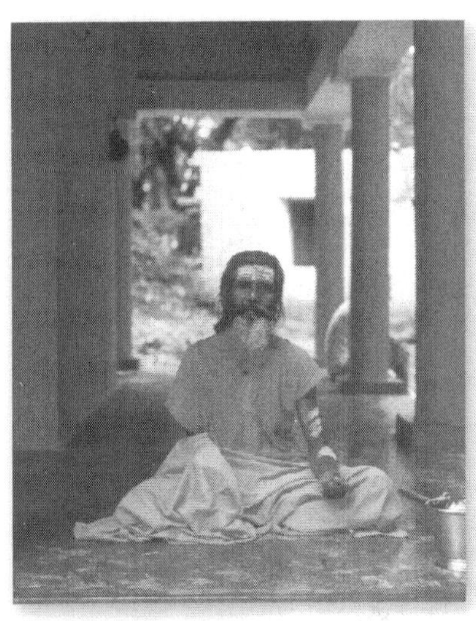

Eine andere im traditionellen Yoga weit verbreitete Technik zum Zurückziehen der Sinne ist *Maun(a)*, die Stille, das Schweigen, denn das Schweigen hilft Abstand zu gewinnen, zu sich selbst zu finden. Dieses Schweigen kann für eine begrenzte Dauer oder für immer ausgeübt werden, auch eine bestimmte Zeit des Schweigens im Verlauf des Tages ist durchaus üblich. Einige *Maunis* kommunizieren während ihrer Zeit des Schweigens noch schriftlich (z. B. Meher Baba) oder mit Hilfe von *Mudras*. Meher Baba antwortete einmal auf die Frage nach seinem Schweigen: „Wenn man mein Schweigen nicht hört, was nützen dann Worte?" Auch ich hatte die Gnade während meiner Zeit in Indien mit „Schweigern" unterschiedlichster Provenienz zu leben – und ich genoss diese Zeit durchaus, versank tiefer und tiefer in diese Stille. Eine Zeit des Schweigens, der Stille, tut jedem gut. Und so sollte jeder das für ihn rechte Maß zwischen Schweigen und Sprechen finden.

„Einst, wenn ich mich recht erinnere ..." – es war auf einer meiner zahlreichen Reisen nach Indien – wanderte ich eines Nachmittags zur Höhle Tat Wale Babas, jenes großen *Yogis*, der 1974 von einem auf seinen Ruhm eifersüchtigen „*Swami*" erschossen worden war. Einsam gelegen war die Höhle, im Bergdschungel oberhalb von Muni-ki-Reti, einem Bergwald, der – damals zumindest – noch alle Geschöpfe aus Kiplings Dschungelbuch beherbergte: Elefanten und Schlangen und Bären und Leoparden und manchmal sogar einen Tiger, so dass mir bei meinen Wanderungen – vor allem wenn es dunkelte – doch so manches Mal angst und bange wurde. Völlig still war es hier, noch stiller selbst als in dem reichlich verschlafenen Muni-ki-Reti. Ein Vogel ab und zu, Blätterrauschen, wenn eine Brise vom nahen Fluss herauf wehte, Rascheln im Gebüsch. Dann wieder Stille. Nichts als Stille.

Ein Schüler Tat Wales lebte nun hier, hatte sich eine kleine Hütte vor der Höhle erbaut, blätterbedeckt. Einmal „in Fahrt" gebracht, erzählte er so manches: über seinen Meister und dessen Tod, über die Tiere, die ihn des Nachts häufig besuchten und ganz zutraulich waren – selbst der Tiger, der hier ab und zu jagte. Tat Wale hatte sich hierher zurückgezogen, weil ihn die „Betriebsamkeit" in den *Ashrams* im Tal in seinen Meditationen störte, und nun lebte er hier und genoss die Stille – wenn sie nicht gerade gestört wurde von einem wie mir, was selten genug vorkam …

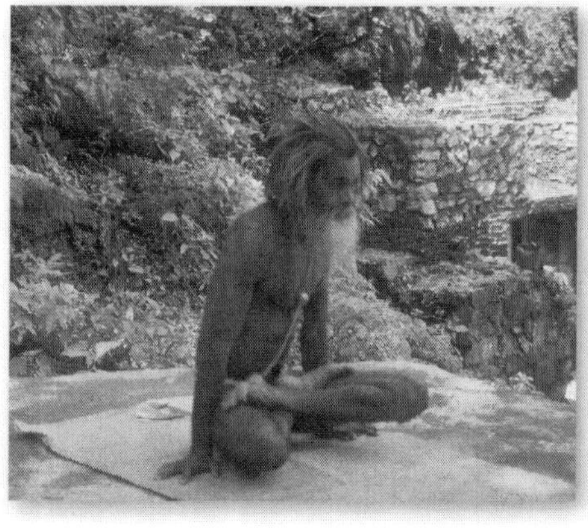

„Zu vieles Sehen schwächt die Kraft der Augen. Nicht die Sehkraft wohlgemerkt, dieses bloße Betrachten irgendeines Gegenstandes. Die wirkliche Kraft der Augen ist viel mehr. Wir sehen Dinge, die andere nicht sehen, können selbst weit entfernte Dinge bewegen – mit der Kraft unseres Auges. Doch zu vieles Sehen schwächt diese Kraft. Und so verhält es sich mit allen Sinnen: zu vieles Hören schwächt die Kraft der Ohren, zu vieles Reden die Kraft der Zunge, der Sprache und so fort. Und wir verschleudern heute unsere Kräfte wie nie zuvor: Farbfernsehen und Kinos, Musik von morgens bis spät in die Nacht, eine Vielzahl an Gerüchen und Geschmäcken. Und welche Geschwätzigkeit! Deshalb ziehen sich manche *Sadhus* für Monate und Jahre in die Einsamkeit der Wälder und Berge zurück, schließen sich gar in ihren Höhlen ein wie die tibetischen *Lamas*. Deshalb haben sich all die großen Menschheitslehrer in die Einsamkeit zurückgezogen vor Beginn ihres öffentlichen Wirkens, um ihre Kräfte zu bündeln: *Buddha* unter seinem *Bodhi*-Tree, Jesus in der Wüste, Mohammed in seiner Höhle. Durch das Zurückziehen der Sinne, die Verlagerung nach innen, erreicht man jene Kräfte, die von vielen als Wunder bezeichnet werden – *Pratyahara*."

Samyama

Dharana, Dhyana und Samadhi
„Diese drei zusammen werden als Versenkung bezeichnet."

Yoga Sutras (110) III/4

„Diese drei sind der innere Kern der früheren Glieder des *Yoga*."

Yoga Sutras (113) III/7

„Doch selbst diese drei sind nur die äußeren Aspekte der „keimlosen" Versenkung."

Yoga Sutras (114) III/8

Die folgenden drei Glieder werden häufig auch als die „Inneren Glieder" (*Antar Anga*) des *Yoga* bezeichnet; sie entsprechen am ehesten dem, was wir im Westen mit dem Wort Meditation bezeichnen. Bei richtiger, hingebungsvoller Ausführung werden meiner Ansicht nach – und nach der meiner Lehrer – allerdings auch die vorhergehenden Glieder des Yoga zur Meditation, zu *Antar Angas.*

Dharana

„Das Festhalten des Bewusstseins in der Leere des Raumes ist *Dharana.*
Dort wird das Einstimmen in einen einzigen Erfahrungsakt zur Meditation (*Dhyana*)."

Yoga Sutras (107-109) III/1,2

„Ihr könnt euch innerlich auf irgendeines der sieben Nervengeflechte (plexus) oder *chakren* oder Zentren der spirituellen Energie konzentrieren, oder auf die Nasenspitze oder die Spitze der Zunge oder äußerlich auf ein Bild irgendeiner *devata* (Gottheit), *Hari, Hara, Krishna* oder *Devi.* Ihr könnt euch auf das Tick-Tack-Geräusch einer Uhr oder die Flamme einer Kerze, auf einen schwarzen Punkt an der Wand oder einen Schreibstift, eine Rose oder irgendeinen anderen angenehmen Gegenstand konzentrieren. Das ist konkrete Konzentration. Es kann keine Konzentration ohne irgendetwas geben, worauf der Geist ruhen kann. Der Geist kann einfach auf einen angenehmen Gegenstand, wie einer Jasminblüte, Mango, Orange oder einen geliebten Freund fixiert werden. Es ist am Anfang schwierig, den Geist an einem Gegenstand, den er nicht mag, festzumachen, wie zum Beispiel Fäkalien, Kobra, Feind, hässliches Gesicht usw. Praktiziert Konzentration, bis der Geist auf dem Objekt der Konzentration fest fundiert ist. Wenn der Geist von dem Objekt der Konzentration abwandert, bringt in wieder und wieder zurück zu dem Gegenstand. Lord *Krishna* sagt: «So oft der ruhelose und unstete Geist zu wandern beginnt, zügele ihn und bringe ihn zurück; lass ihn (den Geist) unter die Kontrolle des Selbst bringen.»

Swami Shivananda

Dharana ist das sechste Glied in Patanjalis *Raja Yoga*. Der Geist wird hier auf einen einzigen Meditationsgegenstand fokussiert (*Ekagrata* = „Einspitzigkeit"), vollkommene Zielgerichtetheit. Die Wellen (*Vrittis*) des „Sees" unseres Geistes beruhigen sich, bis schließlich nur noch diese einzige „Welle" (das Meditationsobjekt) erfahren wird –Patanjalis zweite Yoga Sutra erfüllt sich:

„*Yogash chitta vritti nirodhah.*"

„*Yoga* ist der innere Zustand, in dem die seelisch-geistigen Vorgänge zur Ruhe kommen."

Yoga Sutras (2) I/2

Hierzu steht dem Übenden eine nahezu unbegrenzte Vielzahl von Übungen zur Verfügung. Einige klassische, jahrtausendelang bewährte Techniken werden im weiteren Verlauf (vgl. hierzu S. 318 ff) beschrieben. Insbesondere *Trataka* (das Starren auf eine Kerzenflamme o. Ä.), *Shambhavi Mudra* (das Starren auf das „Dritte Auge"), *Brahmari* (eine Atemtechnik) und die Atmungsachtsamkeit (*Pranav Pranayama*) sollen später näher erläutert werden.

Dhyana

Hier zeigt sich – wieder einmal – die enge Beziehung und Wesensgleichheit zwischen der Lehre Buddhas und den Lehren des *Yoga*: Buddhismus und *Yoga* verwenden den ursprünglichen Begriff *Jhana;* aus dem Buddhismus ging der Begriff vermutlich in den *Vedanta*[24] und von hier in die Begriffswelt des *Yoga*, in Patanjalis *Yoga Sutras* ein. Dieser Zustand ist nicht mehr willentlich hervorrufbar. Er erscheint, wenn die Zeit reif ist.

Samadhi

„Die Meditation, die allein das Meditationsobjekt erhellt, wobei man der eigenen Identität kaum noch gewahr ist, bezeichnet man als Samadhi."

Yoga Sutras (109) III/3

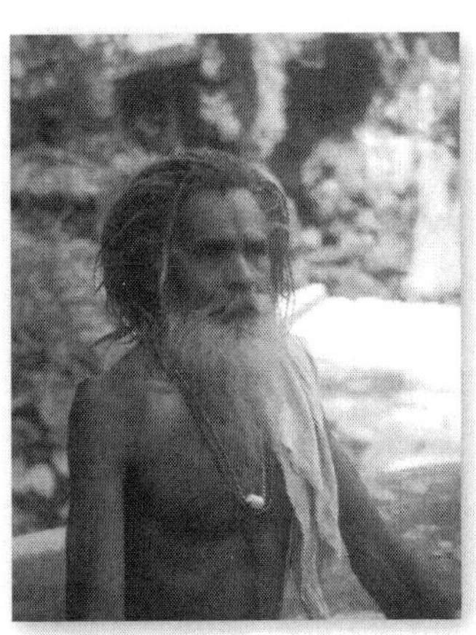

Samadhi ist ein Bewusstseinszustand jenseits von Wachen, Schlafen oder Träumen. Das bewusste Denken hört auf, die Wellen des Bewusstseins (*Chitta-Vrittis*) kommen vollständig zur Ruhe. So führt der Weg des *Yoga* vom Groben zu immer Feineren, bis man schließlich die wahre Wesensart des Geistes – höchste Glückseligkeit (*Sat-Chit-Ananda*) – erfährt. Eine solche Meditation wird im weiteren Verlauf (siehe hierzu ***Panch Koshas*** S. 318 ff) dargestellt.

„Solange die fünf *Tanmatras*[25] noch mit den Sinnesorganen wahrgenommen werden, nennt man es *Dhyana*. Wenn dies aufhört, beginnt *Samadhi*."

Gorakshasataka 93

---

24 Eines der sechs philosophischen Systeme des alten Indien.

25 Die feinstofflichen Energieformen der Elemente von Klang, Geruch, Geschmack, Tastgefühl und Sehen, aus denen sich die grobstofflichen Elemente (Mahabhutas) Wasser, Erde, Feuer, Luft und Raum ableiten.

Yoga–Wege unserer Zeit

Die *Yoga*-Wege unserer Zeit sind wahrhaft Legion. Teils bauen sie auf klassischen *Yoga*-Formen auf, teils bedienen sie sich nur eines „griffigen Labels". In der zweiten Hälfte des 20. Jahrhunderts entwickelte sich der *Yoga* (im Westen) in zwei Richtungen: eher körperbezogen oder mit eher meditativem Schwerpunkt. So gibt es heute – neben den klassischen Formen – „Yoga für Frauen", „Yoga für Männer", „Yoga für Schwangere", „Yoga für Kinder", „Yoga für Hunde" (man entschuldige die Reihenfolge, aber irgendeine musste ich treffen). Es gibt Iyengar-Yoga, Shivananda-Yoga, Kundalini-Yoga, Mantra-Yoga, Marma-Yoga, Kriya-Yoga, Integralen Yoga, Bikram-Yoga, Poweryoga, OM-Yoga, Luna-Yoga, Lach-Yoga, Vini-Yoga, Sahaja-Yoga …

Boris Sacharow (1899 – 1959), der berühmte Schüler Shivanandas, sagte einmal: „Von Tag zu Tag schießen neue Yogapilze aus dem durch üppige Phantasie übersättigten Boden der Orientalistik, und es werden neue Namen zutage gefördert wie *Sattva Yoga*, *Buddhi Yoga*, *Purna Yoga* usw. usw. – als ob die klassischen Yoga-Arten, wie man die ersten fünf zu nennen pflegt (nämlich *Karma*, *Bhakti*, *Hatha*, *Raja* und *Jnana*) nicht vollauf genügt hätten."

Oder, wie mein Freund Lal Bahadur Basnet immer wieder zu sagen pflegte:

„All Yoga is one."

Mantruchcharana

– Über den Gebrauch von *Mantras*

„Im Anfang war das Wort, und das Wort war bei Gott, und Gott war das Wort.
Dasselbe war im Anfang bei Gott.
Alle Dinge sind durch dasselbe gemacht, und ohne dasselbe ist nichts gemacht, was gemacht ist.
In ihm war das Leben, und das Leben war das Licht der Menschen."

Joh. 1/1-4

Eines Tages – ich war gerade von einem Ausflug in die Berge zurückgekehrt und eine alte Operationswunde war wieder aufgebrochen und brannte wie Feuer und machte das Gehen zur Qual, so dass ich nur noch humpelte – hielt mich einer der zahlreichen *Sadhus*, die des Abends im Sand des Ufers von irgendwo nach nirgendwo spazierten, an. Was mit meinem Bein sei? Wie ich es behandle?

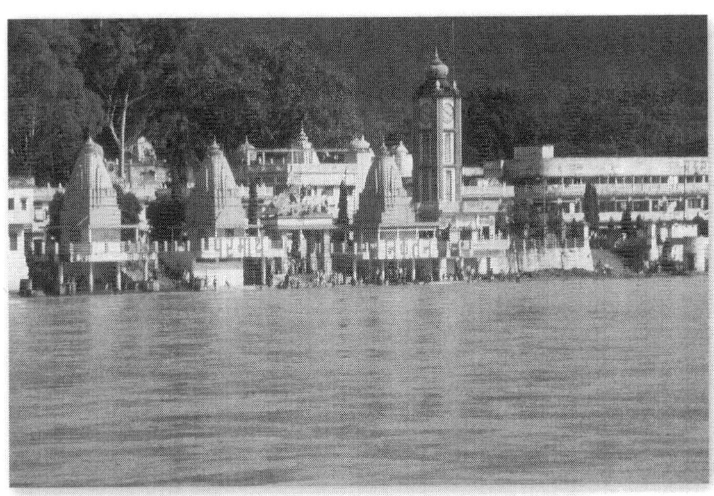

Wir saßen im warmen Sand und sahen auf den Strom, die ersten Lichter, die am anderen Ufer entzündet wurden, den Gipfel von Kunja Puri, der von den letzten Strahlen der Abendsonne vergoldet wurde. *„Du solltest es einmal mit einem* Mantra *versuchen: OM kraam kriim kroom sah(a) bhomaya namah(a). Ein sehr starkes* Mantra. *Es heilt alle Wunden!"* Flüsternd beugte er sich zu mir, ließ mich das *Mantra* wiederholen. Ein ums andere Mal, bis die Intonation stimmte. Ein Planeten-*Mantra*, wie sich später herausstellte, das *Mantra* des Mars …

Jede *Yoga*-Runde beginnt und endet im traditionellen *Yoga* mit *Mantruchcharana*, der Intonation eines oder mehrerer *Mantras* (*Mantra* = Zauberspruch, *uchcharana* = rezitieren, intonieren). Patanjali bemerkt im Kapitel *Kaivalya Pada*, dem „Pfad zur Freiheit":

„Die *Siddhis*[26] sind entweder angeboren oder sie entstehen durch Medizinalpflanzen (*Aushadhis*), durch ***Mantren***, durch Askese oder durch Versenkung."

Yoga Sutras (162) IV/1

„Die Welt ist Klang". Aus Klang ist alles entstanden. Und wer kennt sie nicht, die Wirkung der Klänge? „Ein Klang, und alles kehrt wieder", schreibt Günther Eich in seinem Hörspiel „Geh nicht nach El Kuwehd". Klänge sind sehr machtvoll. Jeder Klang hat seinen Platz in einem genau bestimmbaren Hirnareal – folgt man den Vertretern der Hirnforschung. Wir können Glas zerbersten lassen durch einen Klang und Menschen in den Wahnsinn treiben. Klänge können krankmachen und heilen. Die Gesänge der Sirenen, der Rattenfänger von Hameln mit seinem Flötenspiel … Dieser „magischen" Wirkung bedienen wir uns, wenn wir *Mantras* „benutzen".

26 Scheinbar „übernatürliche Kräfte", die durch eine intensive Yoga-Praxis erworben werden.

Folgt man den indischen Lehren, so vollzieht sich die Wirkung eines korrekt intonierten *Mantras* auf der *Ritam-Bhara-Prajna*-Ebene, einer Ebene höchster Reinheit. *Rita* ist die „Wahrheit", die „Göttliche Ordnung", das „kosmische Gesetz"; *Prajna* bedeutet „Bewusstsein, Erkenntnis", *Bhara*, als Suffix verwendet, bedeutet „tragend". Diese Ebene, die im Zustand des *Samadhi* (siehe S. 21 ff) erreicht wird, ist ein Bewusstseinszustand, der wahrheitstragend ist, der nur die Wahrheit zulässt. Folgt man diesem Gedankengang, muss also ein auf dieser Ebene intoniertes Wort „wahr" werden. Richtige Einstellung und richtige Intonation sind daher äußerst wichtig – soll ein *Mantra* mehr sein als nur ein Wort, soll ein *Mantra* auch wirken!

Was ist nun aber ein *Man-tra*? – *Manas* ist der Geist, die Keimsilbe *tra* (*yaté*) bedeutet „etwas stützen, beschützen, retten, befreien". Ein *Mantra* ist also eine Silbe, die unseren Geist stützt, beschützt, befreit, wenn wir darüber meditieren. Die traditionellen *Mantras* des Yoga werden alle in der „heiligen" Sprache Sanskrit (von *samskrta* = zusammengefügt) intoniert. Die Schriftzeichen dieser Sprache nennt man *Devanagri* von *Deva* = Gott; *Nagari* = Stadt. So bezeichnet die *Devanagri*schrift zum einen die Schrift aus der Stadt der Götter, zum anderen eine Schrift, in der die Götter ihren Wohnsitz haben …

Mein eigener Weg des *Mantra-Yoga* geht viele Jahre zurück. Schon meine uranfängliche Beschäftigung mit östlicher Philosophie war eigentlich ein Weg der *Mantras.* Fast zufällig beinahe war ich auf den Weg der *Zen*-Koans gestolpert, jener japanisch-chinesischen Meditationsparadoxien, die dem Meditierenden helfen sollen, die Welt des Verstandes zu transzendieren. Gerade weil sie sich eben einer rein verstandesmäßigen Deutung entziehen, verwandte ich sie – ohne es damals zu wissen – wie *Mantren.* Später dann, ließ ich mich in die Transzendentale Meditation Maharishi Maheshs einführen, meditierte jahrelang mit einem *Mantra*, besuchte Kurs um Kurs, wurde zum *Siddha* und blieb doch – unbefriedigt, ruhelos. Doch auch als ich nach mancherlei Enttäuschungen schließlich in Indien nach einem wahren Lehrer suchte, suchte ich auch weiterhin nach einem persönlichen *Mantra* für meine Meditationen.

Swami Shankaranand Saraswathiji, der Abt eines Klosters in Kashmir, wurde der erste in einer ganzen Reihe von Lehrern, die ich in Indien im Laufe der Jahre kennenlernen sollte.

Von ihm lernte ich einige *Mantras* des kashmirischen Shivaismus. Später dann, als ich in Muni-ki-Reti meine wahren Meister fand, begleitete mich der Klang der *Mantras* ununterbrochen: von früh am Morgen, noch ehe die Sonne den Horizont rötete, wenn ich am Ufer der *Ganga* entlang zu *Swami* Hansanand wanderte, bis zum späten Abend, wenn in den Tempeln die Butterlampen leuchteten und der Duft des Räucherwerks den Fluss entlangzog und sich im nahen Dschungel verlor: *Shri Ram, Jay Ram, Jay Jay Ram …* Und selbst die Bitte und der Dank der Bettler entlang der *Ghats*: *Hari Om, Hari Om, Hari Om …*

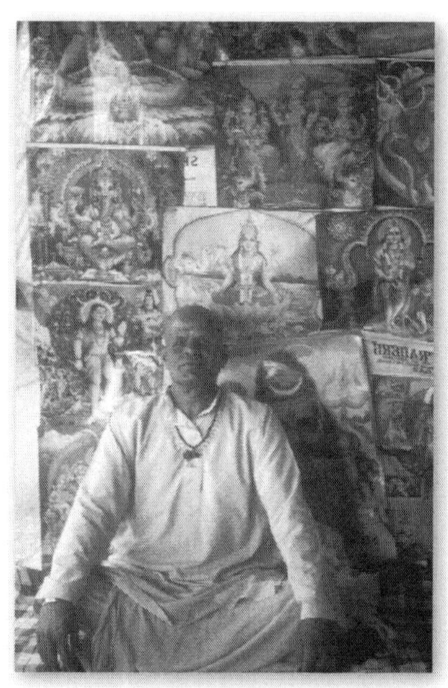

An einem meiner letzten Abende in Indien in jenem Jahr saß ich wie jeden Abend bei meinem Meister. Der *Satsang* war vorüber, das Essen; die Teller mit Sand geschrubbt am Ufer. Und nun saßen wir in der warmen indischen Nacht vor seinem Häuschen. Fledermäuse (oder fliegende Hunde?), rabengroß, zogen lautlos über den Fluss vor silbernem Mond. Eine Tempelglocke verklang. Zikaden und ein einsamer Hund. Dann wieder war Stille. Und die Wehmut baldigen Abschieds. In dieser Stille, aus Stille geboren und tiefem Vertrauen und Verstehen jenseits aller Worte, gab er mir ein *Mantra*, das ich auch heute noch hin und wieder verwende …

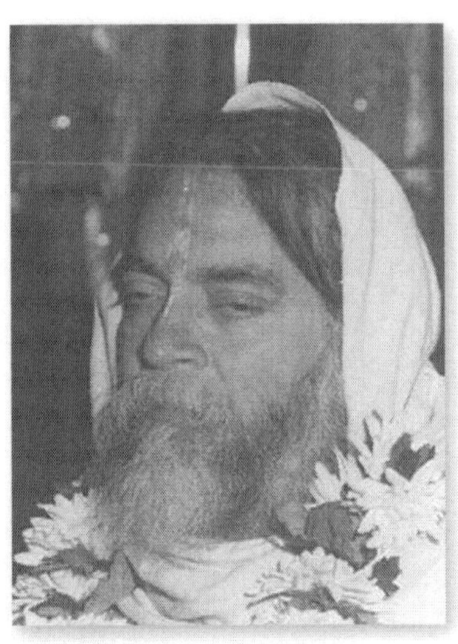

Laut meinen Lehrern in Indien und Nepal – Ärzte zumeist – erhöhen *Mantras* die Produktion von Endorphinen. „Du fühlst dich wohl und viele Störungen werden beseitigt. Auf spiritueller Ebene nannten die Weisen vergangener Tage dies *Amrita*, den „Nektar der Unsterblichkeit“. Aber heute muss man den Leuten alles „wissenschaftlich“ erklären. Sie glauben nur noch an die Logik; obwohl das logische Denken nur einen kleinen Prozentsatz unseres Denkvermögens ausmacht! Aber man kann die Wirkung von *Mantras* auch wissenschaftlich erklären. Es gibt Untersuchungen, die beweisen, dass durch den Gebrauch von *Mantras* die Endorphinproduktion gesteigert wird und der gesamte Hormonhaushalt sich dadurch harmonisiert ...“

Meditation mit Hilfe eines *Mantras* kann die umherwandernden Gedanken beruhigen. Durch äußerste Verfeinerung des Klanges wird der Geist schließlich in einen Zustand innerer Stille geleitet.

Die „Arbeit“ mit *Mantras* verläuft stets in drei aufeinanderfolgenden Zuständen zunehmender Subtilität. Je näher wir dem Ursprung allen Denkens, der Quelle der Gedanken, kommen, desto feiner werden die Schwingungen, desto kraftvoller, wirksamer. Die erste Stufe – ***Vaikhari Japa*** – ist das gesprochene Wort, die laute Wiederholung des gewählten *Mantras*. Dann wird das *Mantra* flüsternd wiederholt. Dies bezeichnet man als ***Upamsu Japa***. Die dritte, subtilste und gleichzeitig mächtigste Stufe ist ***Manasika Japa***, die geistige Wiederholung des *Mantras*.

- Setzen Sie sich also – wenn Sie sich für die Mantra-Meditation entschieden haben – in eine Ihnen angenehme Meditationshaltung, schließen Sie die Augen und entspannen Sie sich.

- Richten Sie Ihre Achtsamkeit und den Blick der geschlossenen Augen auf das Stirnzentrum (*Ajna Chakra*), den Sitz des Geistes, oder auf den Raum zwischen Nasenwurzel und den Augenbrauen (*Shambhavi Mudra*).
- Legen Sie Ihre Zunge nach hinten an den Rachen (*Khechari Mudra*), und verweilen Sie einige Atemzüge oder einige Minuten in dieser Haltung.
- Sprechen Sie nun das gewählte *Mantra* – bei geschlossenen Augen – einige Male klar und deutlich hörbar halblaut vor sich hin (*Vaikhari Japa*).
- Wiederholen Sie sodann das *Mantra* beinahe unhörbar, flüsternd (*Upamsu Japa*).
- Wiederholen Sie das *Mantra* schließlich nur noch im Geist (*Manasika Japa*).

Reiben Sie zum Abschluss Ihrer Meditation die Handflächen kräftig und schnell aneinander, bis sie sich heiß anfühlen. Pressen Sie die heißen Handballen an die Augen. Öffnen Sie die Augen langsam, wenn die Wärme restlos von den Augen absorbiert wurde, und legen Sie sich für einige Minuten in *Shavasana*, die Totenstellung.

Einige gebräuchliche Mantren

Eine gebräuchliche Einteilung der *Mantras* ist die Einteilung in *Nirguna Mantras* (nicht mit Eigenschaften [*Gunas*] behaftet) und *Saguna Mantras* (mit Eigenschaften behaftet). Diese Einteilung geht davon aus, dass sich die „mit Eigenschaften behafteten" *Mantras* an eine personifizierte Gottheit wenden, die „eigenschaftslosen" dagegen an das formlos Göttliche. Doch schon diese Einteilung stimmt nur auf sehr oberflächlicher Ebene. Formloses und Geformtes durchdringen sich – nach indischer Weltsicht –, sind zwei Seiten einer Medaille.

OM / AUM (ॐ)

Betrachten wir unter diesem Gesichtspunkt das *Mantra* OM/AUM (ॐ), das wohl bedeutendste „eigenschaftslose" *Mantra,* das – auch im Westen – wohl bekannteste *Mantra* überhaupt, Synonym für *Mantras* schlechthin, aus der Sicht Dr. Sahs, meines Lehrers und Freunds: „Das Wort *OM* ist ein aus drei Silben zusammengesetztes Wort, Aa, U, und M. Aa steht für *Brahma*, U für *Vishnu* und M für *Shiva*. Das Wort *OM* ist also eine Bezeichnung für *Brahma*, den Schöpfer, *Vishnu*, den Erhalter, und *Shiva*, den Zerstörer. Deshalb intonieren die Menschen zuerst das heilige Wort OM, bevor sie irgendein anderes *Mantra* verwenden."

Der *OM*-Laut enthält – nach Ansicht der Inder – als „kosmischer Urlaut" alle anderen *Mantren*. Aus dem *OM* (AUM) kam dieses Universum, in ihm löst es sich wieder auf. Im menschlichen Sein steht das A für die physische Ebene und den Wachzustand; das U steht für die geistige Ebene und den Zustand des Träumens, das M schließlich symbolisiert den Zustand des traumlosen Tiefschlaf und den „übernatürlichen" Zustand des *Samadhi*.

Auch die *Upanishaden* (von *upa-ni-shad* = „nahe bei [einem Lehrer] sitzen"), die „Geheimlehren", diese Schriften, in denen die höchsten Weisheiten Indiens enthalten sind, von denen Schopenhauer einst sagte: „Sie ist die belohnendste und erhebendste Lektüre, die auf der Welt möglich ist: sie ist der Trost meines Lebens gewesen und wird der meines Sterbens sein.", gehen – natürlich – auf diesen heiligsten aller Laute ein:

„Der Udgith (OM) ist die Essenz der Essenzen."

Chandogya Upanishad I.I/3

„Was der Udgith ist, das ist der Pranava („Summen"), und was der Pranava ist, das ist der Udgith (etwas „aussprechen).
Dieser Udgith ist die Sonne, und die Sonne ist der Pranava, die heilige Silbe OM".

Chandogya Upanishad I.I/1

In einem alten theosophischen Brief (1886) wird die Frage, was man unter *Udgith(a)* verstehe, mit ein paar Versen aus der *Maitrayana-Brahmana-Upanishad* beantwortet:

„Der Udgitha, der auch Pranava genannt wird, der Führer, das Licht, der Schlaflose, frei von Alter und Tod, dreifüßig (Wachen, Traum und Tiefschlaf), der aus drei Silben besteht [A-U-M], der auch als der Fünffache bekannt ist [die drei Formen Pranas: Prana, Apana, Udana, Samana und Vyana] hat seinen Sitz in der Höhle des Herzens."

Maitrayana-Brahmana-Upanishad

In der *Mandukya-Upanishad* wird die Auffassung vertreten, in der Silbe *OM* drücke sich der gesamte Kosmos aus.

„OM! Diese Silbe ist die ganze Welt. Ihre Erläuterung ist wie folgt:
Das Vergangene, das Gegenwärtige und das Zukünftige, dieses alles ist der Laut OM. Und was außerdem noch über die drei Zeiten hinausliegend ist, auch das ist der Laut OM.

Denn dies alles ist Brahman, Brahman aber ist dieser Atman (die Seele), und dieser Atman ist vierfach.
Der im Stande des Wachens befindliche, nach außen erkennende, siebengliederige, neunzehnmündige, das Grobe genießende ist sein erstes Viertel.
Der im Stande des Träumens befindliche, nach innen erkennende, siebengliederige, neunzehnmündige, das Auserlesene genießende ist sein zweites Viertel.

Der Zustand, „wo er, eingeschlafen, keine Begierde mehr empfindet und kein Traumbild schaut", ist der Tiefschlaf. Der im Stande des Tiefschlafes befindliche, „einsgewordene", durch und durch ganz aus Erkenntnis bestehende, aus Wonne bestehende, die Wonne genießende, das Bewusstsein als Mund habende ist sein drittes Viertel.

Er ist der „Herr des Alls", er ist „der Allwissende", er ist „der innere Lenker", er ist die Wiege des Weltalls, denn er ist „Schöpfung und Vergehen" der Wesen.

Nicht nach innen erkennend und nicht nach außen erkennend, noch nach beiden Seiten erkennend, auch nicht durch und durch aus Erkenntnis bestehend, weder bewusst noch unbewusst, unsichtbar, untastbar, ungreifbar, uncharakterisierbar, undenkbar, unbezeichenbar, nur in der Gewissheit des eignen Selbst gegründet, die ganze Weltausbreitung auslöschend, beruhigt, selig, zweitlos, – das ist das vierte Viertel, das ist der Atman, den soll man erkennen.

Dieser Atman ist die heilige Silbe Om.
Auch sie besteht aus vier metrischen Einheiten (Klängen), von denen die ersten drei A, U und M sind.

Dem Wachzustand, der allen Menschen gemeinsam ist, entspricht der erste Klang A. Dem lichtartigen Traumzustand entspricht der zweite Klang, U, von dem Hochhalten (u-tkarsha) oder von dem Beiderseitssein (u-bhayavam) abgeleitet. (…)
Dem Zustand des Tiefschlafes entspricht der dritte Klang, M, von dem durch mi minoti bezeichneten Aufbauen aber auch von dem durch mi minati bezeichneten Vernichtetwerden. Der, fürwahr, baut (aus sich) diese ganze Welt auf und ist ihre Vernichtung, der solches weiß!

Dem vierten Zustand entspricht kein Klang.
Untastbar, die ganze Weltausbreitung auslöschend, selig, zweitlos. – In dieser Weise ist die Silbe OM der Atman.
Wer dieses weiß, der geht mit seinem Atman (Jivataman, individuelles Selbst) im höchsten Selbst (Paramatman) auf."

MandukyaUpanishad

In der *Mundaka Upanishad* wird zur Verwendung des *OM*-Lautes vermerkt:

„Die große Waffe, die Geheimlehre [Upanishad], nimm als Bogen, lege darauf den durch Meditation geschärften Pfeil, spanne ihn mit dem[dem] Herrn [Brahman] ergebenen Geiste; in diesem Unvergänglichen erkenne, o Teurer, dein Ziel.

Als Bogen das OM, das Selbst der Pfeil, Brahman das Ziel! (...) Mit dem OM-Laut sinnt ihr dem Atman nach. Heil euch, dass ihr das Ufer jenseits der Finsternis erreichet ...“

Mundaka Upanishad II.II/3-6

Und die Kathaka Upanishad bemerkt:

„Denn diese Silbe ist Brahman, denn diese Silbe ist das Höchste.
Wer sie begriffen hat, erreicht jeglichen Wunsch.
Sie ist die beste Stütze (Mantra), die höchste Stütze.
Wer sie begriffen hat, wird erhöht in Brahmans Welt.“

Kathaka Upanishad

Nirguna? Saguna?

Saguna Mantras

Bleiben wir aber bei dieser Einteilung, so wenden sich *Saguna Mantras* an eine bestimmte Gottheit bzw. an bestimmte Aspekte der Gottheit. Durch die Praxis der *Mantra*-Meditation (*Japa*) wird das *Mantra* zur Gottheit selbst, die erwählte Gottheit erwacht im Menschen. Grundsätzlich ist jeder Name Gottes als Meditationshilfe geeignet; ein besonders häufig verwendetes – und auch im Westen bekanntes – *Saguna-Mantra* besteht aus einigen Namen KRISHNAS, wie sie von den Anhängern der *Hare-Krishna*-Sekte immer wieder gesungen werden. Auch eines der Haupt-*Mantras SHIVAS*, des Schutzpatrons der Yogis, und die Anrufung *RAMAS* finden recht häufig Anwendung.

Beachten Sie bei der Verwendung der folgenden *Mantras*, dass das „h" bei „*Namah*" ein sogenannter „*Swastika*-Laut" ist, nach dem der vorangegangene Vokal **kurz** wiederholt wird, so dass „*Namah*" „*Namaha*" mit einem kurzen „a" am Ende ausgesprochen wird.

Vishnu	OM Namah Narayana. Hari OM.
Shiva	Om Namah Shivaya.
Ram (A)	Ram Ramaya Namah. Shri Ram, Jay Ram, Jay Jay Ram.

Auch das ständige Wiederholen des Namens *Ram* gilt als höchst wirkungsvolles *Japa-Mantra*, *Ram(a)* gilt als siebte Inkarnation des Gottes *Vishnu*. Dr. Ram Narayan Sah erläuterte mir dieses *Mantra* einmal folgendermaßen: „Die wörtliche Bedeutung des Wortes „*Ram*" ist jemand, „in dem sich das Heilige seiner selbst spirituell erfreut". Deshalb ist das Wort „*Ram*" sehr heilig. Wann immer jemand das Wort „*Ram*" ausspricht, strömen die Sünden wie Berge aus seinem Mund, und sie können nie mehr zurückkommen. Deshalb intonieren wir ständig das Wort „*Ram*" …" Das *Mantra Ram Ramaya Namah(a)* gilt als der „Spruchkönig", der „die ganze Welt umschließt" (*Ramapurvatapaniya Upanishad/Rama Uttara Tapaniya Upanishad*). Auch Gandhis letzte Worte waren: „*Hey* Ram …" (Vielleicht doch eher: „*Jay Ram*"?)

Nirguna-Mantras

Im Gegensatz zu den *Saguna-Mantras* sind die *Nirguna-Mantras* Klänge „ohne Form", ohne direkte Beziehung zu einer Gottheit, ja, häufig – zumindest für den Uneingeweihten – ohne konkrete Bedeutung überhaupt. Ihr bekanntestes ist zweifelsohne der „Urklang“ an sich, das Wort „***OM***“ (s. o.). Weitere wichtige *Nirguna-Mantras* sind die Keimsilben (*Bija-Mantras*) der ***Chakren***.

Entlang der Wirbelsäule befindet sich eine Reihe von Energiezentren, die sogenannten *Chakras* (Skrt. „Rad, Ring“), die die Lebensenergie den einzelnen Körperteilen in entsprechender Quantität und Qualität zuführen und die *Nadis* (= Kanal, feinstofflicher Nervenkanal) mit den verschiedenen „Hüllen“ (*Koshas*) verbinden. Jedes Zuviel oder Zuwenig an Energie ruft Krankheit, Alter und Tod hervor.

Eines der Hauptziele des *Yoga* ist es nun, die optimale Funktion dieser „Schaltzentren“ zu gewährleisten und die im Wurzelzentrum (*Muladhara Chakra*) am Ende der Wirbelsäule schlummernde *Kundalini* oder Schlangenkraft zu wecken und in der *Shushumna* (= „gnädig, liebenswürdig“; Hauptnadi im Inneren der Wirbelsäule) aufsteigen zu lassen. Ihr Aufstieg aktiviert die einzelnen *Chakren* und befähigt uns zu höheren Bewusstseinstufen.

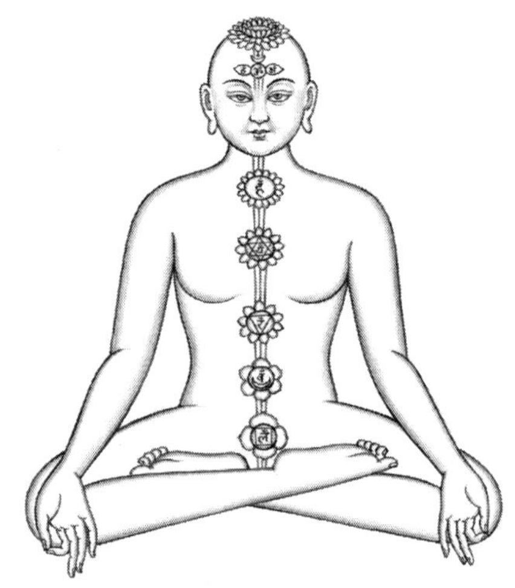

Die drei unteren *Chakren* – Wurzelzentrum, Sakralzentrum und Nabelzentrum – bilden die Region des Feuers (*Agni*), die drei oberen – Kehlkopfzentrum, Stirnzentrum und Scheitelzentrum – die Region des Mondes (*Soma*). Zwischen diesen beiden Bereichen steht als Mittler das Herzzentrum, (*Anahata Chakra*), die Sonne (*Surya*). Die drei unteren *Chakras* bestimmen die vitalen Funktionen unseres Körpers, die drei oberen unsere Spiritualität, das Herz die Welt unserer Gefühle.

Chakra:

Muladhara Chakra

(Der „Wurzelträger"; Wurzelzentrum)

Lage etc.:

Liegt zwischen der Afteröffnung und den Geschlechtsorganen an der Basis der Wirbelsäule im **Coccygealsegment**. Ihm werden das **Erdelement** und ***Vata*** zugeordnet. All unsere „animalischen" Kräfte und Triebe haben hier ihre Wurzel.

Es ist die Grundlage der „**Nahrungshülle**" (***Annamaya Kosha***) und damit des **grobstofflichen Körpers**. Das Wurzelzentrum **beeinflusst Ausscheidungs- und Fortpflanzungsorgane** und ist eng mit dem **Geruchssinn** und der Nasenhöhle verbunden und kann daher auch von hier aus (z. B. durch *Nasikagra Drishti, Neti*) stimuliert werden. Es wird durch eine vierblättrige rote Lotusblüte dargestellt.

Bija Mantra:

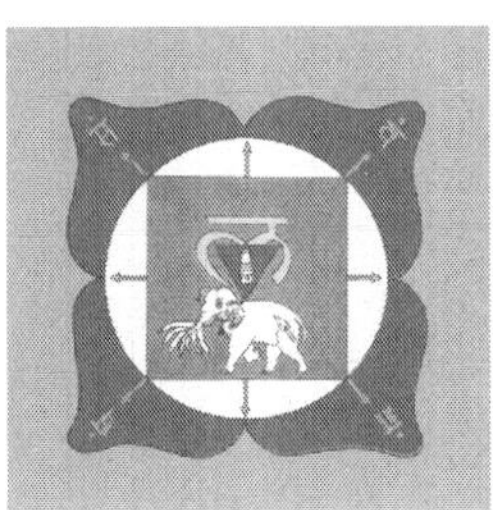

LAM / AIM

Chakra:

Svadhishthana Chakra

(Der „Sitz“ = Shthana des „Selbst“ = Sva; Sakralzentrum)

Lage etc.:

Unmittelbar oberhalb der Geschlechtsorgane (beim Mann an der Basis des Penis) im **Sakralsegment**. Es beherrscht die inneren Organe der Fortpflanzung und Ausscheidung, beherbergt das **Element Wasser** und ist eng mit ***Kapha*** und dem **Geschmackssinn** verbunden. Symbolisiert wird es durch einen sechsblättrigen oxydroten Lotus.

Bija Mantra:

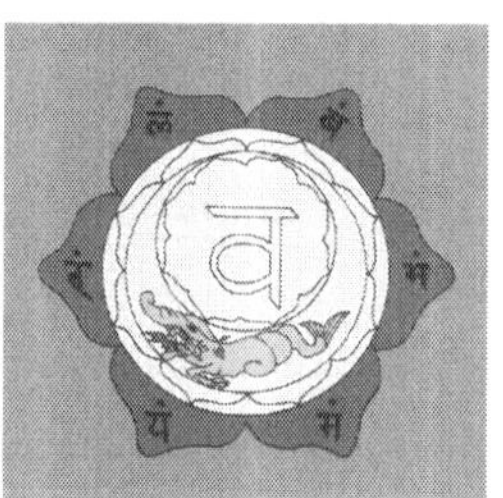

VAM

Chakra:

Manipura Chakra

(Mani = Edelstein, Pura = Stadt; Nabelzentrum)

Lage etc.:

In der Lendengegend in der Höhe des Nabels im **Lumbarsegment** (Solarplexus). Es ist Sitz des **Feuerelementes,** eng mit ***Pitta*** verbunden und beherrscht Leber, Magen usw. Hier vereinigen sich die *Nadis*, um sich sodann wieder zu verzweigen, hier vereinigen sich *Prana* und *Apana* (Vgl. S. 296 ff). Es ist die Grundlage der „**Vitalhülle**" (***Pranamaya Kosha***) und eng mit der **Verdauung** und der **Aufnahme von Nahrung und *Prana*** verbunden. Bei der Ausübung von *Pranayama* arbeiten *Svadhishthana Chakra* und *Manipura Chakra* zusammen. Das Nabelzentrum wird als Lotus mit zehn hellblauen Blütenblättern dargestellt.

Bija Mantra:

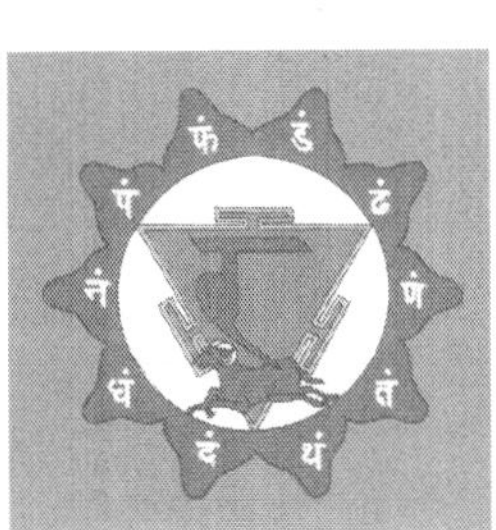

RAM

Chakra:

Anahata Chakra

(Von Ana = „Nicht“ und Ahata = „Schlag, Laut“; daher„Aufhören des Pulsschlages“, aber auch „unhörbarer Laut, Nicht-Laut“; Herzzentrum)

Lage etc.:

Eine Bedeutung des Sanskritwortes *Anahata* ist das „Aufhören des Pulsschlages“; aber nicht des körperlichen Pulsschlages, sondern – des Pulschlages der äußeren Welt. Hier liegt auch die Quelle der „mystischen Töne“, der „nichthörbaren Laute“, der „Nicht-Laute“, der *Nadas*, die man in tiefer Meditation vernehmen kann. Es liegt in der Rückenregion in der Höhe des Herzens im **Dorsalsegment**, beherrscht das Herz, ist die Grundlage der „**Denkhülle**“ (***Manomaya Kosha***), Sitz des **Luftelements** und Träger des Tast- und Fühlsinns. Nach den tantrischen Schriften befindet sich hier der Sitz der Individualseele, des *Jivatman*. Es wird als zwölfblättriger Lotus von zinnoberroter Farbe dargestellt.

Bija Mantra:

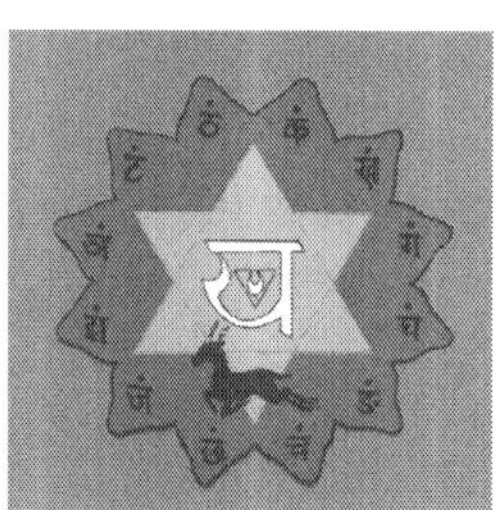

YAM / KLIM

Chakra:

Vishuddha Chakra

(Vi = „unvergleichlich, groß", Shuddha = „Reiniger"; Kehlkopfzentrum)

Lage etc.:

Das Kehlkopfzentrum hat seinen Sitz in der Halsgegend, dem Laryngeal- und Pharyngedalplexus, im **Cervicalsegment**. Es schützt den Körper vor Giften, beeinflusst **Schilddrüse** und **Nebenschilddrüse**, ist der Sitz von *Udana* (Siehe S. 269 ff) und des **Ätherelements** und bildet die Grundlage der „**Intelligenzhülle**" (***Vijnanamaya Kosha***). Es wird durch einen sechzehnblättrigen, rauchgrauen Lotus symbolisiert.

Bija Mantra:

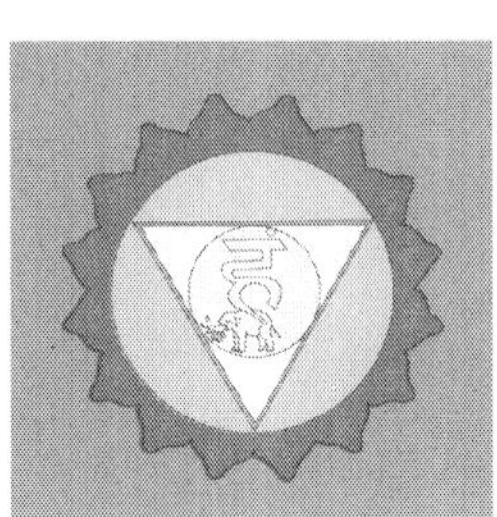

HAM

Chakra:

Ajna Chakra

(„Der Befehl"; der „Guru"; „Drittes Auge", Stirnzentrum)

Lage etc.:

Das Stirnzentrum liegt zwischen den Augenbrauen im **Cranialsegment** und ist die Basis von ***Anandamaya Kosha***, der „**Seligkeitshülle**". Hier vereinigen sich *Ida*, *Pingala* und *Shushumna* (Siehe S. 342 ff). Es ist Sitz der **Erkenntniskräfte** *Buddhi* (Intellekt, Unterscheidungsvermögen, Vernunft), *Ahamkara* („Ich-Macher"; Ich-Bewusstsein) und *Manas* (individueller Geist, „Denken") und der **Sinne** (*Indriya*), selbst in ihrer subtilen Gestalt. Es beeinflusst die **Zirbeldrüse** und über diese die **Hirnanhangdrüse** und damit das gesamte System der **endokrinen Drüsen**. Dies ist auch die tiefere Bedeutung des Namens: „Befehlszentrum". Die Zirbeldrüse sollte der Meister, der „*Guru*" der Hirnanhangdrüse und des Systems der endokrinen Drüsen sein. Ist das Verhältnis zwischen den beiden Drüsen umgekehrt, kommt es zu allerlei physischen und psychischen Erkrankungen und Problemen. Das Stirnzentrum gilt auch als Sitz der „**Intuition**". Es wird durch einen Lotus mit zwei leuchtend-weißen Blütenblättern symbolisiert.

Bija Mantra:

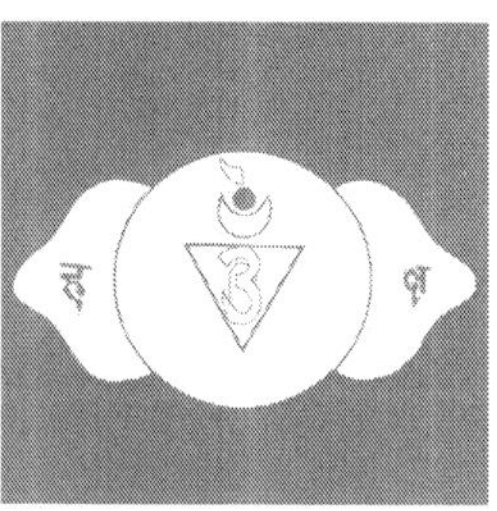

OM / STRIM

Chakra:

Sahashrara

(„Tausendfach“; Scheitelzentrum)

Lage etc.:

An der **höchsten Stelle des Schädels** am Ende der *Shushumna*. Es wird ebenfalls mit der **Hirnanhangdrüse** verbunden, ist allerdings seiner Wesensart nach nicht mehr dem grobstofflichen Körper zugeordnet, sondern **transzendent** und Sitz des **höchsten Bewusstseins**. Hier befindet sich ***Shunya Desha***, der „leere Raum“, hier befindet sich ***Brahmarandhra***, das „Loch BRAHMAS“, (die Fontanelle) durch das *Prana* im Tod den Körper verlässt, hier mündet die *Kundalini*, nachdem sie bei ihrem Aufstieg die sechs unteren *Chakras* geöffnet und aktiviert hat, hier vollzieht sich die mystische Vereinigung von SHIVA und SHAKTI, *Ha* und *Tha*, Sonne und Mond, der Yogi wird zum Meister, zum *Siddha*. Dargestellt wird dieses Chakra durch einen tausendblättrigen, vielfarbenen Lotus.

Bija Mantra:

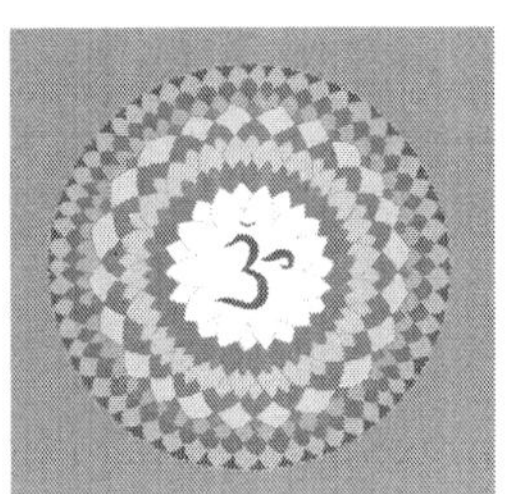

OM / AH

Auch alle Manifestationen der Götter haben ihr *Bija-Mantra*. Eine Meditationsform mit Hilfe einiger dieser Keimsilben schildert die ***Shiva Samhita.*** Sie verbindet die drei Haupt-*Chakras* – *Muladhara Chakra* (Wurzelzentrum), *Anahata Chakra* (Herzzentrum) und *Ajna Chakra* (Stirnzentrum) und die damit verbundenen Gottheiten Sarasvati, Kama und Lakshmi – zu einer Meditationseinheit.

Aim ist das *Bija-Mantra*, die Keimsilbe Sarasvatis, der „Fließenden". Diese ursprünglich vedische Flussgöttin wird heute als Göttin der Poesie, der Weisheit (*Mahavidya*) und der Gelehrsamkeit verehrt. Sie gilt als Gemahlin (Shakti) Brahmas, des Schöpfergottes. Ihr Sitz ist im ***Muladhara Chakra.***

Klim ist die Keimsilbe des Liebesgottes Kama. Im *Rig Veda* gilt *Kama*, das „Verlangen", als Ursprung aller Dinge. *Kama* gilt – neben Wohlstand (*Artha*), einem Leben gemäß den kosmischen Gesetzmäßigkeiten (*Dharma*) und dem Streben nach Befreiung/Erlösung (*Moksha*) – als eines der vier Ziele (*Purusharthas*) menschlichen Strebens. Kamadeva, der „Liebesgott" gilt als „Erstgeborener der Schöpfung". Sein Sitz ist im ***Anahata Chakra.*** Im *Rig Veda* heißt es hierzu:

„Weder Nichtsein noch Sein war damals; nicht war der Luftraum noch der Himmel darüber. Was strich hin und her? Wo? In wessen Obhut? Was war das unergründlich tiefe Wasser?

Weder Tod noch Unsterblichkeit war damals, nicht gab es ein Anzeichen von Tag und Nacht. Es atmete nach seinem Eigengesetz ohne Windzug dieses Eine. Irgendein Anderes als dieses war weiter nicht vorhanden.

Im Anfang war Finsternis in Finsternis versteckt; all dieses war unkenntliche Flut. Das Lebenskräftige, das von der Leere eingeschlossen war, das Eine wurde durch die Macht seines Verlangens (Kama) geboren.

Über dieses kam am Anfang das Liebesverlangen (Kama) was des Denkens erster Same war. – Im Herzen forschend machten die Weisen durch Nachdenken das Band des Seins im Nichtsein ausfindig.

Quer hindurch ward ihre Richtschnur gespannt. Gab es denn ein Unten, gab es denn ein Oben? Es waren Besamer, es waren Ausdehnungskräfte da. Unterhalb war der Trieb, oberhalb die Gewährung.

Wer weiß es gewiss, wer kann es verkünden, woher sie entstanden, woher diese Schöpfung kam? Die Götter kamen erst nachher durch die Schöpfung dieser Welt. Wer weiß es dann, woraus sie sich entwickelt hat?

Woraus diese Schöpfung sich entwickelt hat, ob er sie gemacht hat oder nicht – der der Aufseher dieser Welt im höchsten Himmel ist, der allein weiß es, es sei denn, dass auch er es nicht weiß."

Rig Veda 10, 129 (954)

Strim gilt als eine der Keimsilben Lakshmis. Lakshmi ist die Göttin des Reichtums, des Glücks, der Schönheit und des Lichts. Sie ist die Gemahlin Vishnus in seinen verschiedenen Inkarnationen: So ist sie Sita, die Gattin König Ramas, und Radha die Gespielin Krishnas … Ihr Sitz ist im ***Ajna Chakra.***

„Der Yogi, der dieses höchste Mantra kennt, wird das Ziel erreichen; es verleiht dem auf ein Ziel hin ausgerichteten Yogi alle Freude und Kraft.

*Im vierblättrigen Lotus des **Muladhara Chakra** ist der Keim (Bija) der Sprache, hell leuchtend wie der Blitz (Aim).*

*Im Herzen (**Anahata Chakra**) ist der Keim (Bija) der Liebe, schön wie eine Bandhuka-Blume (**Klim**).*

*Zwischen den Augenbrauen (**Ajna Chakra**) ist der Keim (Bija) der Shakti (**Strim**), strahlend wie Millionen von Monden.*

Diese drei Keime (Bijas) sollten geheim gehalten werden – Sie bringen Wachstum und Freude."

Shiva Samhita V/190;191

Diese *Bija-Mantras* (Keimsilben) können einzeln – zur Entwicklung der Qualitäten des jeweiligen *Chakra* – oder gemeinsam verwendet werden. Das gesamte *Mantra* lautet dann:

OM. Aim. Klim. Strim.

Verwenden Sie das *Mantra* wie zuvor beschrieben. Wenden Sie – mit dem Gebrauch der Keimsilben – Ihre Aufmerksamkeit dem jeweiligen *Chakra* zu. Lassen Sie die Aufmerksamkeit von *Chakra* zu *Chakra* „wandern".

Mahavakyas

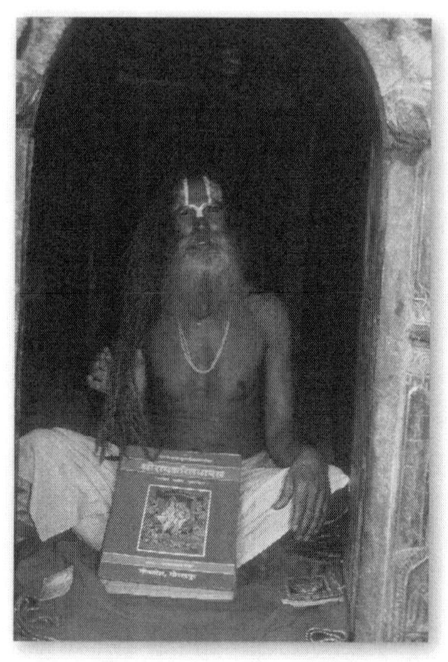

Auch die „*Mahavakyas*", die „großen Sätze" der *Veden* und *Upanishaden*, werden häufig als Meditationshilfen, als *Mantras* verwendet. In jedem der vier *Vedas* steht einer dieser „Großen Sätze", so dass die Meditation mit Hilfe dieser *Mantras* stellenweise beinahe in „westlicher Manier" als intellektuelle Betrachtung dieser Lehren geschieht. Durch die Verwendung dieses kurzen Zitates vergegenwärtigt sich dem Wissenden die gesamte dem „Wort" zugrunde liegende *Upanishade* und dadurch der dieser zugrunde liegende *Veda*. Selbstverständlich wird hier die eher schematische Unterscheidung in *Nirguna-Mantras* und *Saguna-Mantras* aufgehoben, die Grenzen verwischen sich.

Die älteste Schicht (ca. 1 200 v.Chr. – 900 v.Chr.) des *Veda* bilden die vier *Samhitas* (Hymnen). Sie bilden den eigentlichen Kern des *Veda*:

die *Rigveda-Samhita* (Hymnen),

die *Samaveda-Samhita* (Lieder),

die *Yajurveda-Samhita* (Opfersprüche),

die *Atharvaveda-Samhita* (magische Formeln).

Die *Upanishaden* (von *u-pani-shad* = sich nahe bei jemandem niedersetzen = Geheimlehre) beschäftigen sich mit dem Wesen von ***Brahman***, der universellen Weltenseele, dessen Reflexion das individuelle Selbst;

der ***Atman,*** ist, die innerste Essenz eines jedes Individuums. *Brahman* – und damit auch *Atman* – ist unvergänglich, unsterblich, unendlich, ewig, rein, unberührt von äußeren Veränderungen, ohne Anfang, ohne Ende, unbegrenzt durch Zeit, Raum und Kausalität, ist reines ***Sat-Chit-Ananda,*** d.h. reines Sein, (*Sat*), reines Bewusstsein (*Chit*) reines Glück (*Ananda*).

Es existieren rund 150 *Upanishaden*, wovon 108 offiziell anerkannt werden. Die Texte wurden sowohl in Prosa als auch in Versform verfasst. Es wird angenommen, dass die *Upanishaden* zwischen 700 v. Chr. und 200 v. Chr. entstanden sind.

Einige sehr frühe *Upanishaden* sind:

- *Brihadaranyaka-Upanishad* (700 v.Chr.),
- *Chandogya-Upanishad* (650 v.Chr.),
- *Taittirya-Upanishad* (vor 550 v.Chr.)

Die vier „Großen Lehrsätze“ lauten:

Prajnanam Brahman („Bewusstsein ist *Brahman*.“)	*Aitareya-Upanishad* des *Rig-Veda.*
Aham Brahman Asmi (gesprochen: *Aham Brahmasmi*) „Ich bin *Brahman*.“)	*Brihadaranyaka-Upanishad* des *Yajur-Veda.*
Tat Tvam Asi („Das bist du.“)	*Chandogya-Upanishad* des *Sama-Veda.*
Ayam Atman Brahman („Dieses Selbst ist *Brahman*.“)	*Mandokya-Upanishad* des *Atharva-Veda.*

Soham-Anapana Sati

Dies ist ein sehr einfaches und schlichtes *Mantra*, ein *Mantra*, das aus dem natürlichen Geräusch der Atmung entstanden ist: Mit jeder **Einatmung** entsteht ein Zischlaut wie „***So***“ oder „***Sa***“, mit jeder **Ausatmung** ein Summton, der wie „***Ham***“ klingt.

Tatsächlich praktiziert jedes atmende Wesen das *Mantra* „*SOHAM*“ (eigentlich „*sah aham*“), ohne es zu wissen. Im altindischen *Sanskrit* bedeutet dies: „Er (*Brahman*) bin ich (*Atman*)“. Die Allseele (*Brahman*) und die individuelle Einzelseele (*Atman*) sind identisch, Gott und seine Schöpfung sind eins. Der *Advaita-Vedantin* übersetzt dieses *Mantra* mit den Worten:

„Ich bin, der ich bin.“

Wiederholen Sie mit dem Einatmen „*SO*“ und mit dem Ausatmen „*HAM*“

Für die *SOHAM*-Meditation brauchen Sie nur die Aufmerksamkeit ohne Anstrengung auf das Atmen zu lenken und dem Ton zu lauschen. Lassen Sie das *Mantra Soham* („DAS BIN ICH“) immer feiner werden, bis sich das ICH-Gefühl von selbst auflöst …

Sie können diese Atem-Mantra-Meditation auch mit der *Ujjayi-Atmung* (siehe S. 306) **verbinden!**

Aham Satyam hridayam

Eines der zweifellos schönsten *Mantras* lehrt uns die *Chandogya Upanishad* des *Sama Veda*, die sich vor allem mit dem wahren Selbst des Menschen, dem *Atman,* befasst. Ich nenne es deshalb schön, weil nicht nur sein Klang bezaubert, auch sein Sinn erschließt sich – auch dem Westler:

„Dieser Atman, der im Innersten des Herzens wohnt,
Ist feiner als ein Reis- oder Gersten- oder Senf- oder Hirsekorn
Oder der Kern eines Hirsekorns.
Dieser Atman, der im Innersten des Herzens wohnt,
Ist größer als die Erde, größer als der Luftraum, größer als der Himmel,
Größer als alle Welten.
Jede Handlung, jeder Wunsch,
Jeder Geruch und jeder Geschmack ist in IHM.
All dies umfasst ER, der ewig Schweigende, dem alles gleich gilt.
Dieser Atman im Innersten des Herzens ist Brahman selbst.
Wenn ich von hier einst scheide, werde ich eins mit IHM.
Wem solche Gewissheit wird, dem bleibt kein Zweifel.
So spricht Shandilya, Shandilya."

Chandogya Upanishad III/14

„Dieses Selbst wohnt im Herzen,
Deshalb heißt das Herz: Hridayam,
Weil dieser (ayam) im Herzen (Hrid) wohnt.
Wer dieses weiß, geht Tag für Tag in die himmlische Welt ein.

Dieser vollkommen Ruhige tritt aus dem Körper aus,
Geht in das höchste Licht ein und erscheint so
In seiner eigenen Gestalt.
Das ist der Atman.
Das ist das Unsterbliche, Furchtlose;
Das ist das Brahman, das den Namen Wahrheit (Satyam) führt.
Sat-ti-yam, das sind drei Silben:
Sat ist das Unsterbliche, ti ist das Sterbliche,
mit yam hält er beides fest.
Wer dieses weiß, geht Tag für Tag in die himmlische Welt ein."

Chandogya Upanishad IIX/3

Verwenden Sie dieses wunderbare *Mantra – Aham satyam Hridayam –* wie zuvor beschrieben.

Purnam Adah

(Segenswunsch aus der *Isha-Upanishad* des Weißen *Yajur-Veda*)

Dieses „Unendlichkeits*mantra*" bringt die Quintessenz der Philosophie des *Vedanta* zum Ausdruck: Dieses ganze Universum ist Fülle. Fülle, aus Fülle geboren. Gott ist unendlich und seine Schöpfung ist unendlich: Wenn man der Unendlichkeit Unendlichkeit hinzufügt, bleibt Unendlichkeit enthalten, subtrahiert man Unendlichkeit, bleibt immer noch Unendlichkeit erhalten. Fülle, aus Fülle geboren, Gott und seine Schöpfung sind eins:

„Sat eva idam agre ashit, ekam eva advityam."

„Wahrlich nur seiend war JENES am Anfang, EINES ohne ZWEITES."

"OM.
Purnam adah Purnam idam,
Purnat Purnam udachyate,
Purnashya Purnam adaya
Purnam eva vashishyate.
Om Shanti, Shanti, Shanti."

„Dieses ist Fülle,
und jenes ist Fülle.
Aus der Fülle ward Fülle geboren.
Wird der Fülle Fülle entnommen,
bleibt immer noch Fülle zurück.
OM Frieden, Frieden, Frieden."

Maha mrityunjaya Mantra

– oder: was hat der Dalai Lama mit einem Shiva-Mantra zu tun?

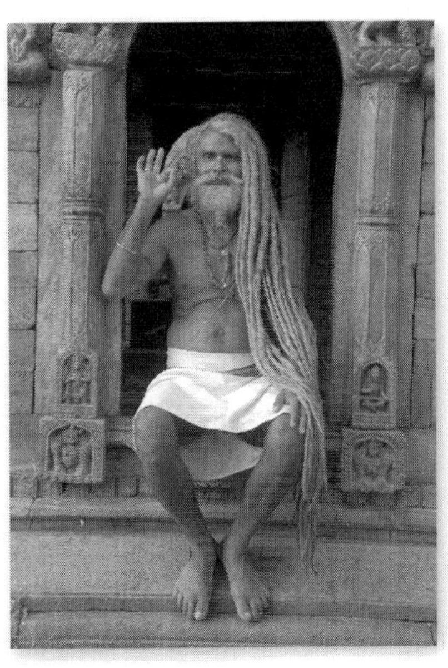

Ich hatte eine Mail von einer befreundeten Yoga-Lehrerin erhalten. Ob ich ihr etwas über das *Maha Mrtiyunjaya Mantra* sagen könne? Sie habe eine sehr schöne Version erhalten. Gesungen vom *Dalai Lama* persönlich. Die Aufnahme befinde sich in der Anlage …

In der Anlage: zunächst ein Begleitschreiben. Eine Art Rundbrief. Mystisch. Wie zumeist in der Esotera-Szene: „Diese CD, auf der der *Dalai Lama* dieses alte *Mantra* aus der *Rig Veda* chantet, wurde mit der Erlaubnis des *Dalai Lama* von einem seiner Schüler aufgenommen. Zuerst lehnte er ab, stimmte dann aber zu unter der Bedingung, dass sie nicht verkauft, sondern nur verschenkt werden darf. Wenn du es mit anderen teilst, füge bitte diese Anmerkung bei und bitte darum, dass sie dasselbe tun."

Merkwürdig. Aber schon auch sehr merkwürdig! Der *Dalai Lama* gilt – vereinfacht gesagt – als eine Inkarnation Buddhas. Warum sollte ein buddhistischer Mönch ausgerechnet ein *Mantra* Shivas rezitieren und verbreiten? Ein *Vishnu-Mantra* käme – und auch das nur in grauer Theorie – schon eher in Frage, gilt doch Buddha den Hindus als neunte Inkarnation Vishnus. Und der *Dalai Lama* als eine Inkarnation Buddhas? Aber auch das natürlich nur rein spekulativ. Aber Shiva? Es ergab überhaupt keinen Sinn. Auch die Aufnahme führte nicht weiter. Und so begann ich zu recherchieren. Sie war allem Anschein nach weit im Netz verbreitet, die Aufnahme des *Maha Mrityunjaya Mantra* mit dem *Dalai Lama* …

Schließlich erhielt ich eine Nachricht von der Deutschen Buddhistischen Union (DBU) – natürlich war das Ganze ein *Fake*, vor einer Weiterverbreitung wurde dringend abgeraten …

Dennoch: Das *Maha Mrityunjay Mantra* gilt als äußerst bedeutsames Heilmantra – für sich selbst und für andere. Der Name spricht für sich: *Maha* bedeutet „groß", *Mrityun* ist der „Tod", *Jaya* bedeutet Sieg. Das *Maha Mrityunjay Mantra* ist also das „Große *Mantra*, das den Tod besiegt" …

Zugegeben: Es klingt etwas sektiererisch in seiner archaischen Form; aber da wir uns nun schon einmal auf die „Wissenschaft von den Klängen" eingelassen haben …

Es ist eines der *Mantras*, die häufig zu Beginn einer Yoga-Runde rezitiert werden.

„OM.
Tryambakam yajāmahe
Shugandhim pushti-varadhanam
Urvā-rukamiva bandhanān
Mr(i)tyor-mukkshīya mā'amr(i)tāt."

„OM.
Wir verehren den dreiäugigen *Shiva*,
der wohlduftend ist und alle Lebewesen ernährt.
Möge er uns vom Tode befreien und uns dazu reif machen,
zur Unsterblichkeit zu gelangen,
so wie eine reife Gurke von der Pflanze abfällt."

Shanti Paath

– Das Friedensgebet

Dieses *Mantra* beschließt in vielen *Ashrams* die tägliche *Yoga*-Runde, leitet zu einem erfüllten Alltag über:

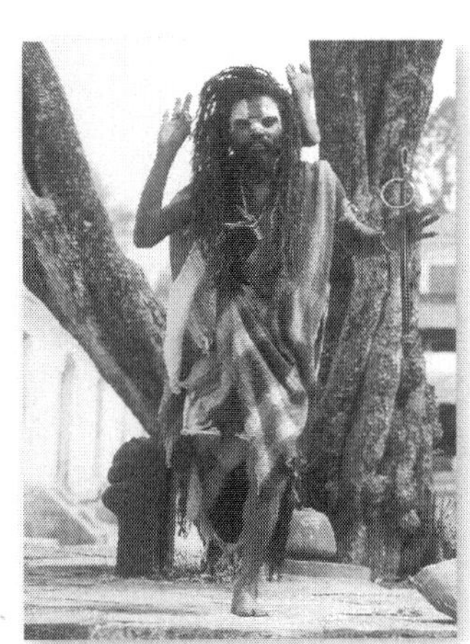

„OM.
Dyauh Shanti antariksha Ghwam Shanti,
Prithaivi Shanti Rapah Shanti,
Aushadhayah Shanti,
Vanaspatayah Shanti,
Vishvedevah Shanti,
Brahma Shanti,
Sarvagwam Shanti,
Shanti Reva Shanti
Sa Ma Shanthi Redhi.
OM Shanthi Shanti Shanti."

„OM.
Möge Friede sein bis zum Himmel (spirituell).
Friede bis zum Firmament, im Zwischenreich und auf der Erde.
Friede sei im Wasser, in den Bäumen und Pflanzen.
Möge Frieden herrschen bei den Göttern, Halbgöttern, Propheten und Heiligen.
Frieden möge sein in der gesamten Natur und im Wissen.
Möge Frieden sein bei allen Lebewesen
und möge die Menschheit sich ewigen Friedens erfreuen.
Möge dieser Frieden von seiner Quelle, dem allmächtigen Gott, zu uns kommen.
Möge Gott uns Frieden bringen auf spiritueller Ebene, Frieden von weltlichen Dingen und von übernatürlichen Mächten.
OM Frieden, Frieden, Frieden."

OM Sahana Vavatu

Ein anderes „Friedensmantra" wird bis auf den heutigen Tag in vielen Schulen Indiens zu Unterrichtsbeginn intoniert, um möglichst großen Lernerfolg zu erzielen:

„OM
Saha Na Vavatu,
Saha nu Bhunaktu,
Saha viryam Karavavahai,
Tejas vinavadhi Tamastu ma vidhvishavahai.
OM Shanti, Shanti, Shantihi."

„OM.
Möge ER uns beschützen,
Möge ER uns nähren,
Mögen wir unsere volle Kapazität erreichen,
Möge unser Lernen strahlend sein und wir nie miteinander streiten.
OM Frieden, Frieden, Frieden."

Gayatri Mantra

Eines der bedeutendsten *Mantren*, ja, vielleicht das bedeutendste *Mantra* der vedischen Wissenschaft von den Klängen überhaupt, ist das *Gayatri Mantra*. Es ist eine ganz besondere Verbindung von Form, Inhalt und Klang. Alle drei sind aufs innigste miteinander verbunden. Dieses *Mantra* gilt als „die Mutter der *Veden*". Das *Gayatri-Mantra* gilt als kraftvollstes *Mantra* (des Hinduismus). Von den oberen drei Kasten des Hinduismus wird erwartet, dass sie dieses *Mantra* täglich im *Sandhya*-Ritus (Morgen- und Abenddämmerung) ausführen. Das *Gayatri-Mantra* wendet sich an *SAVITRI*, die Sonne, mit ihrer alles belebenden Kraft, daher wird dieses *Mantra* häufig auch als *Savitri* bezeichnet:

OM.
Bhur bhuvaha svaha
Tat savitur varenyam
Bhargo devashya dhimahi
Dhiyo yo nah prachodayat

Versuch einer – zunächst wörtlichen – **Übersetzung:**

Om	Symbol des Göttlichen.
Bhur ***Bhuvaha*** ***Swaha***	Die „drei Welten“: Erde (*Bhur*), materielle, physische Ebene, „Zwischenreich“ (Atmosphäre), astrale Ebene, Himmel, reines Bewusstsein.
Tat	Das (Gott, das Absolute).
Savitur	Sonne, Licht, Kraft, die das Universum erhellt und erhält.
Varenyam	Das Höchste; würdig, verehrt zu werden.
Bhargo	Glanz, Beseitiger der Unwissenheit.
Devashya	Göttlich, glänzend, scheinend.
Dhimahi	Mögen wir erhalten/erreichen, meditieren.
Dhiyo	Verstand, Intellekt
Yo	Der (wer)
Nah	Unser(e).
Prachodayat	Erleuchten, führen.

„*OM*,
Erde, Atmosphäre und Himmel –
Dieses vorzügliche Licht des Gottes *Savitri* empfangen wir,
der unsere Gedanken anregen soll.

Geldner, Rigveda, III/62, 10)

Einige – etwas freiere – Übertragungsmöglichkeiten:

„Wie meditieren über den Ruhm jenes *Ishwara*, der das ganze Universum erschaffen hat, der würdig ist, verehrt zu werden, der eine Verkörperung des Wissens und des Lichtes ist, der Sünden und Unwissenheit beseitigt. Möge er unseren Intellekt erleuchten."

Swami Vishnu Devananda

„Wir meditieren über das strahlende göttliche Licht dieser anbetungswürdigen Sonne des spirituellen Bewusstseins. Möge sie unser intuitives Bewusstsein erwecken."

S. Krishnamurthy

„Die gesamte Erfahrung des Lebens hindurch ist „Das" allem zugrunde liegende Natur, alles enthüllende Dasein, das erfüllende EINE. Mögen alle Wesen durch feinen und meditativen Verstand die Genialität eines erleuchteten Bewusstseins erfahren."

Anantadas

„Das, was durch die Erfahrungen des Lebens hindurch unsere Existenz beleuchtet, das ist das verehrungswürdige Eine. Mögen alle Wesen durch einen subtilen und meditativen Verstand die Großartigkeit eines erleuchteten Bewusstseins erfahren."

Swami Shivananda

Asato ma

Dies ist eines der bekanntesten „Gebete“ des Hinduismus, ein *Mantra* der Veränderung, der Veränderung zum Guten hin, von den Dunklen Seiten des Lebens hin zum Licht.

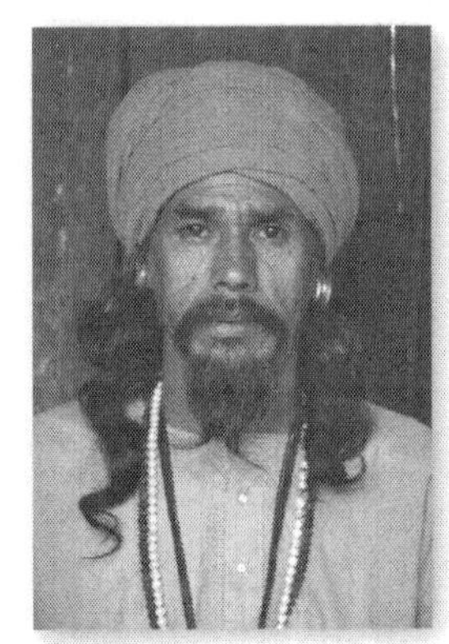

„OM.
Asato Ma Sat gamaya
Tamaso Ma Jyotir gamaya
Mrityor Ma Amritam gamaya“

„OM.
Vom Nicht-Seienden führe mich zum Sein,
Aus der Dunkelheit führe mich zum Licht,
Vom Tod führe mich zur Unsterblichkeit.“

Ein kurzes Mantra aus der *Mundaka Upanishad* soll diese Ausführungen zum Abschluss bringen:

„OM.
Satyam eva Jayaté“.

„OM.
Allein die Wahrheit siegt.“

Mundaka Upanishad 3.1.6

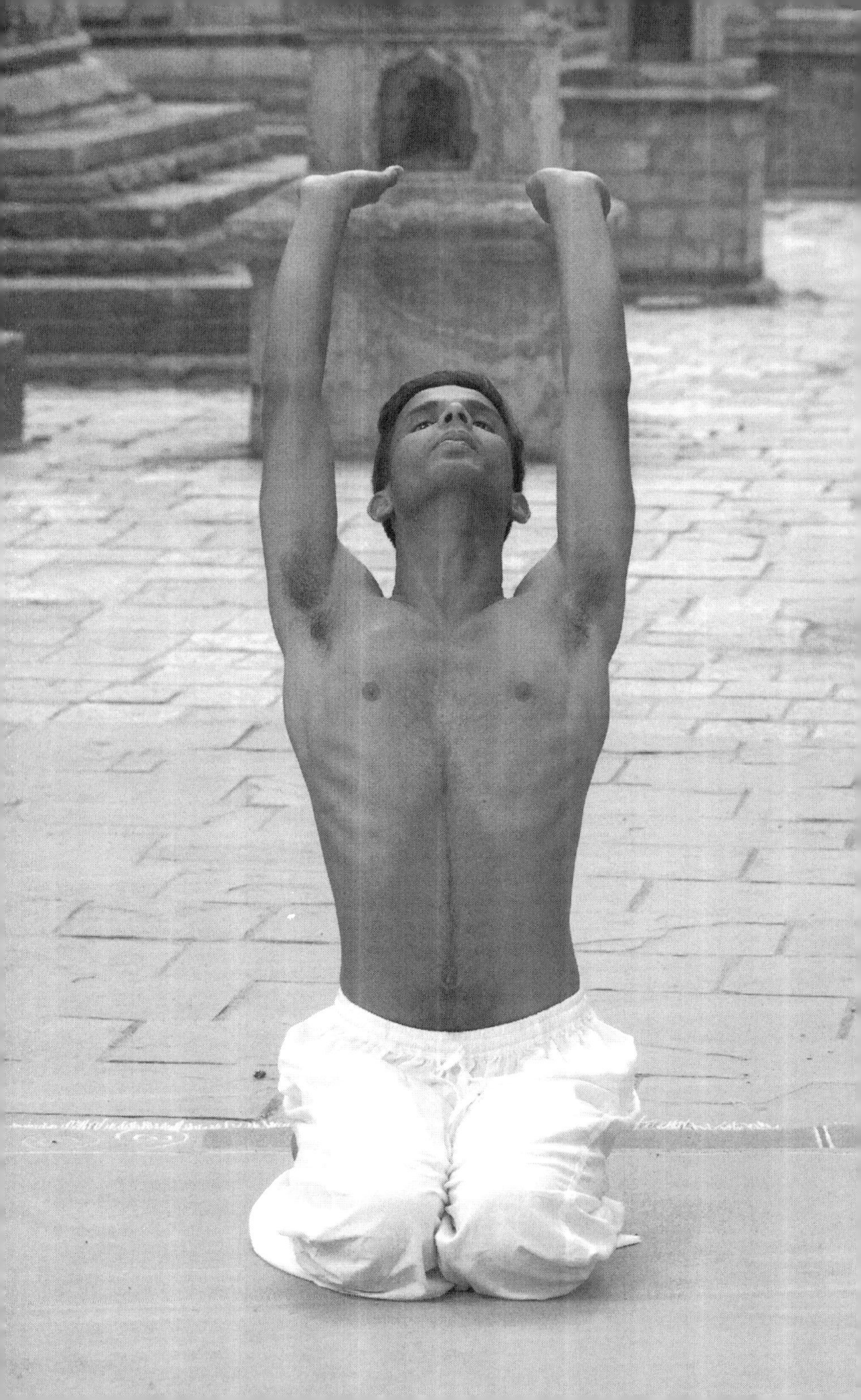

Kriyas

– Reingungsübungen

Ich war nach Indien gekommen, um unser erstes gemeinsames Buch fertigzustellen. Jahre zuvor hatte ich ihn kennen und schätzen gelernt: Lal Bahadur Basnet. Ehemaliger Sprecher der Gesetzgebenden Versammlung Sikkims, rechte Hand des Königs, politischer Journalist, der erste indische Fußballspieler, der je in einer internationalen Auswahlmannschaft spielte, Freiheitskämpfer nach der Annexion Sikkims durch Indien – und nun verbannt von Indira Gandhi nach seinem politischen Kampf – verbannt aus Sikkim nach Indien, um ihn besser unter Kontrolle zu haben. So lebte er nun seit Jahren am Oberlauf des Ganges, in Deoprayag zunächst, wo sich die heiligen Flüsse Bhagirathi und Alaknanda vereinen, um von hier an als *Ganga Ma*, als Mutter Ganges, den Ebenen zuzustreben, und nun eben in Rishikesh, Lakshmanjhula, Muni-Ki-reti unter unterschiedlichen Adressen, konspirativ. Das Wenige, das er zum Leben brauchte, verdiente er sich als Yogalehrer, und so hatte ich ihn kennen gelernt – er lebte damals in einem kleinen Tempel oberhalb der Brücke von Lakshmanjhula, in den mich eine Horde Affen getrieben hatte. Ob ich zum *Yogacharya* wolle, zum Yogalehrer, hatte mich der junge Priester gefragt, und obwohl ich schon in guter Obhut war bei meinen Lehrern, hatte ich die Gelegenheit beim Schopfe ergriffen – und einen wahren Freund kennengelernt, den besten, den ich je in Asien hatte.

Nun lebte Lalji gerade außerhalb des Dorfes in einer kleinen Hütte oberhalb des Ganges mit einem „Eine-Million-Dollar-Blick“, wie er es nannte. Unterhalb der heilige Strom und zur anderen Seite hin der heilige Gipfel von *Kunjapuri*, schneebedeckt selbst jetzt noch im August, Vorbote der wahren „Wohnstatt des Schnees“. Und dazwischen – der Bergwald, „die Dschungel“, wie Kipling dies einst nannte: Affen – Hulmans und Hanuman-Languren zumeist – Bären und Leoparden, Schlangen und Skorpione, wilde Büffel und Elefanten und manchmal noch Tiger. Geier und Adler im hohen Blau, riesige Fledermäuse in der Dämmerung – Dschungelbuch pur. Das wahre Indien mit seinen Dörfern und Heiligen, seinen Reisfeldern und Kühen und Tempeln und und und …

Nun war Lalji also nach einigem Hin und Her endlich in Deutschland eingetroffen. Unser gemeinsames Yoga-Buch hatten wir auf Anraten meines Literatur-Agenten in eine CD-ROM umgearbeitet, und nun war Lal zu den Video-Sequenzen nach Deutschland gekommen. Es war ein typischer deutscher Herbst Ende Oktober mit regenverhangenem Himmel zumeist, doch manchmal auch goldenen Tagen.

Eines frühen Morgens kam er zu mir. „Ich brauche eine große Schüssel. Eine große Tasse. Etwas Salz, Zitrone." Ich ging mit ihm in die Küche, gab ihm das Gewünschte. „Wozu brauchst du das, fehlt dir etwas?" – „Irgendetwas stimmt nicht mit meiner Verdauung. Die ungewohnte Nahrung. Das Klima. Ich will mich reinigen. Innerlich. Mit Hilfe einiger *Kriyas*. Und für eine davon – *Vamana Dhauti* – brauche ich diese Utensilien."

Folgt man den Lehren der *Gheranda Samhita*, so besteht ein vollständiger Yoga-Zyklus aus sieben Praktiken – *Yama/Nyama*, die ethisch-moralischen Grundlagen des „achtgliedrigen Yoga" Patanjalis, werden als selbstverständlich vorausgesetzt, *Dhyana* schließt *Dharana* mit ein, der „Weg" wird durch *Mudras*, die „Siegel" des Yoga, ergänzt:

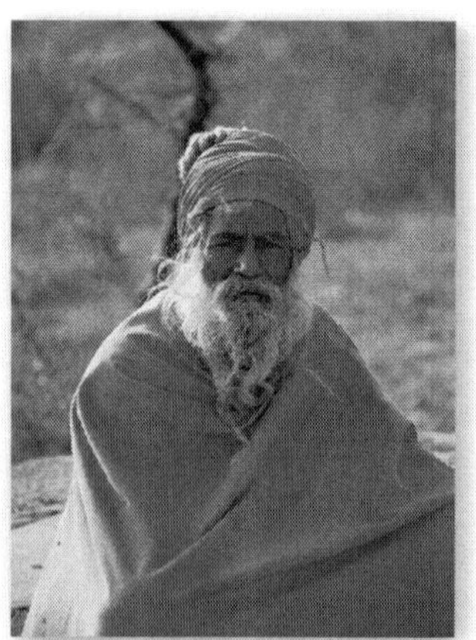

„Die sieben Übungen, die zu dieser Körperschulung gehören, sind: Reinigung, Stärkung, Festigung und Beruhigung, und diese führen zu Leichtigkeit, Wahrnehmung [des Selbst] und Abgeschiedenheit [von den Dingen der Außenwelt].

1. Die Reinigung erreicht man durch die regelmäßige Praxis der sechs Reinigungsübungen (***Kriyas***, s.u.), 2. ***Asanas*** verleihen Stärke, 3. ***Mudras*** führen zu Festigkeit, 4. ***Pratyahara*** führt zur Beruhigung, 5. ***Pranayama*** führt zu Leichtigkeit, 6. ***Dhyana*** führt zur Wahrnehmung [des Selbst, und 7. ***Samadhi*** führt zur Abgeschiedenheit [von den Dingen der Außenwelt], zu wahrer Freiheit."

Gheranda Samhita I/9-11

Kurze Vorbemerkung

– Wann sollte Yoga praktiziert werden? Wo? Wie?

Übungszeit

Yoga-Asanas können **grundsätzlich zu jeder Tageszeit** ausgeführt werden, nur **nicht** unmittelbar **nach einer Mahlzeit**. Am besten jedoch eignet sich die Zeit der **Morgen- und Abenddämmerung** – *Sandhya* – wenn die Welt im Gleichgewicht ist. Die Zeit der Morgendämmerung wird auch *Brahmamuhurta* genannt, die „Stunde Brahmas", die beste Zeit für Ihre Meditation. **Am besten** üben Sie **zweimal täglich (zur gleichen Zeit,** dies konditioniert Körper, Geist und Seele, bereitet Sie auf die folgenden Übungen vor und erleichtert Ihnen somit den „Einstieg"). Üben Sie am besten **morgens vor dem Frühstück** und **abends vor dem Abendessen**, sollte Ihnen dies nicht möglich sein, **üben Sie regelmäßig** einmal täglich. Swami Shivananda (1887 – 1963), einer der großen Yogis des 20. Jahrhunderts, sagte einmal, dass schon drei Übungen – täglich ausgeführt – reichten, Körper; Geist und Seele gesund zu erhalten. Wählen Sie also lieber einen kürzeren Übungszyklus (*Karana*), den Sie dann täglich „meistern" als einen längeren, der Ihnen nur hin und wieder gelingt.

Übungsort

Der Übungsort wird in nahezu allen autoritativen Schriften aus alter Zeit – wie der *Hatha Yoga Pradipika* oder der *Gheranda Samhita* – in denselben Worten beschrieben:

„In einem wohlregierten, rechtschaffenen Land, an einem ruhigen mit Nahrung wohlversehenen Ort, in einer einsamen Klause, die eine Bogenlänge von Felsen, Feuer und Wasser entfernt liegt, soll der Hathayogin wohnen.

Die Klause sollte mit einer kleinen Tür versehen, ohne Fenster, Vertiefungen und sonstige Öffnungen sein, weder zu hoch noch zu tief noch zu lang, vorschriftsmäßig mit Kuhmist bestrichen und frei von jeglichem Ungeziefer.

Außen sollte sie durch Laube, Altar und Brunnen verschönt und von einer Mauer umgeben sein; so wird den Vollendeten, die den Hatha Yoga praktizieren, die Klause eine Yogin geschildert."

Hatha Yoga Pradipika I/12, 13

„In einem guten Land mit einem gerechten König, wo Nahrung leicht und reichlich zu erreichen ist und wo man nicht gestört wird, da baut man sich eine kleine Hütte, um die man eine Mauer errichtet.

In der Mitte dieser Einfriedung gräbt man einen Brunnen und legt einen kleinen Teich an.

Die Hütte sollte weder sehr hoch noch sehr niedrig und frei von Insekten sein …"

Gheranda Samhita V/5, 6

Und auch die *Shvetashvatara Upanishad* (um 500 v.Chr.) beschreibt schon hunderte von Jahren früher ganz ähnlich die Örtlichkeit, an der sich ein *Yogi* – im alten Indien – seinen Übungen hingeben sollte.

„Auf einem ebenen, sauberen, von Kiesel, Feuer und Sand freien Platz, der durch liebliche Laute und Teiche den Geist einlädt, das Auge aber nicht belästig, an einer höhlenreichen, dem Winde nicht ausgesetzten Stelle soll der Yogi sich seinen Übungen hingeben."

Shvetashvatara Upanishad

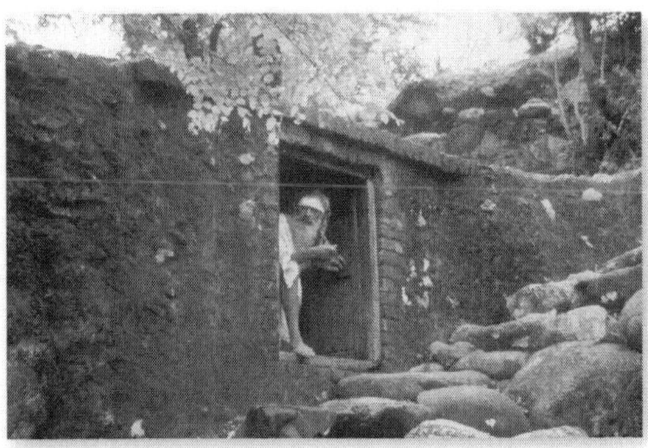

Unschwer lassen sich hieraus die Anforderungen an den rechten Übungsort auf unsere Zeit übertragen:

- Schaffen Sie sich einen eigenen „Raum“ für Ihre Übungen – es muss nicht unbedingt ein ganzes Zimmer sein, eine etwas „vom Alltag abgesonderte Ecke“ genügt durchaus. Halten Sie diesen Raum stets sauber. Schmücken Sie ihn – wenn sie möchten – etwas aus (Blumen, Bilder etc.), denn er dient wirklich etwas ganz Besonderem: der Verwirklichung Ihres wahren Selbst …
- Lüften Sie den Raum vor und nach Ihren Übungen gründlich – während des Übens sollten Fenster und Türen möglichst geschlossen bleiben, um Zugluft zu vermeiden.
- Wählen Sie eine geeignete Unterlage (Decke, Iso-Matte oder Ähnliches, nicht zu weich, damit Sie genügend Halt haben).
- Achten Sie darauf, dass keine Gegenstände (Möbel etc.) im Weg stehen, die Ihnen – vor allem zu Beginn – beim „Misslingen“ einer Übung gefährlich werden könnten.
- Sorgen Sie dafür, dass Sie während Ihren Übungen möglichst nicht gestört werden.

Kleidung

Auch für die geeignete Bekleidung für Ihre Yoga-Übungen hat die an die achthundert Jahre alte *Hatha Yoga Pradipika* – gerade heute, wo man bei nahezu jedem Discounter die „geeignete" Yoga-Bekleidung erhält – eine wichtige Aussage bereit:

> „Erfolg erreicht man nicht durch das Tragen bestimmter Kleidung oder das Reden über Yoga. Die Übung allein führt zum Ziel."
>
> **Hatha-Yoga Pradipika I/68**

Sie brauchen also keinen speziellen Yoga-Dress. Jede leichte, bequeme Kleidung erfüllt diesen Zweck. Gürtel und Schuhe sollten allerdings ebenso wie Brille und Schmuck abgelegt werden.

Bad / Dusche

Ein Bad oder eine Dusche vor den Übungen verstärkt deren Wirkung. Sollten Sie allerdings bei Ihren Übungen stark ins Schwitzen kommen und lieber danach duschen, schadet dies nicht. Nachdem ich mich in Indien – ebenso wie mein Lehrer – vor meinen Übungen immer mit (Senf-) Öl massierte und anschließend oft bei weit über vierzig Grad übte, hatte Swami Hansand nie etwas dagegen, wenn ich mich anschließend im Ganges erfrischte. Ja, auch er nahm meist dann – auf meine Schulter gestützt, wenn wir die Stufen der *Ghats* zum Fluss hinabschritten – sein morgendliches Bad in der *Ganga*.

Ernährung

Die *Gheranda Samhita* hat ebenso wie die *Hatha Yoga Pradipika* eine ganze Reihe von Ernährungsvorschriften parat:

„Ein Yogi sollte Reis, Gersten- oder Weizenbrot essen.
Er kann Mungobohnen und andere Bohnen, Kichererbsen und Ähnliches zu sich nehmen.
All dies sollte rein, weiß und frei von Schalen oder Spelzen sein …
Reine, süße und kühlende Nahrung sollten den Magen zur Hälfte füllen.
Die süßen Früchte mit Genuss zu essen und den Magen zur Hälfte leer zu lassen, nennt man „maßvolle Ernährung".
Der Magen sollte zur Hälfte mit Nahrung gefüllt sein, ein Viertel mit Wasser, und ein Viertel sollte leer sein, um Pranayama ausüben zu können."
Zu Beginn der Yoga-Praxis sollte man auf bittere, saure, salzige, scharfe und gebratene Nahrung, Joghurt, Käse, schwere Gemüse, Wein, Kokosnüsse und überreife Jackfruits verzichten."

Gheranda Samhita V/17-23

„Von mäßiger Nahrung spricht man,
wenn man den Hunger zu drei Vierteln mit Nahrung stillt,
die mit Ghee und Süßem gekocht und Shiva geweiht genossen wird.

Hatha Yoga Pradipika I/60

„Weizen, Reis, Gerste, Mais, Milch, Ghee[27]*, Zucker, Butter, Kandiszucker, Honig, getrockneter Ingwer, Gemüse, Mungobohnen und reines Wasser sind sehr hilfreich für diejenigen, die Yoga üben.*

Ein Yogi sollte, den eigenen Bedürfnissen folgend, gut gesüßte, mit Ghee zubereitete Stärkungsmittel zu sich nehmen, Milch und Butter, um die drei Körpersäfte (Doshas) zu kräftigen."

Hatha-Yoga Pradipika I/64, 65

---

27 Geklärte Butter.

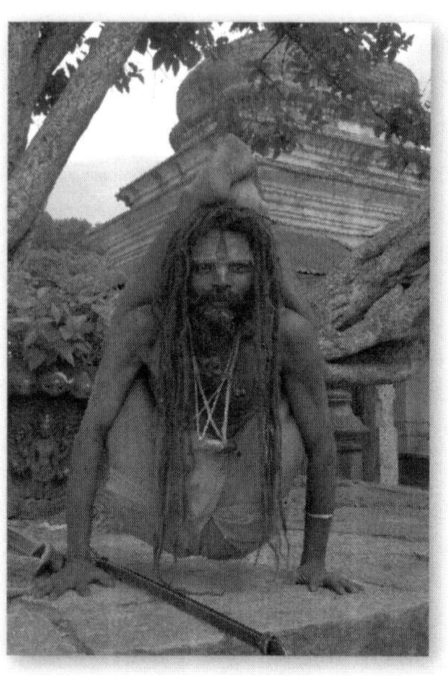

Eine ganze Reihe von Vorschriften. Und natürlich: längst nicht alle. Aufgestellt für die Verhältnisse und das Wissen des alten Indien. Meine Lehrer – allesamt Zeugen einer „anderen, längst vergangenen Welt", wie mir Prabuji Surya Prakash einst sagte, forderten allerdings nie eine bestimmte Diät von mir –unsere Mahlzeiten waren recht einfach, vegetarisch, der Jahrszeit entsprechend, zwangsläufig typisch indisch in jenen Tagen abseits der ausgetretenen Touristenwege. Später dann – vor allem in Nepal – lebte und übte ich auch mit *Yogis*, die durchaus hin und wieder selbst Fleisch zu sich nahmen. *Yoga* fordert also nicht zwangsläufig den Übertritt zum Vegetarismus (auch nicht zu „indischer" Ernährung), wenngleich es sich natürlich aus vielerlei Gründen empfiehlt, den **Fleischgenuss einzuschränken** und vor allem auf „rotes" Fleisch weitgehend zu verzichten. Geflügel und Fisch dagegen werden von so manchem *Yogi* genossen. Besonders empfehlenswert wegen ihres hohen *Prana*gehalts und überwiegend *sattvaischer* Natur sind natürlich **sonnengereiftes Obst und Gemüse**. Man sollte **genügend essen, um satt zu sein, jedoch nie so viel, dass man sich schwer und träge fühlt. E**ine **„moderate" Ernährung** ist alles, was der Yoga wirklich erfordert.

Wichtiger ist vielmehr, dass **Blase und Darm vor den Übungen** – ev. mit Hilfe der folgenden *Kriyas* – **entleert** werden**.** Die autoritativen Schriften bemerken hierzu:

„Yoga sollte weder unmittelbar nach den Mahlzeiten noch wenn man sehr hungrig ist ausgeführt werden.
Vor dem Üben sollte man etwas Milch und Butter zu sich nehmen."

Shiva Samhita III/37

Shatkarmas

– Die (sechs) Reinigungstechniken

Meist beginnt nach den Lehren des *Yoga* – wie auch des *Ayurveda* – die „Therapie", der Einstieg in die Praxis, mit einer Entgiftung von Körper, Geist und Seele.

„Wenn sich im Körper zuviel Fett oder Schleim (Kapha) angesammelt hat, sollten zunächst einmal die sechs Arten der Kriyas durchgeführt werden. Andere, die nicht darunter leiden, können darauf verzichten.

Die sechs Reinigungsübungen sind:
Dhauti, Basti, Neti, Trataka, Nauli und Kapala Bhati.
Man nennt sie die sechs Handlungen (Shat Karmas)."

Hatha Yoga Pradipika II/21, 22

„Die Reinigung des Körpers wird durch das regelmäßige Praktizieren von sechs Übungen erreicht …

Diese sechs Übungen sind Dhauti, Basti, Neti, Nauli, Trataka und Kapala Bathi."

Gheranda Samhita I/10-12

Sechs Reinigungstechniken (*Shat Karmas*; *shat* = sechs, *Karmas* = Handlungen) reinigen und entgiften nach den Lehren des Yoga den Körper (im *Ayurveda* existieren recht ähnliche Reinigungstechniken, die so genannten *Panchkarmas*; *panch* = fünf, *karmas* = Handlungen):

Dhauti Die Waschungen.
Basti/Vasti Klistier, Einlauf zur Reinigung des Enddarms.
Neti Die Nasenreinigung
Trataka Das Fixieren des Blicks (eine Augenreinigung).
Nauli Die Bauchmassage (Magen- und Darmreinigung).
Kapalabhati Die Schädelreinigung.

Einige von ihnen sollten wirklich **nur bei Bedarf** angewandt werden, z.B. bei einem Zuviel an *Kapha*, wie es die *Hatha Yoga Pradipika* lehrt, andere haben durchaus ihren Platz in der täglichen Körperhygiene. Einer meiner indischen Lehrer betonte immer wieder, wenn ich – nimmersatt – nach immer neuen Übungen „gierte“: „Du kaufst doch auch nicht alles, wenn du in die Apotheke gehst! – Ebenso verhält es sich mit dem Yoga …“

„Diese sechs „Handlungen“, die den Körper reinigen,
sollten geheim gehalten werden.
Sie verleihen außergewöhnliche Eigenschaften und werden
von der besten der Yogis mit Ernsthaftigkeit praktiziert.“

Hatha Yoga Pradipika II/23

Dhautis, die „Waschungen“

„Es gibt vier Arten von Dhautis und sie beseitigen alle
Unreinheiten des Körpers.
Diese sind:
Antara Dhauti, die Innere Waschung,
Dand Dhauti, die Reinigung der Zähne,
Hrid Dhauti, die Reinigung des Herzens und
Mula Shodana, die Reinigung des Mastdarms“

Gheranda Samhita I/13

Dhautis im weiteren Sinn sind also allerlei Arten von „Waschungen“. Auf die Beschreibung der Zahnreinigung (*Dand Dhauti*) können wir hier wohl ebenso verzichten wie auf eine Beschreibung der Ohrenreinigung (mit Zeigefinger und Ringfinger), auf die Reinigung des Darms, des Herzens und des Rektums wird im weiteren Verlauf der Beschreibung der *Kriyas* eingegangen.

Jihva Shodhana, die Zungenreinigung

Bauen Sie **die Zungen- (und Rachen-) reinigung** in Ihre Morgentoilette ein; Sie werden sie bald ebenso wenig missen wollen wie die tägliche Reinigung der Zähne.

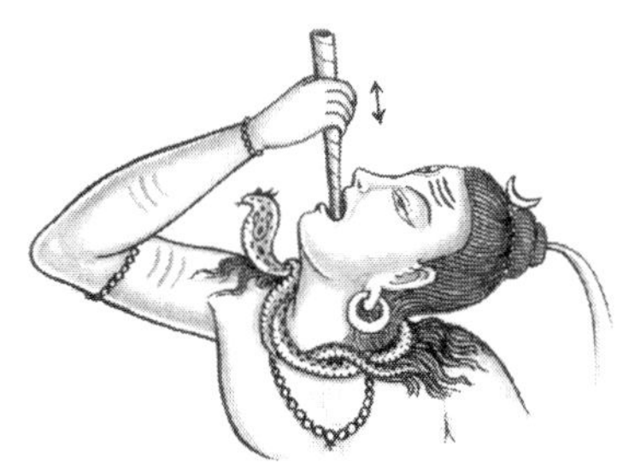

- Bringen Sie Zeigefinger, Mittelfinger und Ringfinger der rechten Hand so zusammen, dass sich die Spitzen von Zeigefinger und Ringfinger berühren, der Mittelfinger liegt darüber (im alten Indien benutzte man dazu ein zusammengerolltes Palmblatt).
- Reiben Sie damit die Zunge 10 bis 15 Mal schnell von der Zungenspitze bis möglichst weit in den Rachenraum, bis ein leichter Brechreiz einsetzt, ohne jedoch zu erbrechen.
- Schaben Sie nun die Zungen von hinten nach vorne, mit einem Zungenschaber (in jedem Drogeriemarkt erhältlich).

Antara Dhauti, die Darmreinigung

Wenn wir uns im weiteren Verlauf dieser Erläuterungen mit *Dhautis* beschäftigen, ist damit stets *Antara Dhauti* gemeint, die „Innere Waschung", die Reinigung von Magen und Darm.

Husten, Asthma, Erkrankungen der Milz, Lepra und zwanzig Erkrankungen,
die von Kapha hervorgerufen werden,
werden durch das Ausführen von Dhauti beseitigt;
darüber besteht kein Zweifel."

Hatha Yoga Pradipika II/25

Es gibt verschiedene Arten von *Dhautis*, die sich nicht alle unbedingt für die tägliche Praxis eignen, vor allem die archaischste Form des *Dhauti* – *Vastra Dhauti* (Die Darmreinigung durch Stoff, auch eine Form der „Reinigung des Herzen") – sollte nur unter persönlicher Anleitung eines kompetenten Lehrers eingeübt werden. Sie ist auch im „klassischen" Indien der *Yogis* heute eher selten. Hierbei wird der Magen mithilfe eines ca. drei Meter langen und 2 bis 3 cm breiten Baumwollstreifens gereinigt. Für die tägliche Praxis weit eher geeignet sind:

- *Vatsara Dhauti* (Luftreinigung),
- *Agnisara Dhauti* (Feuerreinigung),
- *Varisara Dhauti* (Wasserreinigung) **und**
- *Vamana Dhauti* (Darmreinigung durch Erbrechen).

Selbstverständlich sollten diese Übungen möglichst **mit leerem Magen** (am besten frühmorgens) ausgeführt werden.

Vatsara Dhauti, die Luftreinigung

„Vatsara Dhauti ist ein höchst geheimer Prozess,
er bewirkt die Reinigung des Körpers, zerstört alle Krankheiten
und stärkt das Verdauungsfeuer."

Gheranda Samhita I/16

Vatsara Dhauti reinigt den Darm mit Hilfe von Luft. Diese Übung **regt** vor allem **die Verdauungstätigkeit an** und ist daher für die **Entgiftung**, **Gesundung** und **Gesunderhaltung des gesamten Körpers** äußerst wichtig. Sie beseitigt eine **Übersäuerung** des Magens, verhindert übermäßige **Gasbildung** und **Sodbrennen**.

Diese Übung eignet sich für die **tägliche Praxis.**

- Setzen Sie sich aufrecht in eine Ihnen angenehme Sitzhaltung (am besten eine der Lotus-Positionen, Meistersitz oder Ähnliches).
- Öffnen Sie den Mund und formen Sie mit den Lippen einen „Schnabel“ (*Kaki Mudra* – der Krähenschnabel).
- Ziehen Sie nun durch diesen „Schnabel“ Luft ein und versuchen Sie diese Luft quasi zu „schlucken“, in den Magen zu ziehen.
- Füllen Sie den Magen möglichst vollständig mit Luft.
- Schließen Sie den Mund und entspannen Sie sich. Versuchen Sie nicht, die Luft auszustoßen – sie wird zu gegebener Zeit durch Dickdarm und Anus entweichen.

Es genügt, diese Übung ein- bis zweimal auszuführen; aber auch ein mehrmaliges Wiederholen (bis zu 10 Mal) schadet nicht. Sie können diese Übung beinahe zu jeder Tageszeit ausführen, außer nach den Mahlzeiten. Am wirkungsvollsten ist sie allerdings vor einer Mahlzeit.

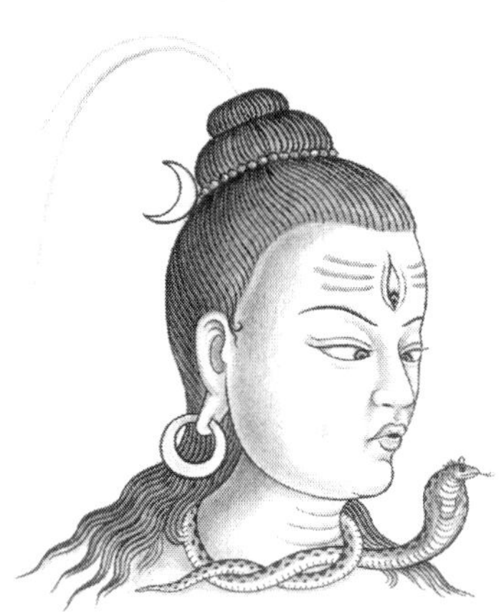

Agnisara Dhauti, die Feuerreinigung

AGNI ist der vedische Gott des Feuers, der in der Form des Opferfeuers Mittler zwischen den Menschen und den Göttern darstellt. Im menschlichen Körper ist *Agni* das Verdauungsfeuer, zuständig für den gesamten Verdauungsprozess, der „Unsterbliche im Sterblichen". *Sara* ist die „Essenz", der Wesenkern, *Dhauti* die „Reinigung" oder „Wäsche". *Agnisara Dhauti* ist also eine „Reinigung mit der Essenz des (Verdauungs)feuers".

Diese Übung **regt das Verdauungsfeuer** (Agni) **an** und **beseitigt Verdauungsstörungen**, **Darmträgheit** und **Verstopfung**. Auch **Leber** und **Nieren** werden angeregt, der **Bauch** sanft massiert, der gesamte **Verdauungsprozess** gereinigt und „in Schwung gebracht". Agnisara regt die **fünf *Pranas*** an, insbesondere Samana, und **energetisiert** so **den ganzen Körper**. Sie **beseitigt Trägheit und Lethargie** und hilft gegen **Depressionen**. Diese Übung eignet sich durchaus für die **tägliche Praxis**.

- Setzen Sie sich zu dieser Übung am besten in den Diamant- (*Vajrasana*) oder den Lotussitz (*Padmasana*). Die Hände liegen auf den Knien. Am Anfang fällt diese Übung – ebenso wie *Nauli* (siehe S.214 ff) – im Stehen einfacher. Wenn Sie im Stehen üben, stehen Sie mit leicht gespreizten Beinen, den Oberkörper sanft nach vorne gebeugt, um die Bauchdecke zu lockern, auch hier liegen die Hände auf den Knien (oder den Oberschenkeln, wenn Ihnen dies angenehmer erscheint).
- Atmen Sie tief ein, dann möglichst vollständig aus.
- Beugen Sie sich leicht nach vorne, drücken Sie die Ellbogen kräftig durch; pressen Sie das Kinn gegen das Brustbein (*Jalandhara Bandha*), und bewegen Sie den Bauch zwanzig bis dreißig Mal möglichst rasch rhythmisch vor und zurück.

Dies ist eine Runde. Schöpfen Sie Atem, und führen Sie weitere Runden dieser Übung aus.

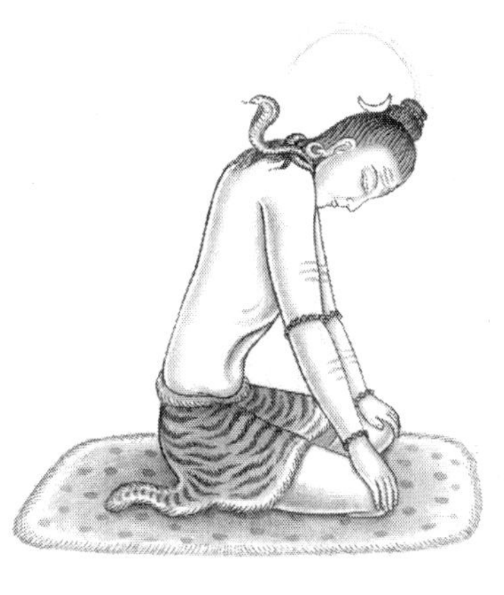

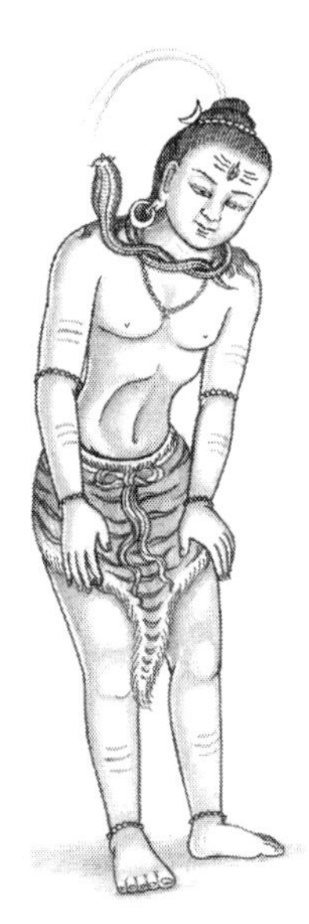

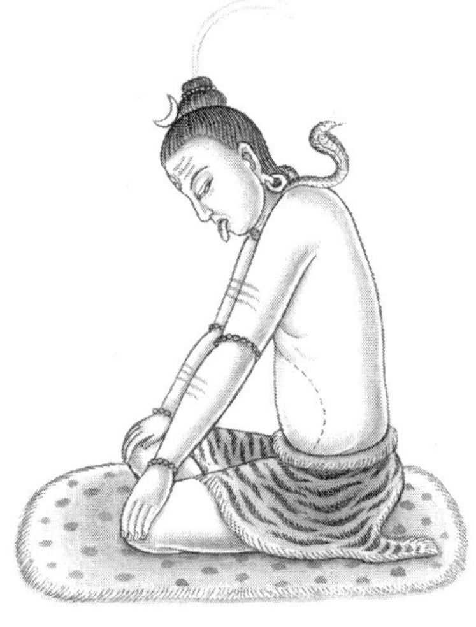

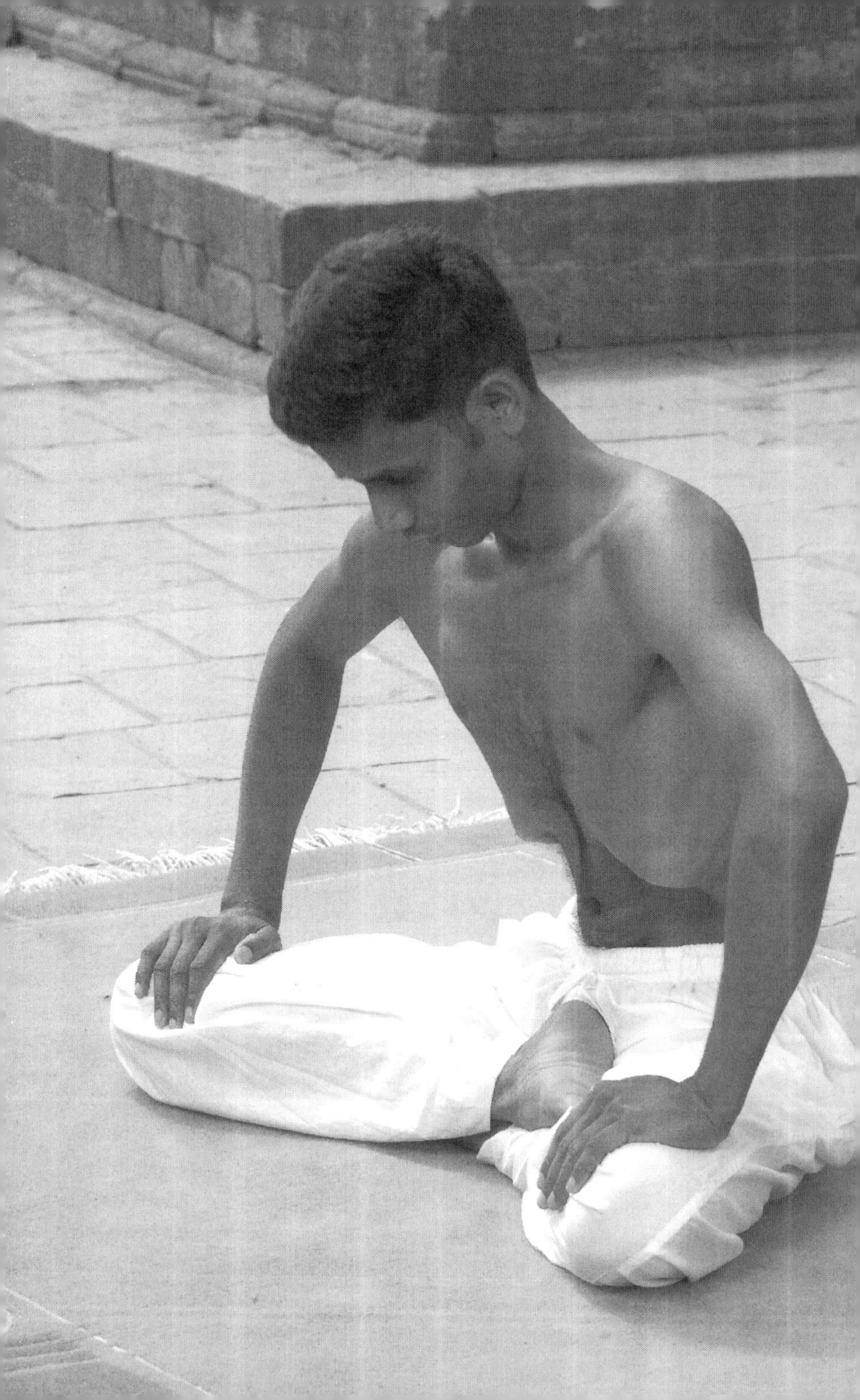

Varisara Dhauti / Shankhaprakshalana, die Wasserreinigung / Muschelreinigung

Die vollständige „Reinigung durch Wasser“, auch als Purna Shankhaprakshalana (Shankka = Muschel, Prakshalana = Waschen, Purna = ganz, vollständig) bezeichnet, wie sie heute gelehrt wird, **sollte nicht täglich praktiziert werden**, da sonst die Schleimhäute von Magen und Darm in Mitleidenschaft gezogen werden. Sie ist jedoch – selten angewandt – ein vorzügliches Mittel bei **Verdauungsproblemen**, **Übersäuerung** und **Verstopfung**. Sie hilft unterstützend bei der Behandlung von **Diabetes mellitus**, **Übergewicht** und zu **hohen Cholesterinwerten**. Auch bei allen Krankheiten, die durch ein **Zuviel an *Kapha*** hervorgerufen werden, leistet diese Übung hervorragende Dienste. Sie hilft gegen **Asthma** und **Nasennebenhöhlenentzündung**, **reinigt das Blut**, beseitigt dadurch oft **Hautprobleme** und stärkt das **Immunsystem**. Wegen dieser vielfältigen Wirkungen gilt sie manchen als wirksamste der Dhauti-Übungen

Diese Übung kostet einiges an Zeit. Sie beginnt eigentlich schon am Vorabend der eigentlichen Übung mit einer sehr leichten, weitgehend flüssigen Mahlzeit.

Am Morgen trinkt man dann auf nüchternen Magen 1½ bis 2 Liter leicht gesalzenes (ungefähr ein Teelöffel Salz auf einen Liter Wasser), körperwarmes Wasser, bei Bedarf kann dem Wasser etwas Zitronensaft (nicht mehr als ein Teelöffel) beigemengt werden.

- Trinken Sie zunächst möglichst rasch 2 Becher des zubereiteten Wassers.
- Führen Sie danach in rascher Folge folgende Übungen jeweils fünfmal durch, um die Passage des Wassers durch den Darm zu beschleunigen:

1. *Tadasana* (Aufrechte Stellung)
2. *Tiryaka Tadasana* (Baum-im-Wind-Stellung)
3. *Kati Chakrasana* (Hüftdrehung)
4. *Tiryaka Bhujangasana* (Die Sich-windende-Kobra)
5. *Udarakarshanasana* (Unterleibsmassage)

1. *Tadasana,* die Bergstellung / „Aufrechte Stellung"

Tada ist der Berg, *Asana* die Körperhaltung/Stellung. Daher der Name der Übung. Da der Name „Bergstellung" aber auch zur Bezeichnung einiger anderer Positionen verwendet wird, verwenden einige Schulen zur besseren Unterscheidung hier den Namen „Aufrechte Stellung". Aber auch diese Bezeichnung kann in die Irre führen, ist sie doch eigentlich das deutsche Äquivalent von *Samashthiti* – babylonische Verwirrung der Jahrtausende …

Diese Übung ist wirklich mehr als einfach durchzuführen und beinhaltet doch eine ganze Reihe segensreicher Wirkungen des Yoga. Gleichzeitig zeigt sie recht gut wie (und worauf) *Yoga-Asanas* wirken. Wenn man tatsächlich nur für eine einzige Yoga-Übung Zeit hätte und doch möglichst großen Nutzen aus dieser einen Übung ziehen wollte, so sollte man es einmal – mehrere Wochen lang – mit dieser Übung versuchen.

Der gesamte **Körper** wird bei dieser Übung – äußerlich und innerlich – **gestreckt** und, in der Entspannungsphase zwischen den einzelnen Wiederholungen, **verstärkt durchblutet**. Die **Gelenke** von den Zehen bis zum Hals werden geschmeidiger, sämtliche **Muskeln** gekräftigt, die **Lungenspitzen** besser „durchlüftet". Insbesondere entwickelt diese Übung die **Zehen**, **Fußgelenke**, **Waden**, **Knie**, **Oberschenkel**, **Po-Backen** und **Afterschließmuskel**, **Bauch**, **Rücken** und **Brust**, **Schultergelenke**, **Arme**, **Handgelenke** und **Finger**. Sie kräftigt die **Unterleibsmuskulatur** und sorgt für eine harmonische Entwicklung der **Beinmuskulatur**; sie kräftigt **Wirbelsäule** und **Wirbelsäulenmuskulatur** und beugt dadurch Schäden im Rückenbereich – insbesondere auch **Wirbelblockaden** – vor. Tadasana fördert den **Gleichgewichtssinn** und beugt **Schwindelanfällen** vor. Sie stimuliert die **Bauchorgane** und **entschlackt** („Hundert Schritte in Tadasana zu gehen, nachdem man sechs Glas lauwarmes Wasser getrunken hat, beseitigt alle Arten von Verstopfungen", lautet eine alte Yoga-Regel). Die **Streckung der Wirbelsäule** verschafft Linderung bei **Kopfschmerzen** infolge eines zu starken **Blutandrangs** und bei einer **Arthrose der Halswirbel**. Bei **Krampfadern** wirkt diese

Übung schmerzlindernd und entspannend. Auch in den ersten sechs Monaten der **Schwangerschaft** wirkt Tadasana äußerst wohltuend für Mutter und Kind. Darüber hinaus verstärkt diese Übung bei Menschen unter zwanzig das **Längenwachstum**.

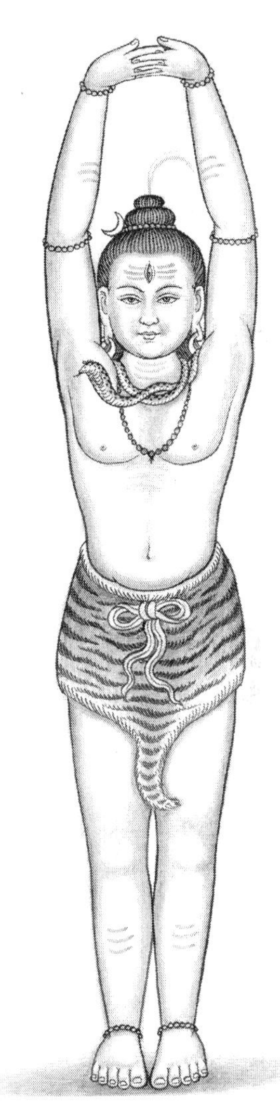

- Stehen Sie aufrecht mit geschlossenen Füßen und Beinen (Knie, Knöchel und große Zehen berühren sich), verlagern Sie das Gewicht leicht auf die Außenkante der Füße, um den Innenmeniskus zu entlasten.
- Stehen Sie einige Atemzüge vollkommen unbeweglich, ehe Sie mit der eigentlichen Übung beginnen. Dies bezeichnet man als *Samashthiti* (Skrt. *sama* = „aufrecht, gerade“; *shthiti* = „still, unbewegt stehen“), das „Geradestehen“, die „Aufrechte Stellung“.
- Verschränken Sie Ihre Finger (merken Sie sich, welche Finger außen sind, bei jeder Wiederholung sollten Sie – vollständiger Harmonie halber – diese Stellung wechseln. Lag zu Beginn der rechte Zeigefinger außen, sollte bei der ersten Wiederholung der linke Zeigfinger außen sein usw.). Drehen Sie die Handflächen nach oben, und strecken Sie einatmend die Arme so weit wie möglich über den Kopf; die Arme berühren hierbei die Ohren.

- Strecken Sie den gesamten Körper. Drücken Sie hierzu die Kniescheiben durch, drücken Sie die Brust heraus, ziehen Sie den Bauch ein.
- Führen Sie die Streckung weiter, bis Sie auf den Zehenspitzen stehen; strecken Sie den ganzen Körper möglichst intensiv, kontrahieren Sie die Gesäßbacken und den Afterschließmuskel in der *Ashvini Mudra*.
- Halten Sie den Atem an (*Antara Kumbhaka*), während Sie kurz in dieser Stellung verharren.
- Lösen Sie ausatmend die Spannung, kehren Sie mit den Fußsohlen auf den Boden, mit den Armen seitlich zum Oberkörper zurück.
- Stehen Sie aufrecht mit geschlossenen Füßen und Beinen. Atmen Sie einige Male tief durch, bis Atmung und Puls wieder einigermaßen zur Ruhe gekommen sind, ehe Sie die Übung wiederholen.
- Führen Sie diese Übung **fünf Mal** aus.

Tiryaka Tadasana, die Baum-im-Wind-Stellung

Tiryaka bedeutet „seitwärts", *Tada* ist – wie wir gesehen haben – der „Berg"; *Tiryaka Tadasana* also eigentlich der „Zur-Seite-geneigte-Berg". Da diese Übung aber nicht statisch, vielmehr dynamisch ausgeführt wird, wird diese *Asana* allgemein „Baum-im-Wind" oder „Sich-wiegende-Palme" genannt.

> Diese Übung hat dieselben Wirkungen wie ***Tadasana*** (siehe S. 214 ff); darüber hinaus werden **Brust** und **Taille** seitlich massiert und gekräftigt.

- Nehmen Sie die Ausgangsposition von *Tadasana*, der „Bergstellung" ein. Öffnen Sie die Füße ca. 30 cm, um einen festeren Stand zu haben.
- Verschränken Sie die Finger wie bei *Tadasana*, und strecken Sie Hände und Arme über den Kopf möglichst weit über den Kopf. Schauen Sie geradeaus.

- Beugen Sie den Körper – wenn möglich auf den Zehenspitzen stehend – langsam aus der Hüfte heraus ausatmend nach rechts, kehren Sie einatmend zurück zur Mitte, ausatmend nach links, einatmend zurück zur Mitte und so fort.
- Wiederholen Sie diese Übung **drei Mal** nach jeder Seite hin.

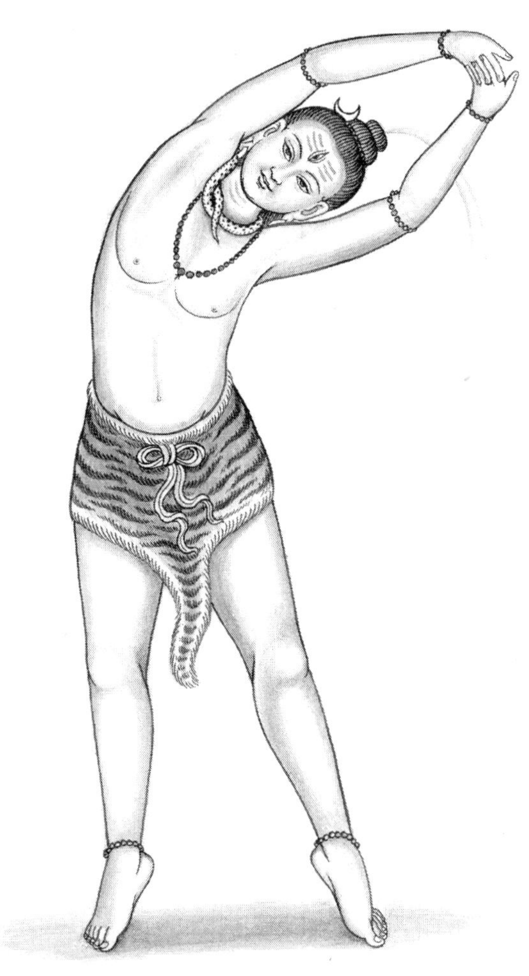

Kati Chakrasana, die Hüftdrehung

Kati(ka) ist die „Hüfte", *Chakra* „das Rad, der Kreis"; *Kati Chakrasana* also eine Übung, bei der die Hüfte sich „dreht", „kreist".

Diese Übung kräftigt **Taille**, **Rücken** und **Hüftgelenk**. Sie erhöht die Beweglichkeit der **Wirbelsäule** und reduziert **Fettleibigkeit**. Sie löst **Verspannungen** (auch mentaler Art) und korrigiert **Haltungsschäden**.

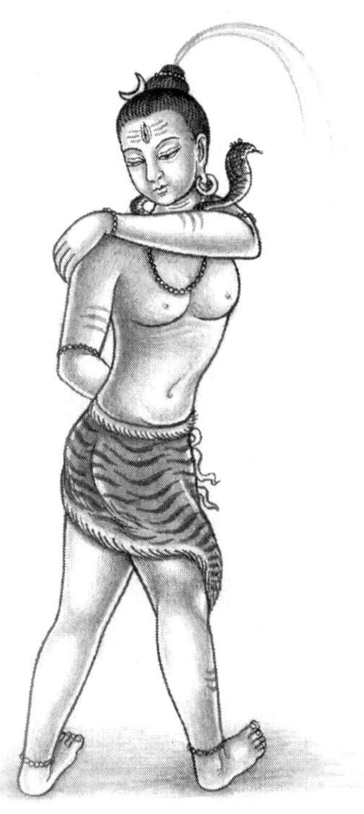

- Stehen Sie aufrecht, die Füße 40 bis 50 cm auseinander.
- Heben Sie die Arme auf Schulterniveau, die Handflächen nach unten.
- Drehen Sie – ausatmend – den Oberkörper möglichst weit nach links, und führen Sie die rechte Hand zur linken Schulter, die linke Hand hinter dem Rücken zur rechten Taillenseite, so dass der Handrücken die Taille berührt.
- Drehen Sie den Körper – einatmend – zurück zur Mitte, dann – ausatmend – möglichst weit nach rechts. Nun liegt die linke Hand auf der rechten Schulter, die rechte an der linken Taillenseite.
- Wiederholen Sie diese Übung – im langsamen Rhythmus Ihres Atems – mehrere Male nach jeder Seite hin.

Diese **Drei Übungen im Stehen** stellen auch eine wunderbare „kleinstmögliche Yoga-Runde" (Karana) **außerhalb dieses Reinigungsprozesses** dar.

Tiryaka Bhujangasana, die Sich-windende-Kobra

Tiryaka bedeutet – wie wir gesehen haben – „seitlich", *Bhujanga* ist die „Schlange". Für diese Übung hat sich der Name „Sich-windende-Kobra" etabliert (vgl. hierzu S. 214).

Diese Übung hat dieselben **Wirkungen wie *Bhujangasana***, die „Kobra" (siehe S. 214). Durch die Drehbewegung verstärkt sich die Wirkung auf **Unterleibsorgane** und **Darm.**

- Nehmen Sie die Stellung der „Kobra" (*Bhujangasana*) ein. Öffnen Sie die Beine, so dass die Füße ca. 30 bis 40 cm auseinander liegen.
- Atmen Sie aus, drehen Sie Oberkörper und Kopf nach rechts hinten, und richten Sie Ihren Blick auf die linke Ferse. Verharren Sie in dieser Position zwei Sekunden mit angehaltenem Atem (*Bahya Kumbhaka*).
- Drehen Sie Kopf und Oberkörper– einatmend – zur Mitte, dann ausatmend nach links, und blicken Sie auf die rechte Ferse. Verweilen Sie zwei Sekunden.
- Kehren Sie einatmend in die Ausgangsposition („Kobra") zurück.
- Wiederholen Sie diese Übung **drei Mal** nach jeder Seite hin.

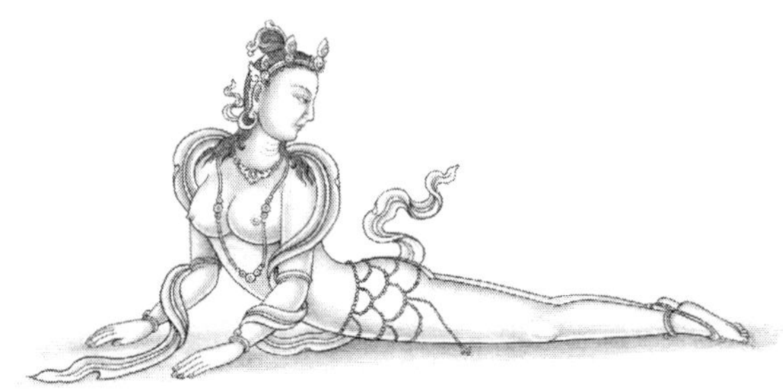

Udarakarshanasana, die Unterleibsmassage

Udara bedeutet „Unterleib“, *karshana* „drehen, schrauben“; *Udarakarshanasana* ist also eine Übung, bei der der Unterleib „gedreht“ wird. Auch die „Krokodil-Übungen“ werden teilweise als *Udarakarshanasana* bezeichnet.

> Diese Übung massiert die **Organe und Muskeln in Unterleib und Taille**. Sie ist äußerst hilfreich bei der Behandlung von **Unterleibsbeschwerden** und **Verstopfung**.

- Gehen Sie tief in die Hocke, die Füße ca. 20 bis 25 cm auseinander; die Hände liegen auf den Knien.
- Drehen Sie – ausatmend – den Oberkörper möglichst weit nach links, bringen Sie das rechte Knie zum Boden – die Hände bleiben auf den Knien – , drücken Sie das linke Knie möglichst weit nach rechts und schauen Sie über Ihre linke Schulter.
- Verharren Sie in ausgeatmetem Zustand (*Bahya Kumbhaka*) einige Augenblicke in dieser Position.
- Kehren Sie einatmend zur Mitte Zurück
- Führen Sie nun die Übung zur anderen Seite hin aus.
- Wiederholen Sie diese Übung **nach jeder Seite hin mehrere Male**.

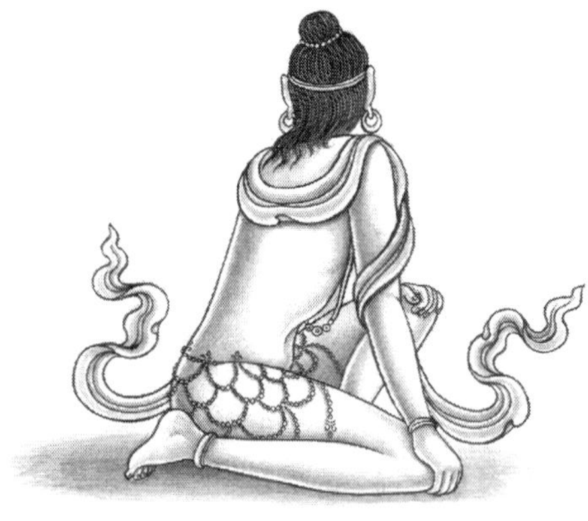

- Führen Sie drei dieser „Runden“ durch.
- Gehen Sie zur Toilette (falls Sie sich nicht schon zuvor entleeren mussten). Üben Sie aber keinen Druck aus, wenn Sie sich noch nicht entleeren müssen; lassen Sie Ihrem Körper die Zeit, die er braucht, um diese Übung „zu verdauen“.
- Trinken Sie erneut zwei Becher Wasser, führen Sie die *Asanas* aus, gehen Sie zur Toilette usw.
- Fahren Sie in dieser Weise fort, bis Sie das gesamte Wasser getrunken haben.
- Legen Sie sich, wenn Sie Blase und Darm entleert haben, für ca. 45 Minuten in *Shavasana* (siehe Kapitel 7 ***Asanas*** S. 214)
- Nehmen Sie danach etwas leichte Nahrung zu sich (am besten Reis- oder Haferschleim mit etwas *Ghee* oder Butter).

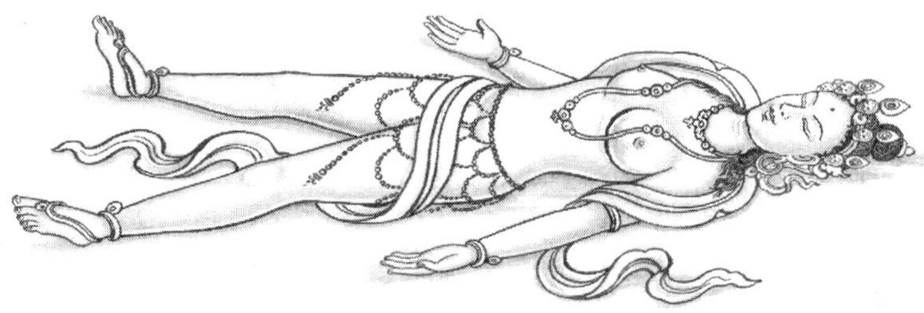

Wie Sie sehen, benötigt diese Übung tatsächlich etwas Zeit und eignet sich schon von daher (aber viel mehr noch aus therapeutischer Sicht) nicht für die tägliche Praxis. Einmal monatlich oder vor längeren Yoga-Ferien genügt vollständig – falls Sie diese Übung überhaupt benötigen. Wir erinnern uns: *„Wenn du in die Apotheke gehst, kaufst du doch auch nicht alles!“*

Eine weitaus kürzere Variante beschreibt die *Gheranda Samhita*:

„Füll den Mund bis zur Kehle mit [leicht gesalzenem] Wasser.
Trink es langsam, leite es durch den Magen nach unten und stoße es durch den After aus.
Dieser Prozess sollte streng geheimgehalten werden.
Er reinigt den Körper. Und wenn man ihn sorgfältig ausübt, wird der Körper leuchtend und strahlend.
Diese *Varisara-Dhauti* ist die höchste *Dhauti*.
Wer sie mit Leichtigkeit praktiziert, reinigt den verschmutzten Körper und verwandelt ihn in einen glänzenden.

Gheranda Samhita I/17-19

Vamana Dhauti, die Darmreinigung durch Erbrechen

Diese Übung sollte **nicht täglich**, sondern höchstens **einmal pro Woche** ausgeführt werden; sie **entsäuert und reinigt den Magen**. Vor allem bei **Sodbrennen**, **Magenverstimmungen**, Neigung zu **Blähungen**, **Verdauungsschwäche** und **Gastritis** findet diese Reinigungsübung Anwendung. Sie stellt auch eine Form der „Reinigung des Herzens“ dar.

- Trinken Sie möglichst rasch ca. sechs Glas lauwarmes, leicht gesalzenes Wasser (ca. 1 bis 1½ Liter, 1 Teelöffel Salz auf 1 Liter Wasser); es kann auch – aus Geschmacksgründen – etwas Zitronensaft zugesetzt werden.
- Beugen Sie sich – mit möglichst waagrechtem Rücken – aus der Hüfte heraus nach vorn (Toilette, Waschbecken, große Schüssel oder Ähnliches), um das Wasser zu erbrechen. Sollte das Erbrechen nicht spontan erfolgen, helfen Sie etwas nach, indem Sie mit Zeigefinger, Mittelfinger und Ringfinger der rechten Hand die Zunge möglicht weit hinten (in unmittelbarer Nähe des „Zäpfchens“) reiben.

• Wiederholen Sie diesen Vorgang so lange, bis der Magen leer ist.

Sollte es Ihnen – zu Beginn – nicht möglich sein, das Wasser zu erbrechen, ist dies keineswegs schädlich! Das Wasser nimmt dann eben seinen gewöhnlichen Weg über Niere und Blase. Zu Beginn des Übens kann das Wasser durch Nahrungsreste oder ein Zuviel an Gallenflüssigkeit gefärbt oder getrübt sein. Mit der Zeit wird das Wasser klar.

Basti / Vasti, die Reinigung des Enddarms

Jala Basti (Vasti), das „Wasser-Klistier"

Zu den weniger gebräuchlichen, nur bei Bedarf auszuführenden Reinigungstechniken gehört meiner Ansicht nach *Jala Basti* (*Vasti*). Bei dieser archaischen **Technik zur Reinigung des Enddarms** sitzt oder steht man bis zum Nabel in Wasser, legt die Hände beim Vorwärtsbeugen auf die Knie, weitet den Afterschließmuskel und führt gleichzeitig *Uddiyana Bandha* (siehe S. 91 ff) und *Nauli* (siehe S. 91 ff) aus, um Wasser in den Darm zu saugen. Das Wasser steigt (nach dem „Prinzip der kommunizierenden Röhren") im Darm entsprechend des äußeren Wasserspiegels hoch. Man hält nun das Wasser einige Augenblicke im Darm, ehe man es durch den After wieder ausstößt. Die *Hatha-Yoga-Pradipika* empfiehlt bei dieser Übung noch das Einführen eines Rohrs in das Rektum. Ich brauche wohl nicht ausdrücklich zu betonen, dass hier der westliche **Einlauf mit Hilfe eines Irrigators** (wie er inzwischen auch von den meisten ayurvedischen Ärzten und Yogis in Indien empfohlen wird) aus einer Vielzahl von Gründen vorzuziehen ist.

Sthala Basti, das „Trockene Klistier"

Anders verhält es sich mit dem in der *Gheranda Samhita* empfohlenen *Sthala Basti*, dem „trockenen Klistier".

> Diese Übung reinigt und entgiftet den **Enddarm**, Unterstützt die **Verdauungstätigkeit** und bekämpft **Hämorrhoiden**; nach den Lehren der Hatha-Yoga-Pradipika beseitigt sie auch **Koliken**, Erkrankungen der **Milz**, **Wassersucht** und alle Erkrankungen, die aus einem **Ungleichgewicht der *Doshas*** – Vata, Pitta und Kapha – herrühren.

- Setzen Sie sich in die Position der Zange (*Pashimottanasana*) und öffnen und schließen Sie in rascher Folge die Afterschließmuskel (*Ashwini Mudra*) zwanzig bis dreißig Mal, um Luft in die Gedärme einzuziehen.
- Halten Sie nun die Luft einige Augenblicke im Darm, ehe Sie sie wieder durch den Anus auszustoßen.
- Wiederholen Sie diese Übung drei bis fünf Mal.

Mula Shodana, die Reinigung des Rektums

Auch *Mulashodana*, die Reinigung des Mastdarms, sollte in diesem Zusammenhang erwähnt werden. *Mula* bedeutet Wurzel, *Shodhana* Reinigung. Auch diese Übung sollte nur bei Bedarf durchgeführt werden.

> Diese Übung reinigt den **Analbereich**, kräftigt den **Afterschließmuskel** und ist äußerst hilfreich bei der Behandlung von **Verstopfung** und **Hämorrhoiden**. Sie sollte **nur bei Bedarf** angewendet werden.

„*Apana Vayu* (der nach unten fließende, sich entfernende Hauch) kann nicht frei fließen solange der Mastdarm nicht gereinigt ist.
Deshalb sollte man mit äußerster Sorgfalt diese Reinigung des Rektums praktizieren.
Mit Hilfe eines Stücks Gelbwurzwurzel oder dem Mittelfinger sollte das Rektum sorgfältig mit Wasser gereinigt werden.
Dies beseitigt Verstopfung, Verdauungsprobleme und Magenbeschwerden, steigert die Schönheit und Kraft des Körpers und entfacht das Verdauungsfeuer."

Gheranda Samhita I/42-44

Da Sie sicher nur recht schwer frische Gelbwurzwurzeln (wegen der antiseptischen Wirkung) bekommen können, führen Sie diese Übung der Einfachheit halber mit Zeige oder Mittelfinger durch.

- Führen Sie Zeigefinger oder Mittelfinger vorsichtig in den Anus ein.
- Führen Sie nun im inneren Bereich des Schließmuskels jeweils zehn kreisförmige Bewegungen im und gegen den Uhrzeigersinn aus.
- Ziehen Sie den Finger vorsichtig heraus, und reinigen Sie den Anus mit kaltem Wasser.

Neti, die Nasenreinigung

In einer alten deutschen Ausgabe der *Hatha Yoga Pradipika* steht zu dieser Übung:

„Sollte der Yogin trotz dem krankheitszerstörenden *Asana* immer noch an einem Uebermass von Fett und Phlegma leiden, so hat er nun seinen Körper durch die sechs Uebungen: *Dhauti, Basti, Neti, Trataka, Nauli* und *Kapalabathi* zu behandeln. Von diesen sind *Dhauti* und *Neti* ziemlich kindisch; *Basti*, oder etwas Aehnliches, ist schliesslich auch in der europäischen Therapeutik zu finden …"[28]

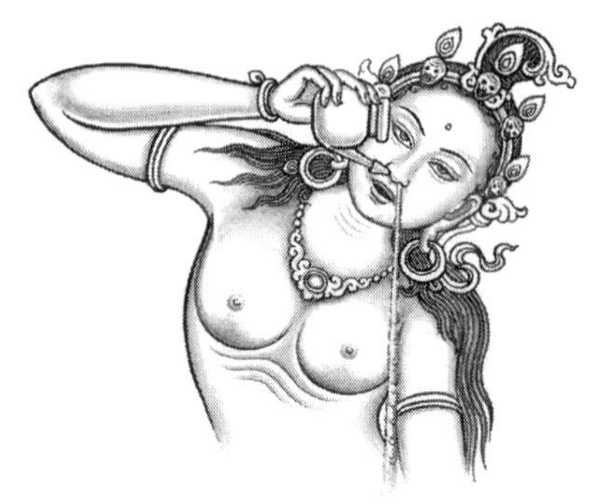

Arroganz des (damaligen) Westens? Heute wird ja gerade die heilsame Wirkung dieser Übung von keinem Mediziner mehr geleugnet, hat diese „ziemlich kindische" Übung längst Eingang in die Therapeutik jedes Hals-, Nasen-, Ohrenarztes gefunden. Doch muss man bei den Ausführungen Hermann Walters natürlich berücksichtigen, dass ihm wohl nur die archaische Form des *Sutra Neti*, die Nasenreinigung mittels eines versteiften Baumwollfadens – aus den Texten – bekannt war. Auch diese Form des *Neti* reinigt die Nasenschleimhäute hervorragend und sorgt für eine bessere Durchblutung. Doch ist heutzutage ***Jala Neti***, die Nasenreinigung mit Wasser, weitaus gebräuchlicher.

Diese Übung entfernt **Schmutz und Schleim** aus **Nase** und **Nebenhöhlen**. Sie ist ein ausgezeichnetes Mittel gegen **Schnupfen**, **Nebenhöhlenentzündungen** und **chronische Kopfschmerzen.** Sie verbessert die **Funktion der Augen** und hilft gegen **Migräne**, **Depressionen**, **Hysterie** und **Epilepsie**. Auch **Erkrankungen der Atemwege**, wie **Asthma**, **Bronchitis**, **Lungenentzündung** und **Tuberkulose**, werden durch diese Übung gelindert oder geheilt. Neti löst Verspannungen der **Gesichtsmuskeln** und trägt zu einem **jugendlicheren Gesicht** bei. Neti regt die **Geschmacksnerven** an und entwickelt das **Stirnzentrum** (Ajna Chakra). Auch bei **Tinnitus** kann Neti äußerst hilfreich sein.

Diese Übung sollte unbedingt Teil Ihrer täglichen Praxis werden!!!

28 Hermann Walter, Svatmarama's Hathayogapradipika, Seite XXIV, München 1893.)

Ich beschreibe Ihnen hier eine Form des *Jala Neti,* die meine Lehrer bevorzugten und die zwei Arten der „Schädelreinigung", die „Reinigung der Stirnhöhle" (*Vyutkrama Kapalabhati*) und die „Entfernung von Schleim" (*Shitkrama Kapalabhati),* einschließt.

Sie brauchen zu dieser Übung ca. 1 Liter leicht gesalzenes, körperwarmes Wasser (1 Teelöffel Salz auf 1 Liter Wasser), eine Schale, die die Flüssigkeit fasst, und ein *Neti*-Kännchen (*Lota*), das es heute sogar hin und wieder (meist im Herbst) für wenig Geld bei einem der Discounter, aber auch in jedem Drogerie-Markt gibt.

- Stehen Sie mit leicht gegrätschten Beinen etwas nach vorne gebeugt vor dem Waschbecken (oder einer größeren Schüssel).
- Halten Sie die Schale an die Nase, und ziehen Sie das Wasser mit Hilfe der Stimmritze durch beide Nasenlöcher nach innen, bis es zum Mund wieder herauskommt. Lassen Sie das Wasser in das Waschbecken oder die Schüssel fließen. Dies ist *Vyutkrama Kapala Bathi*, die Reinigung der Stirnhöhle.
- Füllen Sie nun Ihr *Neti*-Kännchen (fasst in der Regel ca. ¼ Liter) mit dem Salzwasser; halten Sie die Tülle an das rechte Nasenloch, neigen Sie den Kopf leicht nach links, so dass das Wasser durch das rechte Nasenloch hinein, durch das linke herausläuft. Wenn so das Kännchen geleert ist, füllen Sie es erneut, und führen Sie den Reinigungsprozess zur anderen Seite hin aus: links ein, rechts aus. Dies ist das eigentliche *Jala Neti.*
- Füllen Sie nun den Mund mit dem in der Schale verbliebenen Wasser und stoßen es durch die Nase wieder aus. Dies ist *Shitkrama Kapala Bhati*, das „Entfernen von Schleim". Werden Sie nicht ungeduldig, wenn dieser Teil der Übung nicht „auf Anhieb" klappt, er wird meist schwerer empfunden als die übrigen Teile der Übung.

Zum Abschluss dieser Übung sollte die **Nase sanft** „getrocknet" werden.

- Neigen Sie hierzu Kopf und Rumpf nach vorne.
- Schließen Sie das rechte Nasenloch mit dem Daumen der rechten Hand, und atmen Sie durch das linke Nasenloch schnell und kräftig 5 – 10 Mal ein und aus.
- Schließen Sie dann das linke Nasenloch mit Ringfinger und Kleinem Finger und atmen Sie in der selben Art durch das rechte ein und aus.
- „Schnauben" Sie danach in der selben Weise durch beide weit geöffneten Nasenlöcher ein und aus.

Zum Abschluss dieser Übung können – bei Bedarf, falls die Nasenschleimhäute gereizt und (durch das Salz) ausgetrocknet sind – die **Nasenschleimhäute** noch **mit Mandelöl** behandelt werden. Nehmen Sie hierzu ein Wattestäbchen, tränken es mit Mandelöl und bestreichen Sie damit die Nasenschleimhäute.

„Durch das Praktizieren von *Neti-Kriya* erlangt man *Khechari Siddhi*[29]. Diese Übung beseitigt alle Störungen im *Kapha*-Haushalt und verleiht Klarsicht."

Gheranda Samhita I/51

„*Neti* reinigt das Gehirn und verleiht göttliche Sicht.
Sie beseitigt rasch alle Erkrankungen der Hals- und Kopfregion."

Hatha Yoga Pradipika II/30

29 Meisterschaft, sich im Luftraum zu bewegen; siehe *Khechari Mudra*.

Trataka, die Augenreinigung

„*Trataka* heilt die Erkrankungen der Augen und beseitigt Müdigkeit und Trägheit usw.
Diese Übung sollte – wie ein Schatzkästchen – sorgfältig geheimgehalten werden.

Hatha Yoga Pradipka II/32

„Durch das Praktizieren dieser Übung werden die *Shambhavi Siddhis*[30] erreicht, und sicherlich verschwinden alle Erkrankungen des Auges, wird Klarsicht herbeigeführt."

Gheranda Samhita I/54

Diese Übung bewirkt auf körperlicher Ebene eine **Anregung des Tränenflusses** und damit eine **Befeuchtung des Augapfels**. Sie **reinigt die Augen, entspannt** und **verbessert die Sehkraft**. Sie befreit von **Nervenanspannung**, **Angst**, **Schlaflosigkeit** und **Depression**. Sie fördert das **Gedächtnis**, verbessert die **Konzentrationsfähigkeit** und bereitet auf **höhere Stadien der Meditation** vor. Auf körperlicher Ebene ist diese Übung eine der sechs Reinigungstechniken des Hatha Yoga; sie dient jedoch ebenso als **Bindeglied zwischen** den eher physisch ausgerichteten Übungen, dem sogenannten „**Äußeren Yoga**", dem Bahiranga Yoga und dem „**Weg nach Innen**", dem Antaranga Yoga. Doch ist diese Unterscheidung eigentlich recht willkürlich. Schon die Hatha Yoga Pradipika postuliert: „Es gibt keinen Erfolg im Raja Yoga ohne Hatha Yoga und keinen Erfolg im Hatha Yoga ohne Raja Yoga". Diese beide ergänzen sich, sind zwei Seiten einer Medaille, so dass auch jede Asana – richtig ausgeführt – zur Meditation werden kann.

30 *Siddhi* = Vollendung. Scheinbar „übernatürliche" Kräfte; vgl. *Shambhavi Mudra*.

Die beste Zeit für diese Übung ist – wie eigentlich für die meisten Yogaübungen die Zeit der Morgen- und Abenddämmerung. Dieses „Starren ohne zu blinzeln", dieses „Fixieren des Blicks" kann grundsätzlich mit jedem Objekt ausgeführt werden. *Hatha Yoga Pradipika* und *Gheranda Samhita* vermerken beide lapidar: „Schau ohne Wimpernbewegung auf einen kleinen Fleck …" Haben Sie sich einmal für ein Objekt Ihrer Wahl entschieden, sollte es allerdings über längere Zeit beibehalten werden, damit Sie sich nicht ständig auf ein neues Übungsobjekt einstellen müssen. Beginnen Sie mit einer Übungsdauer von 1 – 2 Minuten, um die Augen nicht zu überfordern. Sie können die Dauer der Übung im Laufe der Zeit bis auf 10 – 15 Minuten steigern. Eine der gebräuchlichsten – und wirkungsvollsten – Methoden ist zweifellos das „Starren" auf die Flamme einer Kerze:

- Entzünden Sie eine Kerze etwa ein Armlänge von Ihrem Gesicht entfernt in Augenhöhe.
- Setzen Sie sich in eine Ihnen angenehme und längere Zeit problemlos einzuhaltende Meditationshaltung oder aufrecht auf einen Stuhl, und entspannen Sie sich.
- „Starren" Sie nun auf den hellsten Punkt der Flamme, möglichst ohne zu blinzeln oder die Augen zu bewegen.
- Schließen Sie nach 1 – 2 Minuten (oder wenn die Augen ermüden oder zu tränen beginnen) die Augen, und richten Sie Ihr „inneres Auge" auf das Abbild, das sich nun vor Ihrer Netzhaut bildet, bis es verblasst.

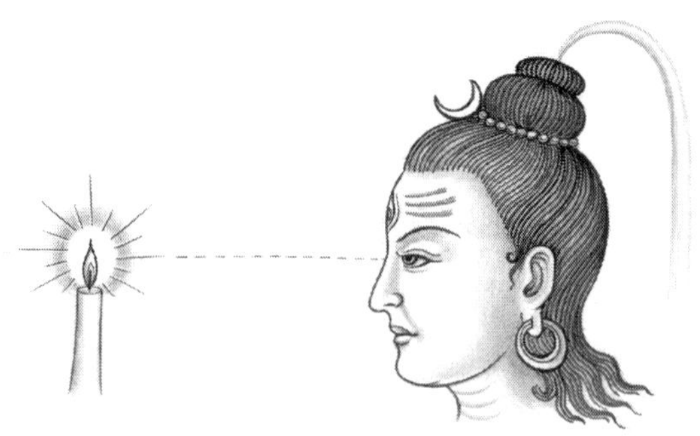

Dies ist eine „Runde."

- Führen Sie – falls anstrengungslos möglich – drei bis vier weitere dieser Runden durch.
- Reiben Sie zum Abschluss dieser Übung die Handflächen schnell aneinander, bis sie heiß sind. Pressen Sie die Handflächen – nicht zu fest – an die Augen, bis diese die Wärme weitgehend absorbiert haben, und öffnen Sie die Augen mit nach unten gerichtetem Blick, damit nicht zuviel Licht auf einmal einfällt.

Nauli, die Bauchmassage

„*Nauli* beseitigt Magenbeschwerden, verbessert Appetit und Verdauung und ist wie der Schöpfer selbst.
Sie ruft Glück hervor und beseitigt alle Störungen.
Nauli ist eine hervorragende Übung des *Hatha Yoga*."

Hatha Yoga Pradipika II/34

Die Herkunft des Wortes Nauli wird auf vielfältige Weise erklärt: Zum einen setzt es sich aus zwei Worten des Sanskrit zusammen: Nauk und li. Nauk ist das Boot, der Nachen, li das Festhalten. So wie man in einem schwankenden Boot auf stürmischer See hin- und hergeworfen wird, wirken die Bewegungen des Darmes, der „Bauchmuskeln", wenn wir diese Übung ausführen. Andere wiederum leiten das Wort Nauli von der Sanskritwurzel Nal ab, der Bezeichnung für „Rohr". Nala ist aber im Sanskrit auch die Bezeichnung für die Bauchmuskeln; und schließlich bezeichnet der Begriff Nauli einen „Quirl. All diese Herleitungen beschreiben – wie wir sehen werden – auf ihre Weise die Ausführung dieser wirklich aus allen anderen „hervorragenden" Übung.

Es gibt wohl in keinem anderen psycho-somatischen System eine Übung zur **Stärkung des Verdauungstraktes und der inneren Organe**, die dieser gleichkommt. Diese Übung heilt wirklich alle (heilbaren) Erkrankungen des Unterleibs. Sie stimuliert die **Organe des Bauchraumes**, kräftigt den **Mastdarm**, verbessert die **Peristaltik des Darmes**, verstärkt die Aktivitäten der **Verdauungssäfte**, entfernt Gifte aus dem Verdauungstrakt und hilft, **sexuelle Probleme** zu beseitigen.

Diese Übung (auch Laukiki = „sich hin und her bewegen" genannt) massiert die **gesamte Bauchregion** mit all ihren Muskeln und Nerven und **inneren Organen**. Sie regt die **Verdauung** an und hilft bei **Verstopfung**, **Durchfall**, **Blähungen**, **Depressionen** und **Diabetes**.

Bei Schwangerschaft darf diese Übung nicht praktiziert werden!

Diese Übung sollte **am besten morgens mit möglichst leerem Magen** ausgeführt werden! Sollten Sie Ihre Yoga-Übungen zu einer anderen Zeit durchführen, warten Sie für diese Übung **mindestens 5 bis 6 Stunden nach einer Mahlzeit**. Am einfachsten ist es, wenn Sie die Übung **zunächst im Stehen** praktizieren. Bei zunehmender Praxis kann *Nauli* auch im Sitzen (Meistersitz oder Lotus) ausgeführt werden.

- Stehen Sie aufrecht, die Füße leicht gespreizt.
- Beugen Sie sich ausatmend nach vorn, und gehen Sie leicht in die Knie, bis Ihre Hände auf den Knien (oder den Oberschenkeln) ruhen.
- Kontrahieren Sie – in ausgeatmetem Zustand – den mittleren Bauchmuskel und schieben Sie den Mastdarm nach vorn; bis er als deutlicher Strang hervortritt (*Madhyama Nauli*). Atmen Sie ein, dann wieder möglichst vollständig aus.
- Verlagern Sie nun Ihr Gewicht auf Ihre linke Hand, bis der „Strang" auf der rechten Seite hervortritt (*Dakshina Nauli*).

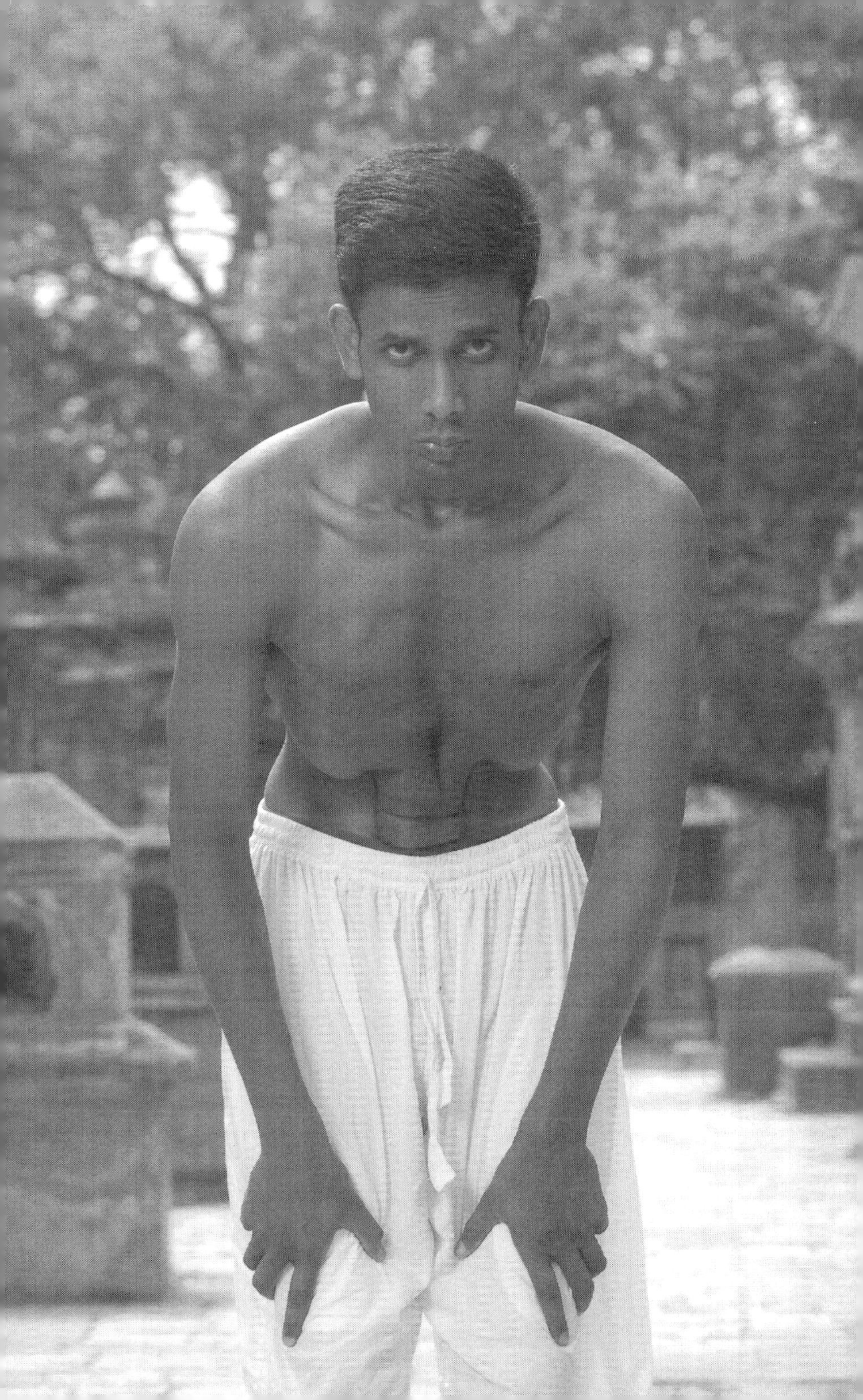

- Atmen Sie ein und wieder tief aus, verlagern Sie Ihr Gewicht auf die rechte Hand, so dass der Muskelstrang an der linken Seite hervor tritt. (*Vama Nauli*).
- Wenn Sie – nach einiger Zeit – in der Lage sind, diese drei *Naulis* getrennt mühelos auszuführen, verbinden Sie sie zu einer einzigen, wellenförmigen Bewegung:
- Stehen Sie mit leicht gespreizten Beinen nach vorne gebeugt, und atmen Sie möglichst **vollständig aus**.
- Ziehen Sie den Bauch möglichst weit nach hinten oben (*Uddiyana Bandha*).
- Lassen Sie nun den Mastdarmmuskel kreisen. Von links zur Mitte, nach rechts, in sanfter, wellenförmiger Bewegung. Wieder und immer wieder, so lange Ihnen dies in ausgeatmetem Zustand möglich ist.
- Entspannen Sie die Bauchmuskulatur, und schöpfen Sie etwas Atem.
- Atmen Sie tief aus, und wiederholen Sie diese Übung von rechts nach links.
- Wiederholen Sie diese Übung **dreimal** nach jeder Seite hin.

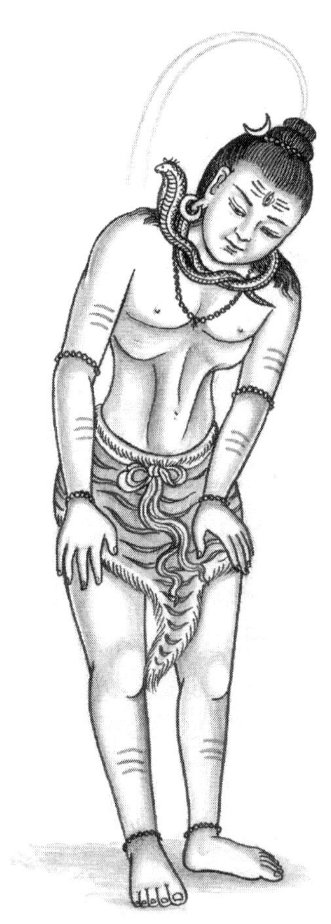

Kapala bhati, die Schädelreinigung / der „scheinende Schädel"

Kapalabhati, die „Schädelerhellung", besteht gemäß der *Gheranda Samhita* aus drei Einzelübungen. Zwei davon – *Vyutkrama Kapalabhati* und *Shitkrama Kapalabhati* – haben wir schon bei *Neti*, der Nasenspülung, erläutert und praktiziert. Reden wir von nun an über *Kapalabhati*, so ist damit *Vamakrama Kapalabhati* gemeint, die „Luftreinigung" des Schädels.

Bei *Kapalabhati,* der „Schädelerhellung", werden **willentliche Ausatmung** und **spontane Einatmung** kombiniert (siehe hierzu Kapitel 8 *Pranayama*).

„Diese sechs Arten von Handlungen, die den Körper reinigen,
sollten geheim gehalten werden.
Sie verleihen außergewöhnliche Eigenschaften und werden von den
besten der Yogis äußerst gewissenhaft praktiziert."

Hatha Yoga Pradipika II/23

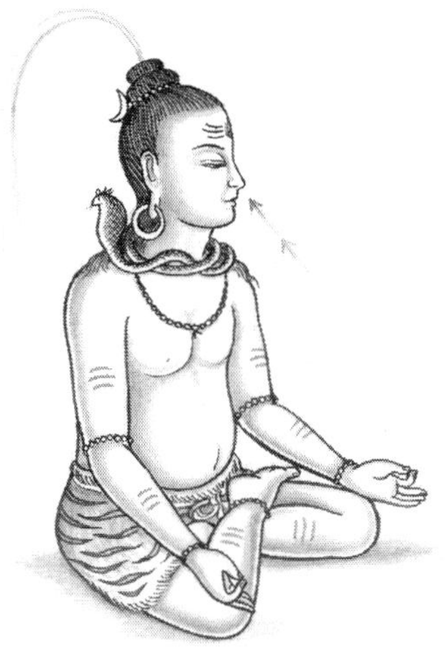

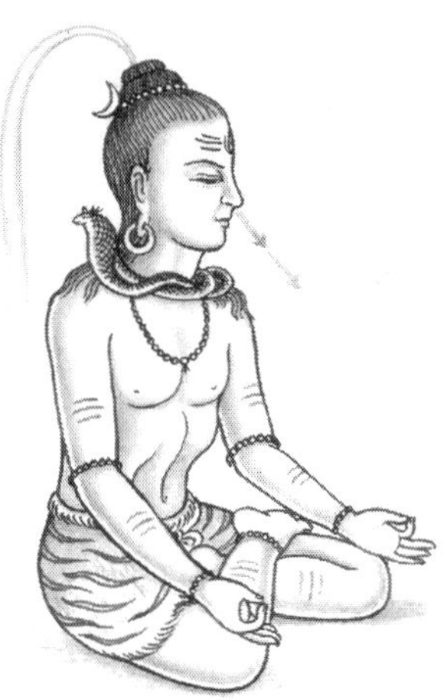

Yogic Jogging

– Jogisches „Joggen"

Der Morgen grüßte dunstverhangen. Der „Wächter" unten im Office in tiefem Schlaf. Zum *Guru Lakhang* nach Bodnath, dem Kloster der zaubermächtigen *Nyngmapas*[31]. Eine frühe Verabredung mit einem der Mönche. Lama Urgyen Dorjee. Eine *Puja.*[32] Trommeln und Becken und Hörner. Die abgrundtiefen Rezitationen der Mönche. An- und abschwellend wie das Leben selbst. Eine *Kora*[33] um den Großen *Stupa*[34]. Butterlampen, eine ganzes Meer. Die Berge noch immer im Dunst, doch das Tal: sonnendurchflutet. Gebetsflaggen allüberall. Ob er tibetische Meditation lehre, fragte ich den Mönch. Er verneinte. Ob er denn selbst meditiere? – Er lerne es gerade von einem Amerikaner. Die Zauberer sind auch nicht mehr, was sie einmal waren …

Dann also nach Pashupatinath mit seinen *Yogis* und *Sadhus* – echten und *Fakes.*

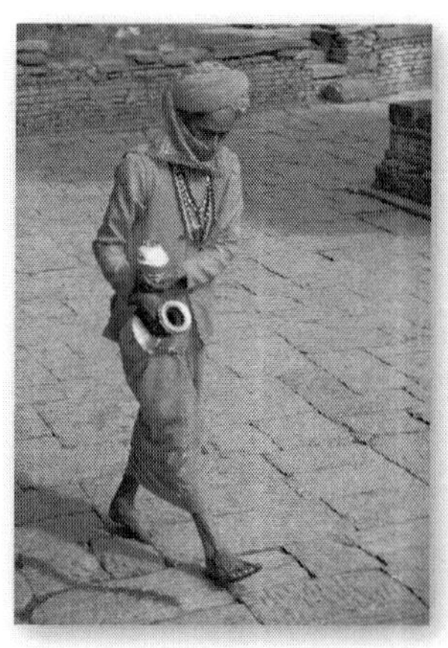

Meine Freundschaft mit den *Nath-Yogis*[35] von Pashupatinath begann vor etwas mehr als zwanzig Jahren. Es war noch ein anderes Nepal, damals, nicht ganz so vom Tourismus geprägt wie heute. Ein Jahr zuvor hatte ich mit Bharati Baba auf einer längeren Wanderung nahe der Wälder von Gokarna, da, wo heute ein Golf-Ressort liegt, einige Bilder zu einem Yoga-Buch „geschossen". Und nun wollte ich ihm ein paar Exemplare bringen, war er doch das „Modell" in diesem Buch. Man hatte mich zum Goraknath-Tempel

31 *Nyngmapas* = älteste der vier Hauptlinien des tibetischen Buddhismus.

32 *Puja* = „Anbetung, Verehrung"; Andachtszeremonie.

33 *Kora* = rituelle Umrundung eines Heiligtums oder heiligen Berges.

34 *Stupa* = „Haarknoten"; buddhistischer Reliquienschrein.

35 Schule des *shivaitischen Tantrismus*, die den *Hatha-Yoga* begründete.

verwiesen, dem Wohnsitz der *Nath-Yogis*, oben auf dem Hügel von Pashupatinath. Und hier hatte ich ihn gefunden, inmitten dieses seltsamen Völkchens von Heiligen, die sich daran machten, das Leben der Kühe zu verteidigen …

Und wieder trank ich die Milch der *Nath* (jede echte *Nath*-Gemeinde hält ein paar Kühe), aß ihr Brot, saß mit ihnen vor heiligem Feuer. Ob er noch *Asanas*, ausführe, *Pranayama*, wollte ich von Nari Nath wissen, ihrem derzeitigen Meister. „Schon lange nicht mehr“, erwiderte er. „Ich habe wohl an die zwanzig Jahre *Hatha* praktiziert. Sehr intensiv. Doch jetzt nicht mehr. Ich glaube, ich bin nun dazu zu schwach. Schon bei den einfachsten Übungen falle ich um. Ich rauche nun seit 39 Jahren Haschisch“ – er war gerade einmal fünfzig – „und dadurch ist alle Flüssigkeit aus meinem Körper verschwunden. Als sie mir die Ohren „spalteten“, um die Ohrringe anzubringen, floss kein einziger Tropfen Blut! Ich nehme nur noch wenig Nahrung zu mir, und wenn ich auch nur ein kleines Stückchen Fett im Essen sehe, muss ich mich erbrechen. Und so bin ich viel zu schwach für den „Äußeren Yoga“. Ich folge meinem *Karma* – den Rest wird Gott schon richten.“

Auch die übrigen *Nath* folgten allem Anschein nach dieser Devise. Zwar standen sie schon gegen drei Uhr auf, doch von da ab verstrich ihr Tag mit Tempeldienst und Rauchen und etwas Meditation. Von „echtem“ *Yoga* fand sich auch bei diesen einstigen Meistern des *Yoga* voll übernatürlicher Kräfte, diesem so geheimnisvollen, archaischen Orden, die ihre Linie in ungebrochener Reihe über *Goraknath* und *Matsyendranath* bis auf *Adi-Nath* (*Shiva*) selbst zurückführen, denen wir somit also – folgt man den alten Legenden – die Kenntnis des *Yoga* überhaupt verdanken, heute kaum noch eine Spur …

Und so begab ich mich wieder in die Obhut meiner viel prosaischeren Yoga-Lehrer und Übungen …

Neben den sechs Reinigungsübungen (***Shatkarmas***) werden auch die folgenden **12 Aufwärmübungen** oftmals als *Kriyas* bezeichnet. Diese Übungen lockern den ganzen Körper und machen ihn – wie auch die *Shukshma Vayayamas* (vgl. hierzu Kapitel 5 *Shukshma Vyayama*) bereit für die folgenden *Asanas*. Darüber hinaus sind sie ein ausgezeichnetes Mittel zur **Fettreduktion**.

1. ***Satarka Jalati,*** Leichtes „Traben"

- Stehen Sie aufrecht, die Beine ganz leicht gespreizt (ca. 10 bis 15 cm).
- Winkeln Sie die Arme ab (ca. 90°), die Hände sind zu Fäusten geballt.
- „Traben" Sie nun sanft einige Minuten auf der Stelle, während Sie gleichzeitig die abgewinkelten Arme auf und ab bewegen.

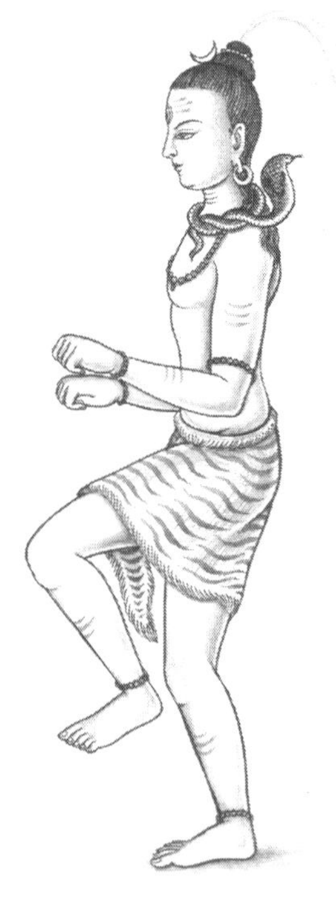

2. *Daudasana,* Stärkeres „Traben"

Diese Übung ist etwas anstrengender, schweißtreibender. Wenn Sie völlig aus der Übung sind, begnügen Sie sich die ersten Tage lieber mit der ersten Übung, bis Sie etwas fitter geworden sind …

- Stehen Sie aufrecht, die Arme gestreckt an den Seiten, die Hände leicht zu Fäusten geballt.
- „Traben" Sie nun – die gestreckten Arme ebenfalls auf und ab bewegend – einige Minuten auf der Stelle. Versuchen Sie hierbei, mit der jeweiligen Ferse die entsprechende Pobacke zu berühren bzw. – mit fortschreitender Übung – gegen die Pobacke zu schlagen.

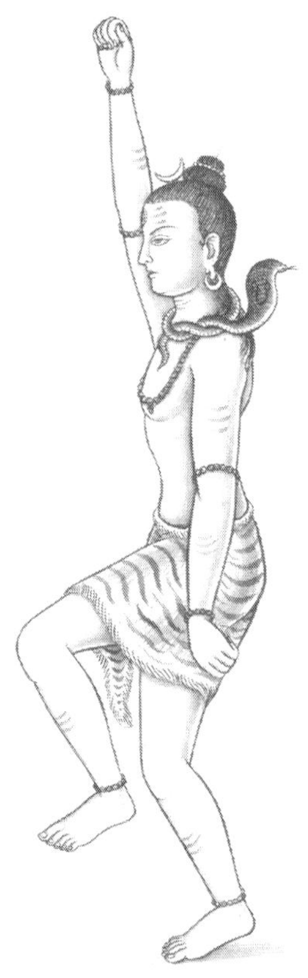

3. *Janu-Vakshparasana,* die Knie-zur-Brust-Stellung

Setzen Sie die Übungsreihe fort, wenn Sie die ersten beiden Übungen anstrengungslos mehrere Minuten ausführen können.

- Stehen Sie aufrecht um legen Sie die Hände an die Taille, die Finger nach vorn.
- Beugen Sie nun die Knie im Stehen einige Male abwechselnd zur Brust.
- Führen Sie daraufhin die Übung einige Male schneller, springend, sozusagen im „Traben" durch, so lange Ihnen dies ohne zu große Anstrengung möglich ist.

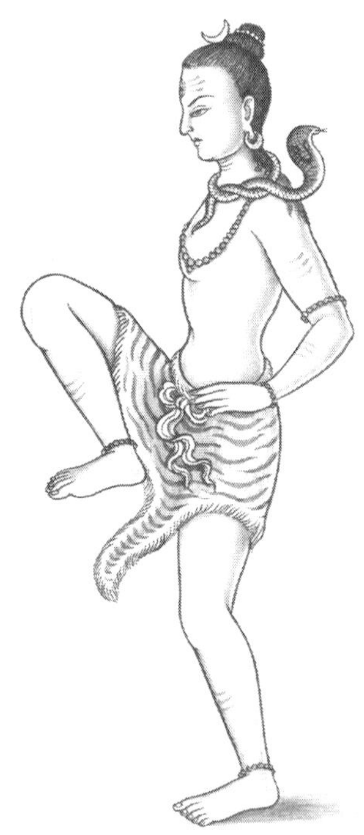

4. *Dandh-Asana,* das Niedersitzen

Setzen Sie die Übungsreihe fort, wenn Sie die ersten drei Übungen problemlos gemeistert haben:

- Stehen Sie aufrecht, die Hände in der Taille, Finger nach vorn.
- Atmen Sie zwei- bis dreimal – durch die Nase – unhörbar tief ein und aus.
- Gehen Sie nun – zuerst nur halb – ein paar Mal in die Knie. Achten Sie darauf, dass der Oberkörper stets gerade aufgerichtet bleibt.
- Beugen Sie die Knie nun einige Male möglichst vollständig. Auch hierbei sollte der Oberkörper vollkommen aufgerichtet bleiben.
- Wiederholen Sie diese Übung in schnellem Rhythmus einige Male.

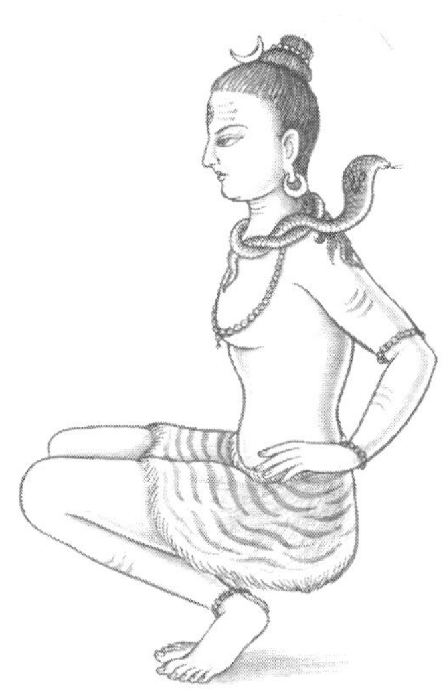

5. *Virabhadrasana,* die Kriegerstellung (Variation I)

Virabhadrasana ist eine recht bekannte *Asana* außerhalb dieser recht dynamischen Aufwärmrunde. Hier werden zwei – ebenfalls etwas dynamischere Variationen – dieser Übung gewählt. Ergänzen Sie Ihr bisheriges Übungsprogramm, wenn Sie die vorangegangenen Übungen sicher und mühelos beherrschen.

Vira ist der „Held", *badhra* bedeutet „schön". *Virabhadra* ist der Name eines mystischen Helden, eines Halbgottes, der bis in unsere Tage vor allem im Westen Indiens und Nepals verehrt wird. *Virabhadrasana* ist also die „Haltung *Virabhadras*". Diese – recht kämpferisch aussehende Haltung – geht auf den Mythos der Geburt des Kriegsgottes zurück:

Shivas Schwiegervater, Daksha-Prajapati, ein Sohn *Brahmas* und König von Kankhal feierte einst ein großes Opferfest, zu dem er alle Edlen und alle Götter einlud. Nur seine Tochter Sati und deren Mann, den verabscheuten *Shiva*, lud er nicht zum Fest. Doch Sati ließ es sich nicht nehmen, beim Fest zu erscheinen. Und als ihr Vater und einige der Anwesenden sich über ihren Gatten und dessen seltsame Gewohnheiten lustig machten, stürzte sie sich aus Scham in das Opferfeuer und verbrannte.

Als *Shiva* vom Tod der geliebten Frau hörte, machte er sich auf den Weg nach Kankhal. Dort angekommen riss er sich eine Strähne aus seinen Locken und warf sie zu Boden. Augenblicklich verwandelte sich die Strähne in einen heldenhaften Kämpfer, *Virabhadra*, der „schöne Held", war geboren. Strähne auf Strähne fiel zu Boden, und bald schon begleitete eine mächtige Schar von Halbgöttern Virabhadra. Sie zerstörten das Opfer, und Daksha Prajapati verbeugte sich vor *Shiva* und erkannte dessen Überlegenheit an; eine andere, gewalttätigere Variante dieses Mythos berichtet vom Tod Virabhadras.

Shiva aber warf sich den Leichnam der geliebten Gattin mit seinem Dreizack über die Schultern und verließ gramgebeugt den Palast. Ruhelos durchstreifte er die drei Welten, zertrampelte mit seinen Schritten alles, was ihm unter die Füße kam.

Schließlich wandten sich die Götter in ihrer Not an *Vishnu*, den Erhalter, und der erkannte, dass *Shiva* nicht zur Ruhe kommen würde, so lange er den Leichnam der geliebten Frau auf den Schultern trug, und so erschuf *Vishnu* die Fliege. Und sobald die Fliege sich auf Sati niederließ, setzte die Verwesung ein. Überall aber, wo ein Teil der Göttin zur Erde fiel, entstand ein heiliger Ort der Göttin, ein Ort großer Kraft, ein *Shakti Siddhapith* …

Drei dieser Orte befinden sich in der Nähe von Rishikesh, in den Ausläufern der Himalayas, und sie gelten als die bedeutendsten, machtvoll bis in unsere Tage, sagenumwoben, heilspendend, mystisch: Kunjapuri, wo die Brust der Göttin zur Erde fiel, Surkanda Devi, wo ihr Kopf den Boden berührte, und Chandrabadani, wohin die göttliche Scham fiel.

Ich besuchte sie alle, die drei heiligen Orte, und es sind wirklich Orte der Kraft, haben eine ganz eigene Ausstrahlung, der man sich nicht entziehen kann. Doch dies … ist eine andere Geschichte.

Sati aber wurde wiedergeboren als Parvati, die Tochter Himavats (Personifikation des Himalaya) und der göttlichen Nymphe Mena und wurde später erneut *Shivas* Gemahlin …

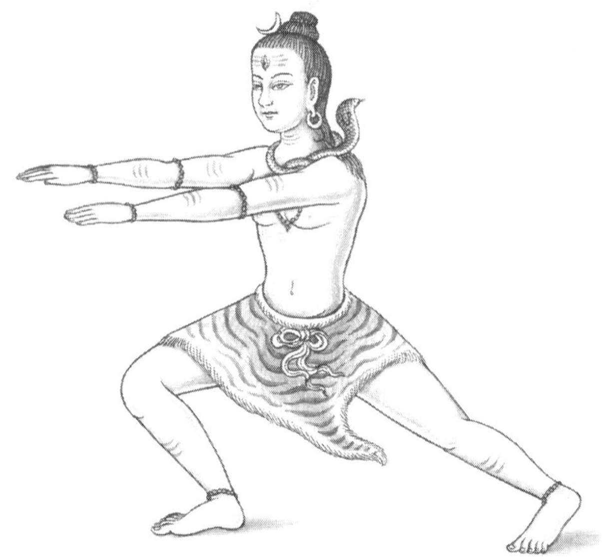

- Stehen Sie aufrecht mit gespreizten Beinen (ca. 90 bis 120 cm).
- Strecken Sie die Arme auf Schulterhöhe nach vorn, die Handrücken zeigen nach oben.
- Beugen Sie nun das linke Knie möglichst tief, das rechte Bein bleibt gestreckt, richten Sie sich wieder auf, und führen Sie die Übung zur anderen Seite hin aus.
- Wiederholen Sie diese Übung einige Male abwechselnd nach jeder Seite hin. Atmen Sie beim Tiefgehen ein, beim Aufrichten aus.

6. ***Virabhadrasana,*** die Kriegerstellung (Variation II)

Eine weitere Variante des Kriegers setzt diese Übungsfolge fort. Bauen Sie sie erst dann in Ihr Übungsprogramm ein, wenn Sie die vorangegangenen Übungen sicher uns mühelos beherrschen.

- Stehen Sie aufrecht mit gespreizten Beinen (ca. 90 bis 120 cm).
- Legen Sie die Hände in die Taille, die Finger weisen nach vorn.
- Beugen Sie nun das linke Knie wie zuvor (das rechte Bein bleibt möglichst gestreckt), und formen Sie mit dem Oberkörper einen nach hinten geöffneten Bogen
- Richten Sie sich auf, und führen Sie die Übung zur anderen Seite hin aus.

Führen Sie auch diese Übung mehrmals abwechselnd nach jeder Seite hin aus. Atmen Sie beim Tiefgehen tief ein, beim Aufrichten aus.

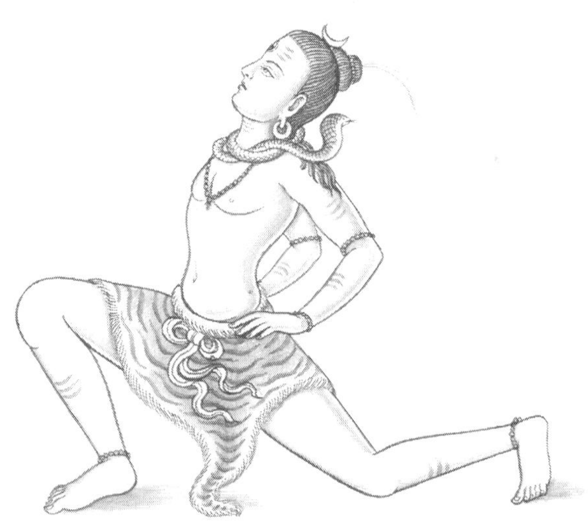

7. *Vikaasha*, sich öffnen

Eine wunderbare Übung, um den Brustraum zu weiten und Blockaden in diesem Bereich zu beseitigen ist *Vikaasha*, das „Öffnen" eben dieses Brustraumes.

- Stehen Sie aufrecht mit leicht gegrätschten Beinen.
- Beugen Sie sich – ausatmend – nach vorne, lassen Sie die Hände und Arme völlig entspannt baumeln.
- Richten Sie sich auf, und führen Sie die gestreckten Arme – einatmend – etwas über Schulterniveau möglichst weit nach hinten.
- Wiederholen Sie diese Übung in schnellem Rhythmus einige Male.

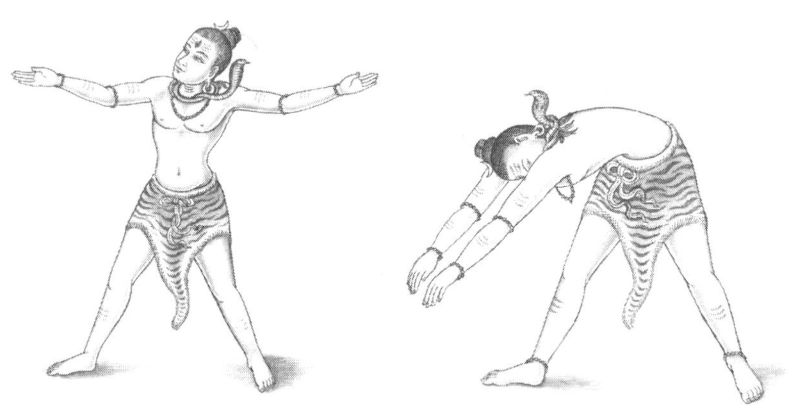

8. ***Trikonasana,*** das Dreieck (Variation)

Die nächste Übung in dieser Aufwärmreihe ist eine Variante einer klassischen *Asana*, das Dreieck (*Trikonasana*).

- Stehen Sie aufrecht mit leicht gegrätschten Beinen.
- Drehen Sie den linken Fuß, so dass er in einem Winkel von ca. 90° zum rechten Fuß steht.
- Drücken Sie – für den Verlauf der gesamten Übung – die Knie fest durch.
- Bringen Sie – ausatmend – die linke Hand zum linken Knöchel, den ausgestreckten rechten Arm über den Kopf ebenfalls nach links.
- Führen Sie diese Übung nun zur anderen Seite hin aus.
- Wiederholen Sie diese Übung – sehr dynamisch/schnell – einige Male abwechselnd nach beiden Seiten hin.

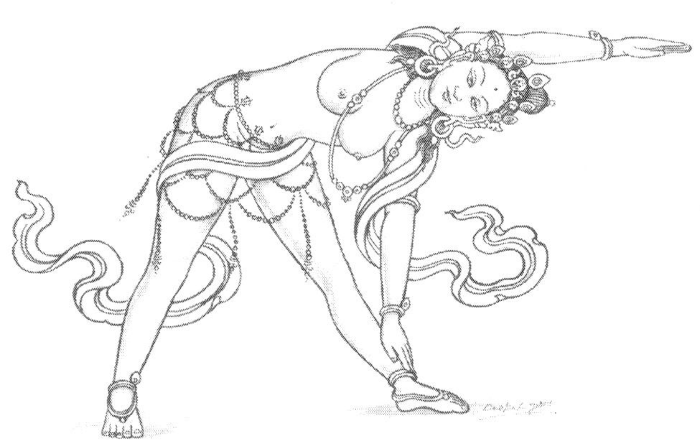

9. *Konasana (ava)sthitah,* der Winkel (stehend)

Die folgende Übung ist eine „Fortentwicklung" der vorangegangenen. Auch diese Übung wird sehr schnell, dynamisch ausgeführt.

- Stehen Sie mit gegrätschten Beinen wie zuvor.
- Bringen Sie nun – ausatmend, den Rumpf beugend – die linke Hand von innen her zum rechten Knöchel. Der rechte Arm wird nach oben gestreckt.
- Schauen Sie auf die Handfläche der rechten Hand.
- Richten Sie sich – einatmend – wieder auf.
- Führen Sie die Übung nun zur anderen Seite hin aus.
- Wiederholen Sie diese Übung in schnellem Rhythmus einige Male nach beiden Seiten hin.

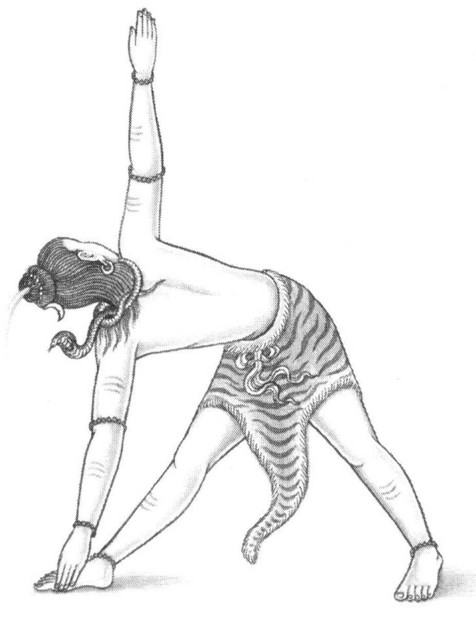

10. *Pada-Hast-Asana,* die „Fuß-Hand-Stellung"

Auch dies ist eine sehr wichtige klassische Asana. Wie alle Übungen dieses Aufwärmzyklusses reduziert sie **Fett**, kräftigt **Rücken** und **Wirbelsäule** und macht diese geschmeidiger. Alle Nerven der Wirbelsäule werden stimuliert und gekräftigt, der **Stoffwechsel** angeregt. Sie beseitigt Probleme im **Sexualbereich** und beschert – nach der Lehre des Yoga – eine **problemlose Geburt**. Sie sorgt für eine gute Durchblutung des **Gehirns** und die **Organe des Kopfes**.

- Stehen Sie aufrecht mit geschlossenen Beinen.
- Atmen Sie ein, während Sie die Arme weit über den Kopf strecken.
- Atmen Sie aus, und beugen Sie den Oberkörper so weit wie möglich nach vorn, bis die Hände die Füße berühren – daher der Name der Übung – , das Kinn möglichst nahe an den Knien ist.
- Richten Sie sich einatmend auf, und recken Sie die Arme weit über den Kopf.
- Wiederholen Sie diese Übung in schnellem Rhythmus einige Male.

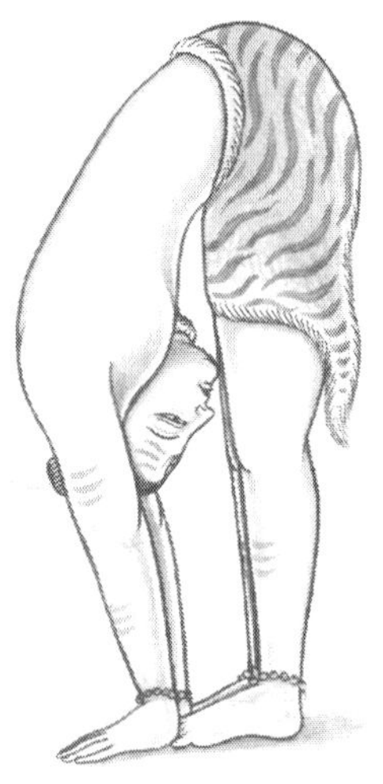

11. ***Balkriya,*** der Hampelmann

Vielleicht kennen Sie diese Übung ja aus Ihrer Kindheit, dem Kindergarten etwa (daher der Name der Übung *Bal = Kind, Kriya* = Handlung, Tun). Diese Übung „streckt" **alle Glieder**. Sie wird – auch im Westen – gerne zur **Körperertüchtigung** ausgeführt. Sie verbessert die **Ausdauer**, **kräftigt** und **strafft** alle Glieder.

Phase I

- Stehen Sie aufrecht mit geschlossenen Beinen. Die Arme liegen seitlich am Körper an.
- Grätschen Sie mit einem leichten Sprung die Beine, während Sie gleichzeitig die Arme auf Schulterniveau parallel zum Boden auf 180° öffnen (1).
- Schließen Sie mit einem weiteren Sprung die Beine wieder, während Sie gleichzeitig die gestreckten Arme über den Kopf führen und die Hände zusammenklatschen (2).
- Grätschen Sie wieder – springend – die Beine, bringen sie Arme und Hände in die 180°-Position (3).
- Schließen Sie die Beine springend wieder, und führen Sie die Arme und Hände an die Seite des Körpers (4).
- Wiederholen Sie die Positionen 1 – 4 einige Male in stetigem Rhythmus

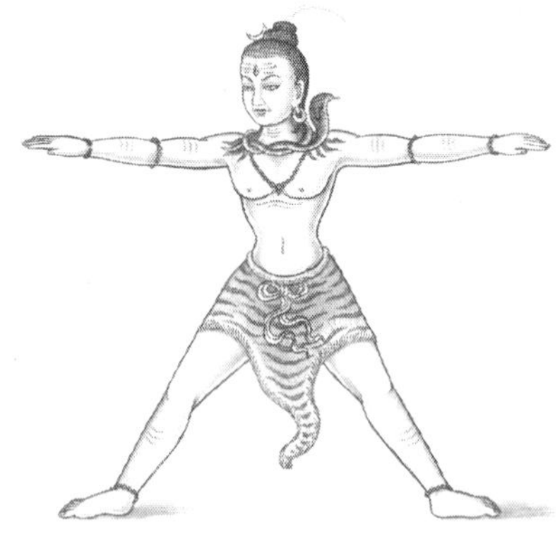

Phase II

Setzen Sie die Übung folgendermaßen fort:

- Stehen Sie aufrecht mit geschlossenen Beinen. Die Arme liegen seitlich am Körper an.
- Grätschen Sie mit einem leichten Sprung die Beine, während Sie gleichzeitig die Arme über den Kopf führen und in die Hände klatschen (1).
- Springen Sie zurück, und führen Sie die Arme und Hände wieder an die Seite des Körpers (2).
- Wiederholen Sie diese Übung einige Male in stetigem Rhythmus

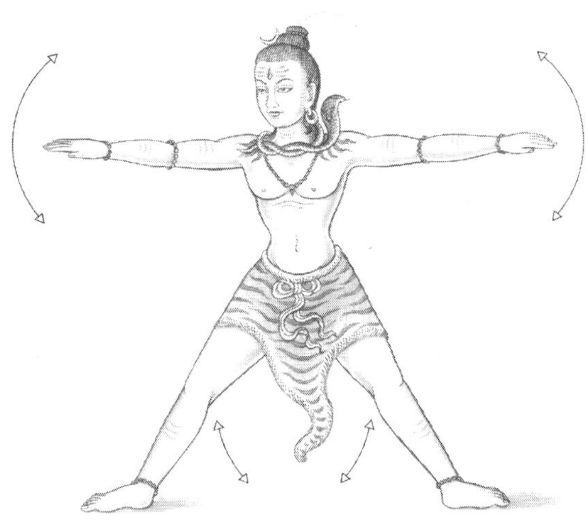

12. *Kati Chakrasana,* die Taillendrehung (Variation) / der tanzende Krishna

Die folgende Übung ist eine – meiner Meinung nach sehr ästhetische – Variante von *Kati Chakrasana*, der Taillendrehung.

- Stehen Sie aufrecht mit geschlossenen oder leicht geöffneten Beinen.
- Strecken Sie die Arme nach vorn, die Handrücken zeigen nach oben.
- Drehen Sie Kopf und Füße nach rechts, Hände und Arme nach links.
- Drehen Sie dann Kopf und Füße nach links, Arme und Hände nach rechts.
- Wiederholen Sie diese Übung „tanzend" einige Male in schnellem Rhythmus.

„Traben" Sie zum Abschluss locker und entspannt einige Zeit Auf der Stelle. Dies beendet einen Zyklus des yogischen Joggens.

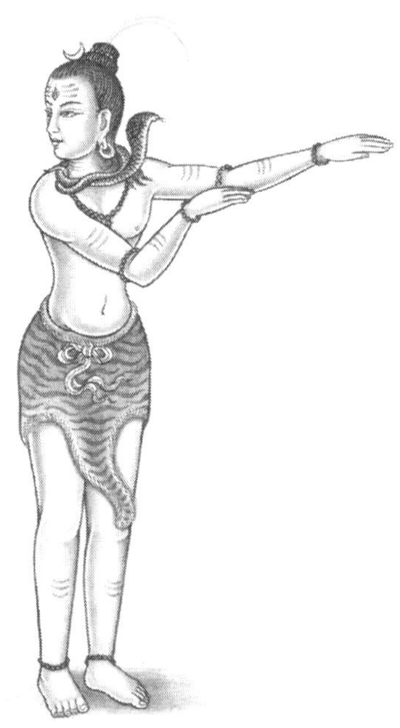

Shukshma Vyayama / Pavanmuktasanas

„Kleine“ Übungen / „Windlösende“ Stellungen

Es war kurz nach Weihnachten. Ein herrlicher Morgen im Tal von Kathmandu. Dunst des Atems über der erwachenden Stadt. Früher Sonnenschein. Zu warm für Mütze und Schal. Gebetsglocken von einer *Puja* in einem nahen Tempel. Dann wieder Stille. Krähen überall auf den Dächern. Zivilisationsfolger. Ein früher Adler, der seine Kreise zog, hoch über dem Tal. Gebetsflaggen und die Hügel von Nagarjuna seltsam nah. Die Straßenkehrerinnen waren schon bei ihrer Arbeit, und alles sah eigentlich schon wieder recht manierlich aus in den Gassen nach dem vorangegangenen Spektakel der Weihnachtstage mit D.J.'s und Garküchen und Feiernden an allen Ecken und Enden. Ich stand auf der Dachterrasse, schaute ins Tal und wartete auf meinen *Yoga*-Lehrer. Es war Samstag und Neumond, ein besonders glücksverheißender Tag, den ich – nach meiner *Yoga*-Session – mit „meinen“ *Sadhus* und *Babas* in Pashupatinath zu verbringen gedachte.

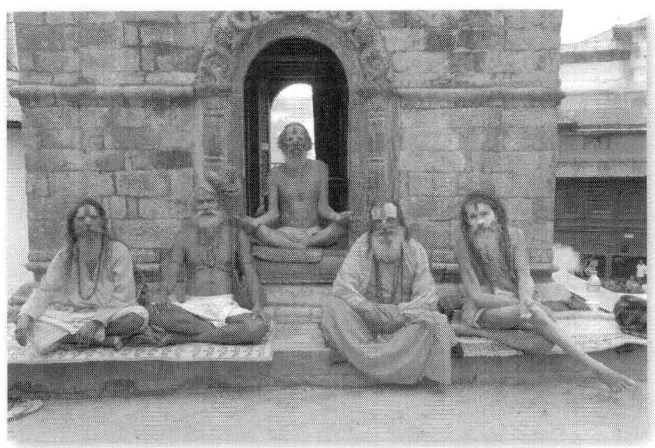

Als Deepu kam, hatte er nach den – eher bekannten – Übungen der letzten Tage dieses Mal etwas – für mich – wirklich Neues dabei: *Shukshma Vyayama*, eine Reihe höchst effizienter, „kleiner" Übungen für einzelne, „kleine" Partien des Körpers. Diese Übungen kräftigen und verjüngen alle **Gelenke** des Körpers, und wie wichtig die Gelenke in indischem „Gesundheitsdenken" sind, verdeutlicht – vielleicht – das folgende Sprichwort: „Du bist so alt wie Deine Gelenke!"

Shukshma bedeutet „klein, zart, winzig, subtil"; *Vyama* bedeutet „Übung". Und wieder einmal ist der Name Programm, wie bei so vielem, das ich in Indien (oder Nepal) in all den Jahren kennengelernt habe: kleine Übungen mit höchst subtiler Wirkung. Zwar kannte ich die meisten von ihnen schon in anderem Zusammenhang, aber nicht in so kompakter Reihe. Diese Übungen werden auch als *Pavanmuktasanas* bezeichnet, als „windlösende Stellungen" (*Pavana* = Wind, Luft; *mukta* = befreien, lösen). Ein Zuviel an „Wind, Luft, Gas" übersäuert die Gelenke, führt zu **Rheuma** und **Gicht**; daher werden diese Übungen – neben aller anderen wohltuenden Wirkungen – auch als probates **Mittel gegen Rheuma und Gicht** eingesetzt. So wie die Gelenke miteinander verbunden sind, ineinander übergehen, sind auch diese „kleinen" Übungen miteinander verbunden, gehen fließend ineinander über.

Grundhaltung – *Prarambhik Shthiti*

Bei all diesen „kleinen“ Übungen sitzt man zunächst in ***Prarambhik Shthiti,*** der Grundhaltung (*prarambhika* = elementar, grundlegend, einfach; *Shthiti* = Position, Haltung); für die Übungen für den Oberkörper können Sie auch eine andere Ihnen **angenehme Sitzhaltung** (z.B. Schneidersitz o. Ä.) einnehmen. **Auch aufrecht stehend** (*Sama Shthiti; sama* = aufrecht, *Shthiti* = Position, Haltung) können die Übungen für die **obere Körperhälfte** – selbstverständlich auch **außerhalb der eigentlichen Yoga-Runde** – ausgeführt werden.

- Setzen Sie sich aufrecht auf Ihre Decke oder Yogamatte, und strecken Sie die Beine nach vorn aus.
- Stützen Sie sich mit den Händen hinter dem Rücken auf dem Boden ab, die Finger zeigen nach hinten.
- Drücken Sie die Ellbogen durch und verlagern Sie Ihr Gewicht leicht auf die gestreckten Arme.
- Schließen Sie die Augen und entspannen Sie sich einige Augenblicke, bevor Sie mit den eigentlichen Übungen beginnen.

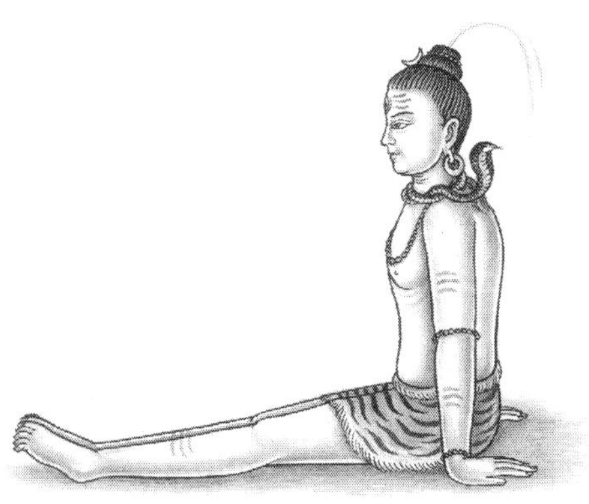

Oberkörper

1. ***Mushtika Bandhana,*** das Ballen der Finger
(*Mushtika* = Hand(voll), Griff; *bandhana* = binden, fesseln, einen Knoten machen)

Diese Übung kräftigt, verjüngt und entgiftet die **Fingergelenke**.

- Setzen Sie sich aufrecht in die Grundhaltung (*Prarambhik Shthiti*) oder in eine andere Ihnen angenehme Sitzhaltung.
- Strecken Sie beide Arme auf Schulterniveau nach vorn, die Handflächen zeigen nach unten.
- Spreizen Sie die Finger möglichst weit.
- Schließen Sie die Hände – fest – zu Fäusten, die Daumen liegen innen, werden von den übrigen Fingern umschlossen.
- Spreizen Sie die Finger wieder möglichst weit, und wiederholen Sie diese Übung einige Male (mindestens zehnmal).

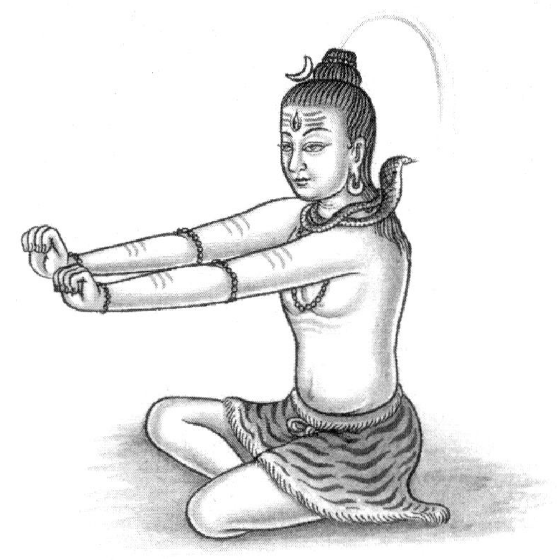

2. *Manibandha Chakra*, das Kreisen der Handgelenke
(*Manibandha* = Handgelenk; *Chakra* = Rad, Kreis)

Diese Übung kräftigt, verjüngt und entgiftet die **Handgelenke**.

- Setzen Sie sich aufrecht in die Grundhaltung (*Prarambhik Shthiti*) oder in eine andere Ihnen angenehme Sitzhaltung.
- Strecken Sie beide Arme auf Schulterniveau nach vorn, und ballen Sie die Hände zu Fäusten (die Daumen liegen innen).
- Bewegen Sie nun die geballten Fäuste aus dem Handgelenk heraus einige Male (mindestens zehnmal) nach oben und unten (die Arme bewegen sich nicht).
- Führen Sie die Fäuste zusammen, bis sich Daumenwurzeln und Zeigefinger berühren.
- Lassen Sie nun die Fäuste einander „umkreisen", zunächst nach unten, dann nach oben (jeweils mindestens zehnmal).

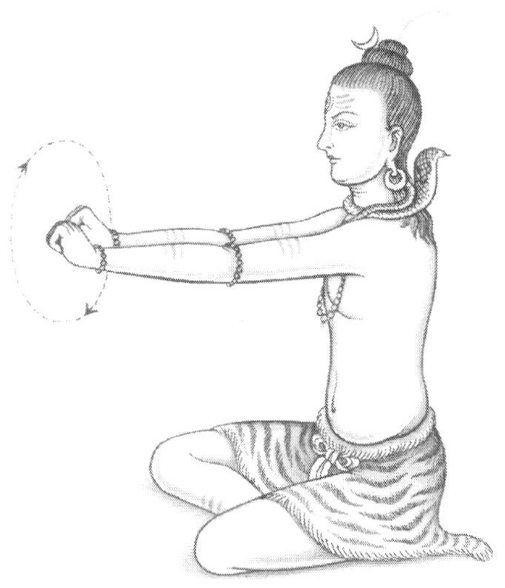

3. *Kehuni Naman*, das Beugen der Ellbogen
(*Naman* bedeutet beugen; *Kehuni* ist der Ellbogen)

Diese Übung kräftigt, verjüngt und entgiftet die **Ellbogengelenke**.

- Setzen Sie sich aufrecht in die Grundhaltung (*Prarambhik Shthiti*) oder in eine andere Ihnen angenehme Sitzhaltung.
- Strecken Sie beide Arme auf Schulterniveau nach vorn, die Handflächen zeigen nach oben.
- Beugen Sie nun die Arme, bis die Fingerspitzen die jeweilige Schulter berühren.
- Strecken Sie die Arme wieder und wiederholen Sie diese Übung einige Male (mindestens zehnmal).
- Strecken Sie nun die Arme auf Schulterniveau zur Seite.
- Führen Sie die Übung in dieser Position ebenfalls einige Male (mindestens zehnmal) aus.

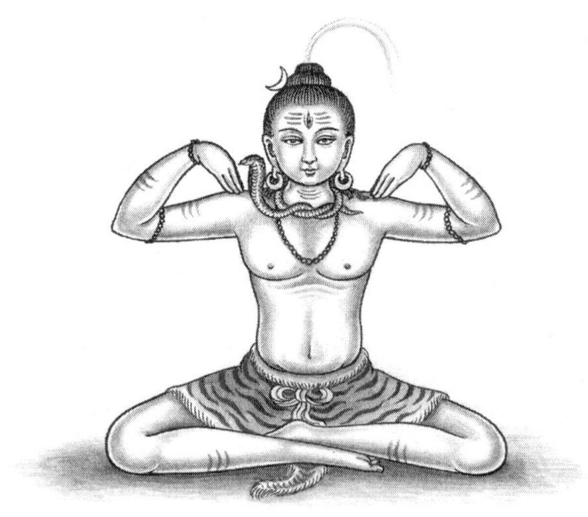

4. *Skandha Chakra*, das Schulterkreisen
(*Sakandha* = Shulter, *Chakra* = Rad, Kreis)

Diese Übung kräftigt, verjüngt und entgiftet die **Schultergelenke**.

- Setzen Sie sich aufrecht in die Grundhaltung (*Prarambhik Shthiti*) oder in eine andere Ihnen angenehme Sitzhaltung.
- Legen Sie die Fingerspitzen auf die entsprechende Schulter.
- Führen Sie mit den Ellbogen kleine kreisförmige Bewegungen aus, zehnmal im Uhrzeigersinn, zehnmal entgegengesetzt.
- Vergrößern Sie nun die Kreise, so dass sich die Ellbogen vor der Brust berühren; führen Sie auch diese großen Kreise zehnmal in jede Richtung aus.

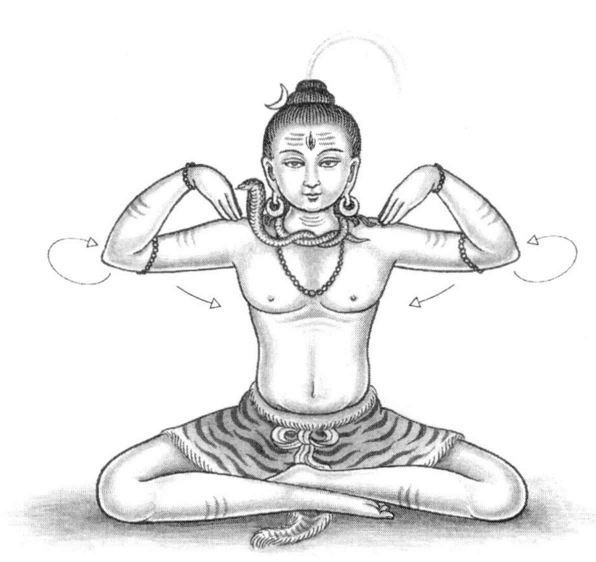

5. *Griva Sanchalana*, das Nackenkreisen
(*Griva* = Nacken, *sanchalana* = vor- und zurückbewegen)

Diese Übung kräftigt, verjüngt und entgiftet den **Nacken**.

- Setzen Sie sich aufrecht in die Grundhaltung (*Prarambhik Shthiti*) oder in eine andere Ihnen angenehme Sitzhaltung.
- Bewegen Sie den Kopf langsam nach vorn, bis das Kinn die Brust berührt, sodann möglichst weit – anstrengungslos – nach hinten.
- Führen Sie diese Bewegung zehnmal in jede Richtung aus.
- Bewegen Sie den Kopf langsam jeweils zehnmal möglichst weit nach rechts und links.
- Kreisen Sie nun langsam mit dem Kopf zehnmal nach rechts, dann zehnmal nach links.

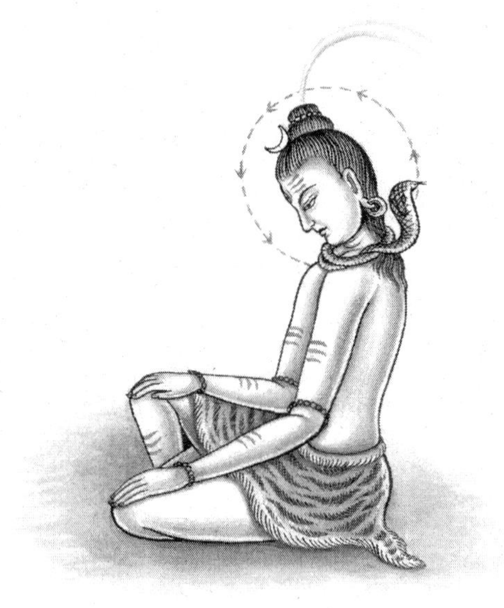

6. *Griva samutsahayati*, das Kräftigen der Nacken- und Schulterregion (*Griva* = Nacken; *samutsahayati* = kräftigen)

Diese Übung kräftigt den **Nacken und Schultern**.

- Setzen Sie sich aufrecht in die Grundhaltung (*Prarambhik Shthiti*) oder in eine andere Ihnen angenehme Sitzhaltung.
- Legen Sie die Handfläche der rechten Hand an die rechte Schläfe.
- Drücken Sie den Kopf möglichst fest gegen die Hand, die Hand gegen den Kopf.
- Führen Sie die Übung zur linken Seite hin aus.

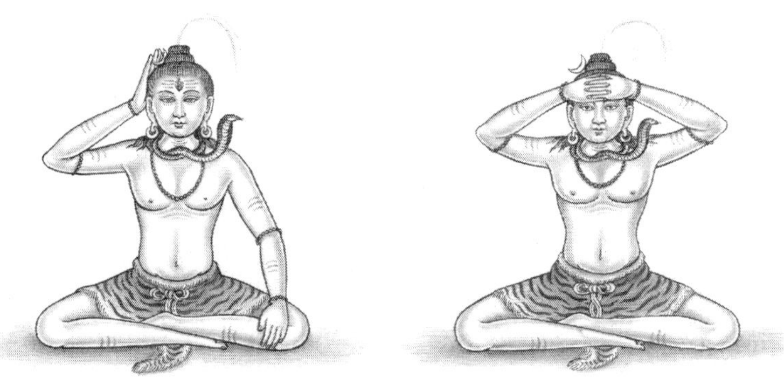

- Verschränken Sie die Finger beider Hände vor der Stirn.
- Pressen Sie die Stirn fest gegen die verschränkten Hände, die Hände gegen die Stirn.

- Verschränken Sie die Finger beider Hände hinter dem Hinterkopf.
- Pressen Sie den Hinterkopf fest gegen die verschränkten Hände, die Hände gegen den Hinterkopf.

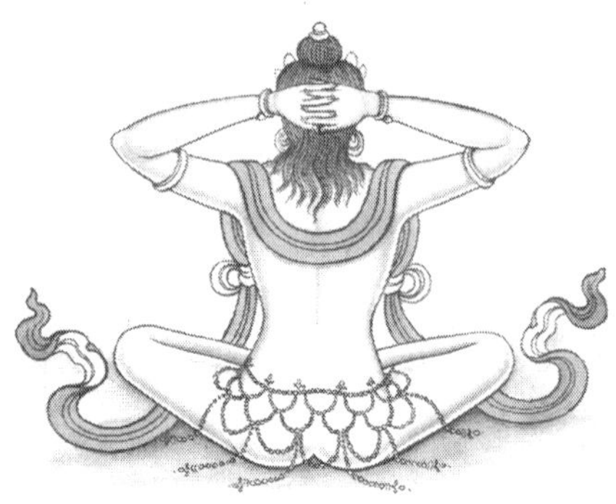

- Verschränken Sie die Arme hinter dem Nacken, umfassen Sie hierzu den rechten Unterarm mit der linken Hand, den linken Unterarm mit der rechten.
- Atmen Sie ein, halten Sie den Atem an (*Antara Kumbhaka*) und pressen Sie die Arme zur rechten Seite hin.
- Atmen Sie aus (*Bahya Kumbhaka*)und führen Sie die Arme zurück zur Ausgangsposition.
- Atmen Sie ein und führen Sie die Arme zur linken Seite hin.
- Wiederholen Sie diese Übung einige Male nach jeder Seite hin.

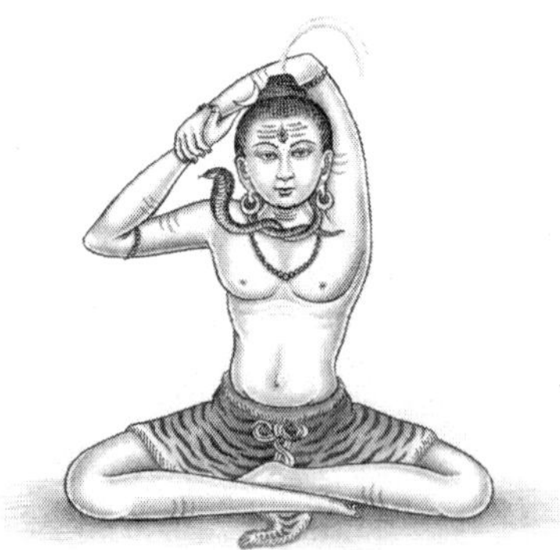

Hüftabwärts

1. *Padanguli Naman*, das Beugen der Zehen
(*Padanguli* sind die Zehen, *Naman* = beugen)

Diese Übung kräftigt, verjüngt und entgiftet die **Zehengelenke**.

- Setzen Sie sich mit ausgestreckten Beinen aufrecht in die Grundhaltung (*Prarambhik Shthiti*).
- Spreizen Sie die Zehen beider Füße.
- Beugen Sie die Zehen.
- Führen Sie diese Übung mindestens zehnmal aus.

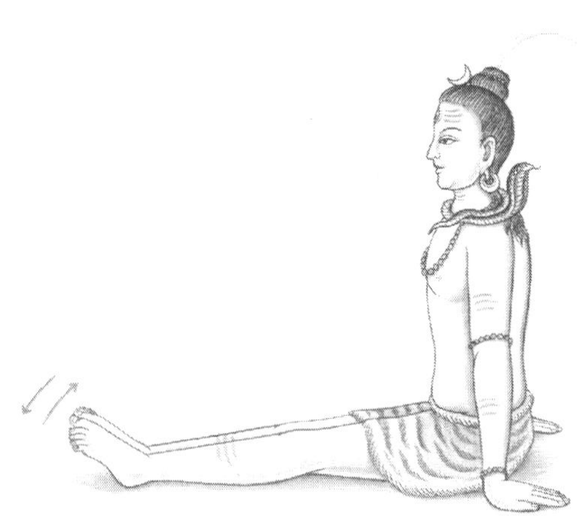

2. *Gulpha Naman/Gulpha Chakra*, das Beugen und Kreisen der Füße (*Gulpha* = Fußgelenk, Knöchel; *Naman* = beugen)

Diese Übung kräftigt, verjüngt und entgiftet die **Fußgelenke**.

- Setzen Sie sich mit ausgestreckten Beinen aufrecht in die Grundhaltung (*Prarambhik Shthiti*).
- Bewegen Sie die Füße aus dem Gelenk heraus möglichst weit zehnmal vor und zurück.
- Bilden Sie nun mit beiden Füßen zehn Kreise nach rechts, dann nach links.

Sie können die Füße zunächst auch einzeln „kreisen" lassen. Auch ein Kreisen der Füße gegeneinander ist möglich.

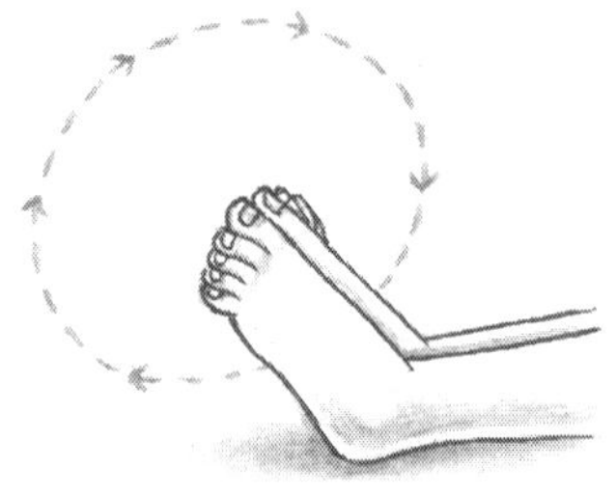

3. *Janu Naman*, das Beugen der Knie
(*Janu* sind die Knie, *Naman* bedeutet beugen)

Diese Übung kräftigt, verjüngt und entgiftet die **Kniegelenke**.

- Setzen Sie sich mit ausgestreckten Beinen aufrecht in die Grundhaltung (*Prarambhik Shthiti*).
- Umfassen Sie den rechten Oberschenkel mit den Händen und beugen Sie das rechte Knie.
- Strecken Sie das rechte Bein.
- Beugen Sie das rechte Bein, so dass der Oberschenkel möglichst nahe zur Brust, die Ferse möglichst nahe zum Po kommt.
- Führen Sie diese Übung zehnmal aus.
- Wiederholen Sie diese Übung (zehnmal) mit dem linken Bein.

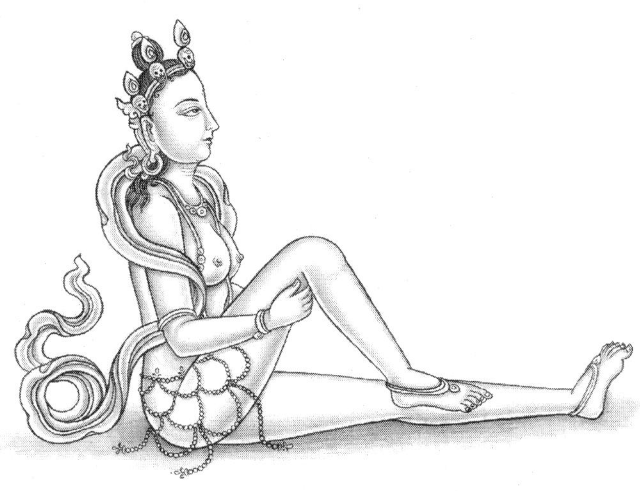

4. ***Titali***, der Schmetterling

Diese Übung kräftigt, verjüngt und entgiftet **Knie-** und **Hüftgelenke**.

Ardha Titali – Halber Schmetterling
(*Titali* = Schmetterling, *Ardha* = halb)

- Setzen Sie sich mit ausgestreckten Beinen aufrecht in die Grundhaltung (*Prarambhik Shthiti*).
- Beugen Sie das rechte Bein, und legen Sie das rechte Fußgelenk möglichst hoch auf den linken Oberschenkel.
- Halten Sie mit der linken Hand den rechten Fuß, mit der rechten das rechte Knie.
- Bewegen Sie das Knie – sanft – zehnmal möglichst weit auf und ab.
- Führen Sie die Übung mit dem linken Bein aus.

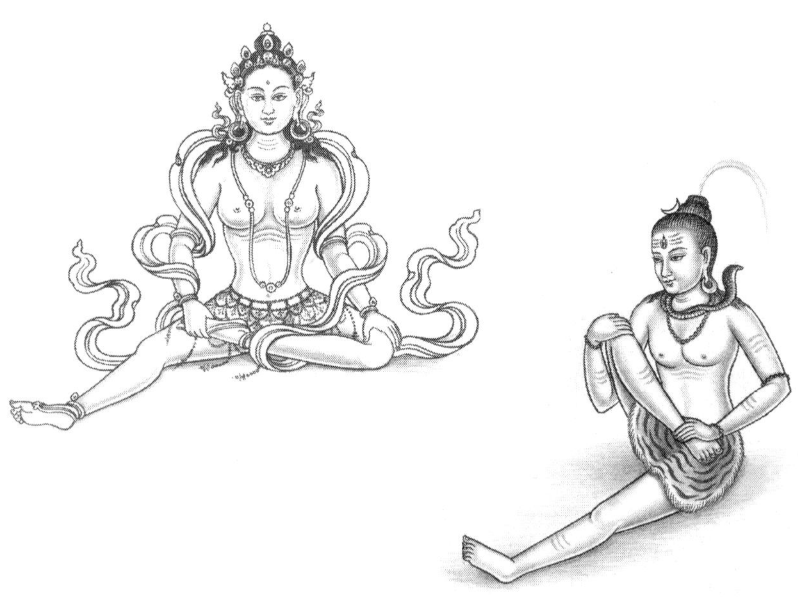

Purna Titali, der vollständige Schmetterling
(*Titali* = Schmetterling, *purna* = ganz)

- Setzen Sie sich mit ausgestreckten Beinen aufrecht in die Grundhaltung (*Prarambhik Shthiti*).
- Beugen Sie die Knie, legen Sie die Fußsohlen aneinander und ziehen Sie die Fersen möglichst nahe zum Damm.
- Umfassen Sie die Füße mit beiden Händen, und bewegen Sie die Knie sanft auf und ab.
- Führen Sie diese Übung zehn- bis zwanzigmal aus.

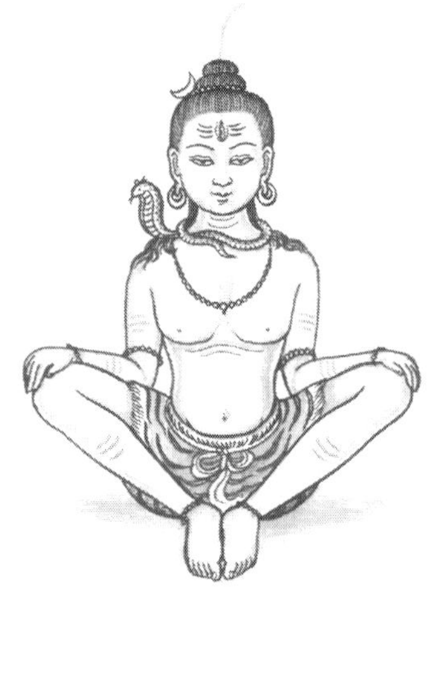

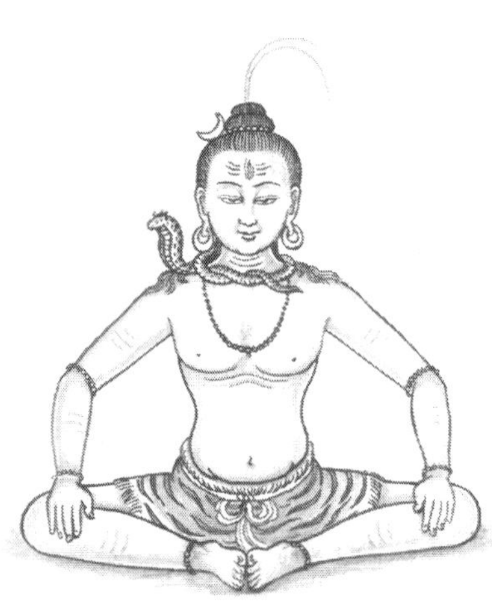

5. ***Konasana upavista/Gatyatmak Meru Vakrasana***, der Winkel (im Sitzen) / die dynamische Wirbelsäulendrehung

(*Kona* = Ecke, Winkel. Der zweite Name der Übung, *Gatyatmak Meru Vakrasana*, ist etwas komplizierter: *Agatyam* bedeutet „gekommen sein", *Meru* ist ein mythischer Berg, Zentrum des Universums, Wohnsitz der Götter, *Merudanda* ist eine Bergkette. Im menschlichen Körper entspricht *Merudanda* oder kurz *Meru* der Wirbelsäule. *Vakra* bedeutet gedreht, gekrümmt. *Gatyatmak Meru Vakrasana* ist also eine Übung, bei der wir „gekommen sind, die Wirbelsäule zu drehen".)

Diese Übung kräftigt und verjüngt **Hüfte** und **Taille**.

- Setzen Sie sich mit ausgestreckten Beinen aufrecht in die Grundhaltung (*Prarambhik Shthiti*).
- Öffnen Sie die gestreckten Beine möglichst weit.

Breiten Sie die Arme auf Schulterniveau aus.

Drehen Sie sich nach links, bis Sie mit der rechten Hand den linken Fuß berühren, der linke Arm zeigt nach hinten, auch der Kopf wird nach links gedreht, so dass Sie zur linken ausgestreckten Hand blicken.

Führen Sie die Übung nun zur anderen Seite hin aus.

Wiederholen Sie diese Übung in stetem Rhythmus zehn- bis zwanzigmal.

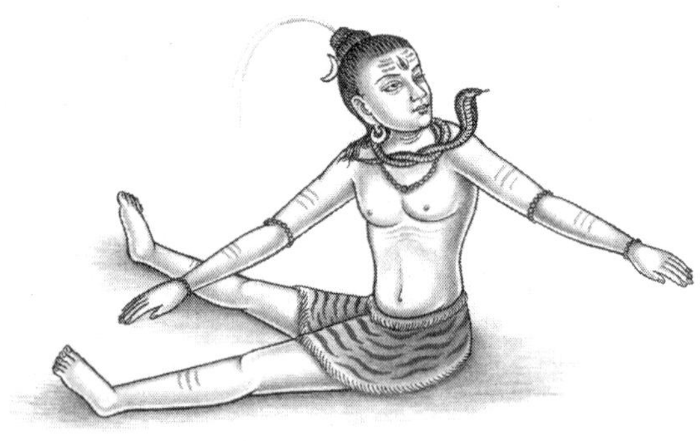

6. *Chakki Chalana* – Mahlen
(*Chakki* ist der Mahlstein, auch die Töpferscheibe, *chalana* = drehen, bewegen)

Diese Übung kräftigt und verjüngt **Hüfte** und **Taille**.

- Setzen Sie sich mit ausgestreckten Beinen aufrecht in die Grundhaltung (*Prarambhik Shthiti*).
- Öffnen Sie die Beine leicht (ca. 20 cm).
- Verschränken Sie die Finger beider Hände, halten Sie die Arme gestreckt auf Schulterniveau nach vorne.
- Beugen Sie sich aus der Taille heraus nach vorn.
- Führen Sie nun mit Händen und Armen möglichst große kreisförmige Bewegungen nach rechts hin aus, als setzten Sie den Mühlstein in Gang.
- Wiederholen Sie diese Übung fünf- bis zehnmal.
- Führen Sie die Übung ebenso oft zur anderen Seite hin aus.

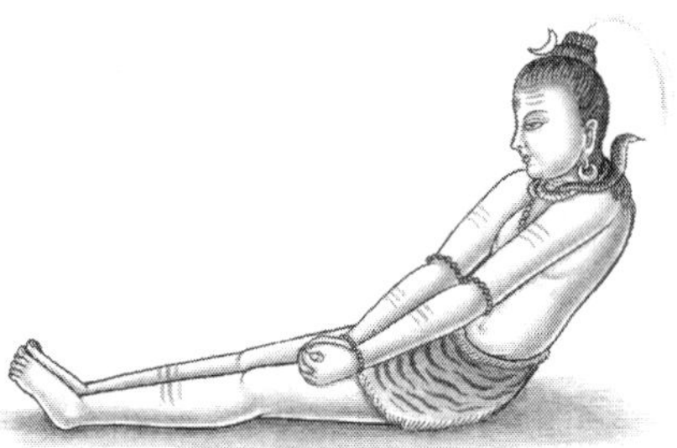

Dies ist eine vollständige Runde der „Kleinen Übungen“ für Arme und Beine. Entspannen sie sich nun in ***Shavasana*** (siehe S. 261).

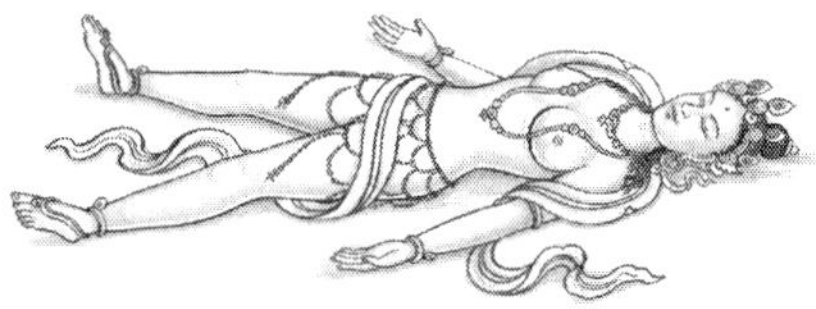

Netra Shukshma Vyayama

„Kleine Übungen" für die Augen

Auch für die Augen und das Gesicht gibt es eine Reihe dieser „kleinen Übungen mit höchst subtiler Wirkung".

Zur **Verbesserung der Augen** oder zur **Erhaltung der Sicht** empfiehlt sich die folgende Reihe von Augenübungen, die z. B. vor der Meditation eingefügt werden kann. Diese Übungen versprechen eine **Linderung beinahe aller Augenschwächen**, wenn sie regelmäßig und sorgfältig ausgeführt werden.

1. Auf und nieder …

- Setzen Sie sich in eine der Meditationshaltungen – am besten *Padmasana* oder *Siddhasana* – oder mit ausgestreckten Beinen auf den Boden.
- Legen Sie die zu Fäusten geballten Hände in den Schoß. Die gestreckten Daumen zeigen nach oben.
- Heben Sie nun langsam den rechten Arm so weit wie möglich nach oben, und folgen Sie mit den Augen – ohne den Kopf zu bewegen – dem rechten Daumen.

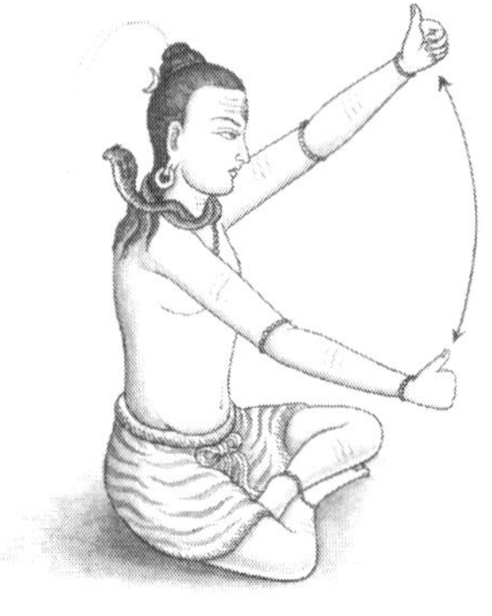

- Führen Sie den rechten Daumen – immer vom Blick gefolgt – langsam in die Ausgangsposition zurück.
- Führen Sie nun die selbe Bewegung mit dem linken Daumen durch.
- Wiederholen Sie diese Übung fünf Mal mit jedem Daumen. Schließen Sie die Augen, und entspannen Sie sich.

2. Seitwärts …

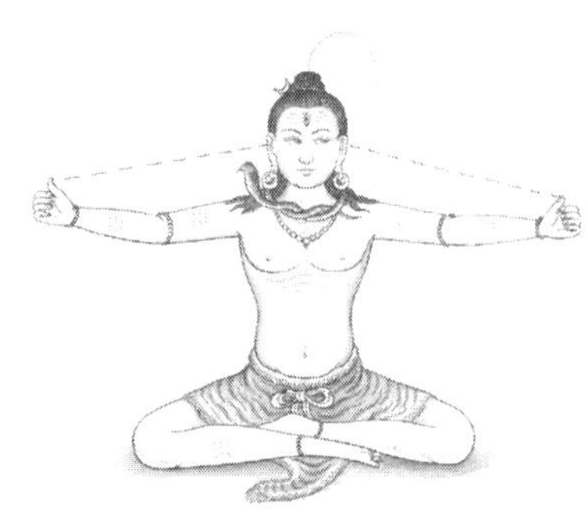

- Strecken Sie die Arme auf Schulterhöhe seitlich aus. Die Hände sind zu Fäusten geballt, die Daumen zeigen nach oben.
- Blicken Sie nun – ohne den Kopf zu bewegen – zum linken Daumen, dann auf die Stelle zwischen den Augenbrauen, zum rechten Daumen, zwischen die Augenbrauen, zum linken Daumen …
- Wiederholen Sie diese Übung zehn bis zwanzig Mal. Schließen Sie die Augen, und entspannen Sie sich.

3. Diagonal

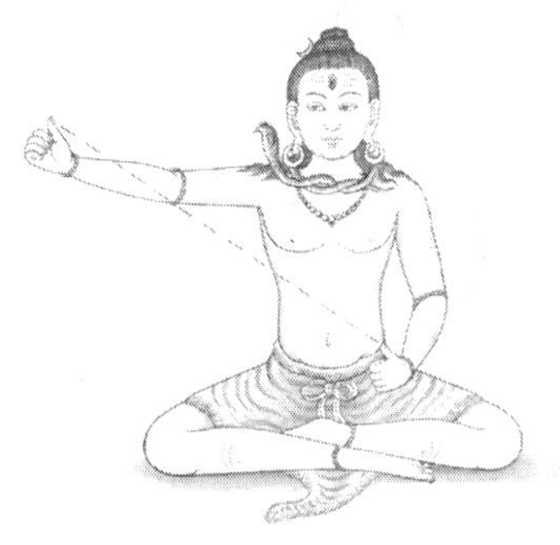

- Legen Sie die linke Faust in den Schoß, der gestreckte Daumen zeigt nach oben. Strecken Sie den rechten Arm auf Schulterhöhe seitlich aus; auch hier zeigt der Daumen nach oben.
- Blicken Sie nun – ohne den Kopf zu bewegen – auf den linken Daumen, dann auf den rechten und zurück zum linken. Wiederholen Sie diese Übung fünfzehn bis zwanzig Mal.
- Führen Sie nun die selbe Übung zur linken Seite hin aus.
- Schließen Sie die Augen, und entspannen Sie sich.

4. Rundherum

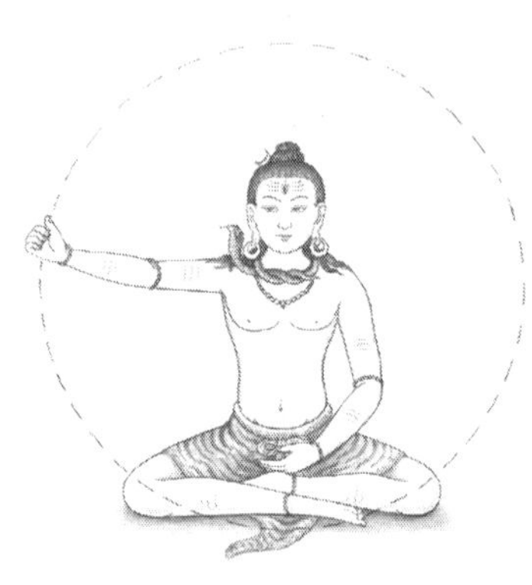

- Legen Sie die linke Hand in den Schoß. Ballen Sie die rechte zur Faust, der gestreckte Daumen zeigt nach oben.
- Beschreiben Sie nun mit dem gestreckten rechten Arm einen möglichst großen Kreis: nach links, oben, rechts und zurück zum Ausgangspunkt. Folgen Sie mit den Augen – ohne den Kopf zu bewegen – der Bewegung des rechten Daumens.
- Führen Sie diese Übung fünfmal im Uhrzeigersinn und fünfmal entgegen dem Uhrzeigersinn durch.
- Schließen Sie die Augen, und entspannen Sie sich.

5. Nah und Fern …

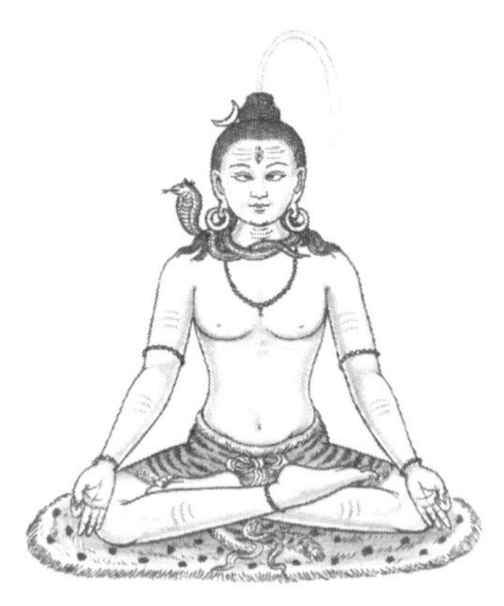

- Richten Sie Ihren Blick auf Ihre Nasenspitze (*Nasikagra Drishthi*) oder auf die Stelle zwischen den Augenbrauen (*Shambhavi Mudra*), richten Sie ihn dann auf ein weit entferntes Objekt.
- Richten Sie ihn wieder auf die Nasenspitze (oder auf die Stelle zwischen den Augenbrauen), auf das weit entfernte Objekt etc. Wiederholen Sie diese Übung so oft wie möglich.
- Schließen Sie die Augen, und entspannen Sie sich.

6. Regenerieren

Diese Regeneration und Massage **regt die Augen an**, aber über die Marma-Punkte in diesem Bereich auch den gesamten **Kopf**, ja den **gesamten Körper**.

- **Massieren Sie** sanft **Ihre Augen**, indem Sie gleichzeitig mit den Mittelfingern mit leichtem Druck die Knochen der Augenhöhle im Uhrzeigersinn und gegen den Uhrzeigersinn entlangfahren (ca. drei Minuten).
- Reiben Sie die Handflächen möglichst intensiv aneinander, bis sie heiß sind.
- Drücken Sie nun die heißen Handballen an die Augen, bis auch der letzte Rest Wärme absorbiert ist. Dies sorgt für eine verstärkte Durchblutung und regeneriert die Augen.

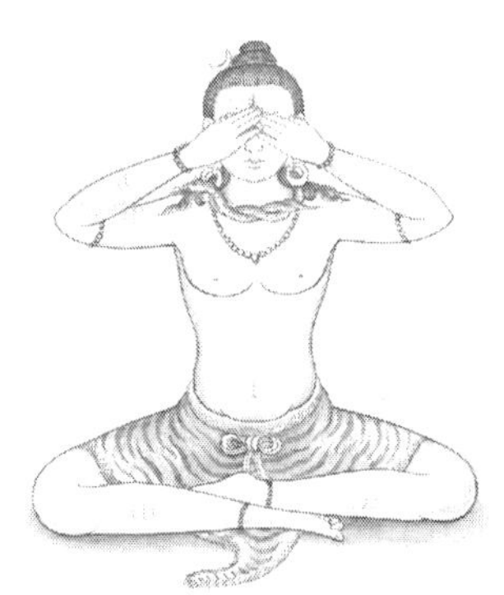

- **Öffnen Sie** langsam **die Augen** mit dem **Blick auf den Boden** gerichtet, damit nicht zuviel Helligkeit auf einmal in die Augen fällt …

Diese Übung vervollständigt einen vollständigen Augenzyklus. Sie sollte am besten morgens bei Sonnenaufgang und abends bei Sonnenuntergang durchgeführt werden.

Es gibt auch eine Reihe der „Kleinen Übungen“ für das Gesicht; dazu gehören insbesondere

- das weite Herausstrecken und Zurückziehen der Zunge,
- das weite Öffnen und Schließen der Zähne,
- das Öffnen und Schließen der Nasenflügel und
- das Vor-und-Zurück der Ohren.

Bandhas und Mudras

Verschlüsse und Siegel des Yoga

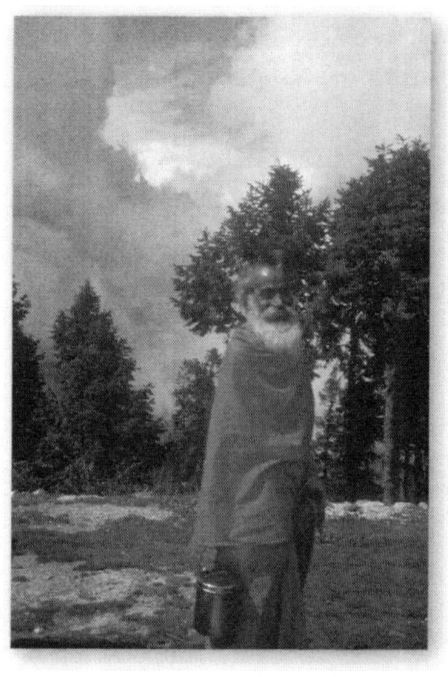

Wir kochten gerade unser Abendmahl mit dem „Eine-Million-Dollar-Blick" im Rücken und *Ganga-Ma* tief unter uns im Tal. Aus einem der riesigen Bambushorste unterhalb des Weges äugte eine Horde Hanuman-Languren. Friedliche, aufrechte Kerle, die einen in Ruhe ließen, ganz anders als ihre bettelnden, geifernden Hulman-Vettern in den Tempeln im Tal. Es gab – wie so oft – *Kicheri*, einen Eintopf mit Reis und verschiedenen Gemüsen. Lalji liebte es, diesen Eintopf noch mit ein paar Maggi-Noodles anzureichern, und so hatten wir ihm ein paar Päckchen dieser „Segnungen des Westens" von unserem Trip nach Chandrabadani mitgebracht. Juan, ein Spanier, der seit ein paar Monaten in einem der *Ashrams*[36] Lakshmanjhulas wohnte, hatte mich auf meinem Besuch des heiligsten aller heiligen Plätze der Göttin begleitet. Es war wirklich „a place of its own", wie Lalji mir versichert hatte, der uns für den anstrengenden Aufstieg belohnte. Riesige Farne in den Bäumen, Föhren dann, als wir höher kamen, Zedern. Seltsamer Nebel und Dunst und dräuende Wolken. Ein paar altersgraue Ruinen. Ein Priester. Bis zur Zeit der Engländer in Indien seien hier noch Menschen geopfert worden, hatte Lal uns vor unserem Ausflug erzählt. Und hier auf diesem verwunschenen Gipfel schien alles möglich …

Und nun kochten wir unseren Abendreis. Müde und ausgepumpt und irgendwie glücklich. „Was weißt du über *Mudras*?", wollte ich von Lalji wissen. „Ich würde mich gerne etwas intensiver damit beschäftigen!"

36 Einsiedelei, Pilgerherberge.

Damals waren *Bandhas* und *Mudras* wirklich noch nicht in aller Munde wie heute, wo sie selbst in jedem Volkshochschulkurs gelehrt werden. „*Bandhas* okay. Wir brauchen sie für die tägliche Praxis. Aber *Mudras*? – Woher willst du die Zeit dafür nehmen? Ich arbeite nicht mehr. Praktiziere zweimal täglich jeweils vier Stunden *Yoga*. Und doch komme ich nicht zu viel mehr als ein paar *Asanas*, etwas *Pranayama*. Aber auch noch *Mudras*? Ihr Westler giert nach immer mehr. Aber wenn du etwas über *Bandhas* und *Mudras* lernen willst, können wir uns natürlich damit beschäftigen." Und so begann meine Beschäftigung mit *Bandhas* und *Mudras* …

„Die *Shushumna* wird zum Hauptweg *Pranas*, der Geist wird frei von allen Bindungen an die Objekte seiner Begierden, und der Tod ist besiegt.

Shushumna, Shunya, Padavi, Brahma Randhra, Maha Patha, Shmashana, Shambhavi, Madhya Marga – sie alle sind Namen ein und desselben.

Um die Gottheit, die am Eingang dieser Passage schläft, zu erwecken, sollten die *Mudras* sorgfältig praktiziert werden.

Maha Mudra, Maha Bandha, Maha Vedha, Khecchari Mudra, Uddiyana Bandha, Mula Bandha, Jalandhara Bandha.

Viparita Karani, Vajroli und *Shakti Chalana* – dies sind die zehn *Mudras* die Alter und Tod besiegen.

Sie wurden von Lord *Shiva* erläutert und verleihen acht Arten göttlicher Gesundheit.

Sie werden von allen Meistern geliebt und sind selbst für die Götter schwer zu erlangen."

Hatha Yoga Pradipika III/3-8

Und in einem Gespräch zwischen *Shiva* und seiner Gemahlin Parvati, in dem er ihr die Geheimnisse des *Yoga* enthüllt, spricht der Ahnherr des *Yoga*:

„Oh Göttin! Ich habe dir alle *Mudras* genannt; sie zu kennen führt zu wahrer Meisterschaft. Dieses Wissen sollte sorgfältig geheimgehalten und nicht wahllos jedermann gelehrt werden."

Gheranda Samhita III/4,5

Jahrtausendelang war die Kenntnis über Körperhaltungen (*Asanas*) und Atemtechniken (*Pranayamas*) in Indien jedermann zugänglich. Das Wissen um *Bandhas* und *Mudras* jedoch wurde äußerst geheim gehalten, nur vom Meister auf den Schüler übertragen, weitergereicht als kostbarstes Gut. Die Erläuterung von *Bandhas* und *Mudras* gehört somit eigentlich ans Ende dieser Ausführungen, da wir jedoch bei verschiedenen Übungen *Bandhas*, und *Mudras*, anwenden, möchte ich diese beiden Begriffe hier zunächst einmal erklären. Auch scheint die Zeit heutzutage reif zu sein, dieses Wissen weiterzugeben. Zwar sollten einige, zum Teil höchst archaische Techniken nur unter der persönlichen Anleitung eines erfahrenen Yoga-Lehrers, falls überhaupt, erlernt werden, doch die hier aufgeführten *Bandhas* und *Mudras* – richtig ausgeführt – keinerlei Gefahren.

Die *Hatha Yoga Pradipika* und die *Gheranda Samhita* unterscheiden noch kaum zwischen *Bandhas* und *Mudras,* subsumieren beides unter dem Begriff der *Mudras,* bilden die *Bandhas* nur eine Untergruppe der *Mudras.* Ich möchte hier auf diejenigen *Bandhas* und *Mudras* – auch über die in der *Hatha Yoga Pradipika* und der *Gheranda Samhita* dargelegten – eingehen, die mir für die eigene tägliche Praxis bedeutsam erscheinen.

Tri Bandhas, die drei Verschlüsse

Wir verstehen unter *Bandhas* die bewusste Kontraktion bestimmter Muskelpartien, um dadurch verschiedene Nerven und Organe zu kontrollieren und Energien an bestimmten Punkten im Körper zu konzentrieren. Durch diese Kontraktionen werden die inneren Organe sanft und doch äußerst nachhaltig massiert. Durch diese Verschlüsse gelingt es dem Yogi darüber hinaus *Prana* und *Apana*, auf- und absteigenden Atem, zu vereinigen und im Körper zu lenken. Insbesondere drei dieser *Bandhas* begegnen uns bei unseren täglichen Übungen:

- *Mula Bandha*,
- *Uddiyana Bandha* **und**
- *Jalandhara Bandha*,

die zu einer vierten – *Maha Bandha* (siehe Kapitel 8 *Pranayama)* – kombiniert werden können. Gleichzeitig werden durch diese Übungen die drei bedeutsamsten psychosomatischen „Knoten", die den Fluss der Lebensenergie *Prana* behindern, – *Brahma Granthi*, *Vishnu Granthi* und *Shiva Granthi* – durchstoßen. Diese „Verschlüsse" blockieren die Öffnungen der sechzehn „vitalen Körperteile", der *Adharas;* und führen dadurch zu höheren Stadien des Bewusstseins und der Meditation.

Diese „Verschlüsse" erfordern ein Anhalten des Atems (*Kumbhaka*) in eingeatmetem (*Antara Kumbhaka*) oder ausgeatmetem Zustand (*Bahya Kumbhaka*). Zu Beginn sollte die Luft nur wenige Augenblicke angehalten werden; mit zunehmender Praxis können Sie den Zeitraum des Verweilens mit den einzelnen Verschlüssen langsam ausdehnen.

Jalandhara Bandha, der Hals- / Kinnverschluss

„Kontraktiere die Kehle und presse das Kinn fest gegen die Brust.
Dies nennt man *Jalandhara Bandha*, der Alter und Tod besiegt.
Er versperrt die Öffnung der Gruppe von *Nadis*, durch die der abwärtsgleitende *Soma* entweicht.
Deshalb nennt man diese Übung *Jalandhara Bandha*, den Zerstörer vieler Erkrankungen der Kehle.
Wenn *Jalandhara Bandha* mit einer perfekten Kontraktion der Kehle ausgeführt wird, fällt kein *Soma* mehr in das Verdauungsfeuer, und der Atem wird nicht länger gestört.
Die zwei *Nadis* (*Ida* und *Pingala*) sollten durch die Kontraktion der Kehle fest verschlossen werden.
Dies nennt man das Mittlere Zentrum (*Madhya/Vishuddha Chakra*), und es blockiert die 16 *Adharas.*[37]"

Hatha Yoga Pradipika III/69-72

37 *Adhara* = „Behältnis, Becken".

„Die Kehle kontraktierend und das Kinn auf die Brust legend bezeichnet man als *Jalandhara Bandha*.
Durch diesen Verschluss werden die 16 *Adharas* geschlossen.
Diese Übung und die *Maha Mudra* besiegen den Tod.

Jalandhara Bandha ist ein erfolgverleihender und gut erprobter Verschluss. Wer diesen Verschluss sechs Monate lang praktiziert, wird zweifellos zum Eingeweihten."

Gheranda Samhita III/12, 13

„Wenn man die Muskeln am Hals zusammenzieht und das Kinn an die Brust drückt, so nennt man dies *Jalandhara-Mudra*.
Selbst die Götter loben diese Übung als unschätzbar.
Das Feuer in der Nabelregion (d.h. das Verdauungsfeuer) trinkt den Nektar, der vom Tausendblättrigen Lotos herabtropft.
Um zu verhindern, dass der Nektar auf diese Weise verbrannt wird, sollte man *Jalandhara Bandha* ausführen.
Durch diese *Bandha* trinkt der Yogi selbst den Nektar, erlangt Unsterblichkeit und genießt die drei Welten.
Dieser *Jalandhara-Bandha* führt den Übenden zum Erfolg (im *Yoga*).
Der nach Erfolg strebende *Yogi* sollte dies Übung täglich ausführen."

Shiva Samhita IV/38-40

An anderer Stelle schreibt die *Shiva Samhita*:

„Alles, was man in den drei Welten findet, findet man auch im Körper.
Sie umgeben *Meru* [Berg im Mittelpunkt des Universums, Wirbelsäule] und erfüllen ihre Aufgaben.
Gewöhnliche Menschen wissen das nicht.
Derjenige, der all dies weiß, ist ein *Yogi*, darüber gibt es keinen Zweifel.
In diesem Körper, der auch *Brahmanda* [Mikrokosmos, weltliches Ei] genannt wird, gibt es den nektarstrahlenden Mond, der auf der Spitze der Wirbelsäule wohnt.
Er hat acht *Kalas* (Kalas = „Krug") in Form von Halbkreisen.
Er (Mond) schaut mit seinem Blick nach unten und regnet Tag und Nacht Nektar.

> Dieser Ambrosia unterteilt sich weiterhin in zwei subtile Teile:
> Einer davon fließt durch den *Ida*-Kanal, um den Körper zu ernähren, wie das Wasser der himmlischen Ganga.
> Dieses Ambrosia nährt den ganzen Körper durch den *Ida*-Kanal.
> Dieser Milch-Strahl (Mond) ist auf der linken Seite.
> Der andere Strahl, makellos wie reinste Milch und die Quelle großer Freude, fließt durch den mittleren Kanal (*Sushumna*) in der Wirbelsäule ein, um den Mond zu erschaffen.
> Am Fuß des *Meru* ist die Sonne, sie hat zwölf *Kalas*.
> Durch den rechten Kanal (*Pingala*) strömt der Herr aller Wesen mit seinen Strahlen aufwärts.
> Sie nimmt alle Lebenssekrete in sich auf, und auch den strahlenden Nektar.
> Mit der Atmosphäre zusammen durchzieht die Sonne den ganzen Körper.
> Der rechte Kanal – *Pingala* – ist eine andere Form der Sonne; sie ist die Spenderin von *Nirvana*.
> Der Herr von Schöpfung und Zerstörung (Sonne) fließt durch diesen Kanal in glückspendenden elliptischen Bahnen.“

Shiva Samhita II/4-12

Nach der inneren Kosmologie des *Yoga* befindet sich also der „Mond“ (*Soma*, *Chandra*) im oder kurz unterhalb des *Sahashrara Chakra* (Scheitel-Zentrum), die „Sonne“ im Bauch. Der „Mond“ ist nährend und kühlend, die „Sonne“ verzehrend und heiß. Diese beiden Pole – Sonne und Mond, *Ida* und *Pingala* – entsprechen (unter anderem) dem sympathischen und parasympathischen Nervensystem westlicher Anatomie. Durch bestimmte Techniken – unter anderem *Jalandhara Bandha* – bewahrt der *Yogi* den „Nektar der Unsterblichkeit“ – Hormone und andere Körpersekrete, die den Körper am Leben erhalten …

Der Name dieser Übung – *Jalandhara Bandha* – hat mehrere etymologische Entsprechungen: zum einen geht er auf den großen *Hatha Yogi* Jalandhara zurück (vielleicht weist allerdings auch dessen Name auf die erfolgreiche Praxis der entsprechenden Übung hin), zum anderen bedeutet *Jala* = Wasser, *Jalanaali* das Wasserrohr; *dharana* konzentrieren, *Bandha* ist der Verschluss. *Jalandhara Bandha* ist also ein Verschluss, der das System der „wasserführenden“ Röhren im Halsbereich verschließt, außerdem verschließt *Jalandhara Bandha* das Netzwerk der *Nadis* in der Kehle, die die 16 „Gefäße“ verbinden und somit den Fluss der Lebensenergie *Prana* in die *Shushumna*, den „Mittleren Kanal“, lenkt. Diese 16 „Gefäße“ oder *Adharas* sind **psycho-physische Vitalitätszentren** im Körper und entsprechen häufig den *Chakras*. Sie haben ihren Sitz:

(1) Große Zehen/Daumen, **(2)** Knöchel, **(3)** Knie, **(4)** Schenkel, **(5)** Vorhaut, **(6)** Geschlechtsorgane, **(7)** Nabel, **(8)** Herz, **(9)** Nacken, **(10)** Kehle, **(11)** Gaumen, **(12)** Nase, **(13)** Stelle zwischen den Augenbrauen, **(14)** Stirn, **(15)** Kopf und **(16)** Scheitelpunkt des Kopfes (*Brahma Randhra*).

Bei diesem Verschluss werden also die beiden Hauptnadis *Ida* und *Pingala* verschlossen und so der Fluss *Pranas* gesteuert und daran gehindert, weiter nach oben zu strömen. *Jalandhara Bandha* ist somit das Gegenstück zu *Mula Bandha*: Verhindert *Mula Bandha* das Entweichen der Lebensenergie aus der unteren Körperhälfte, verhindert *Jalandhara Bandha* dies nach oben hin.

Der Hals-/Kinnverschluss presst die im Kehlbereich liegenden Nebenhöhlenrezeptoren zusammen und bewirkt durch die Drucksensitivität dieser Nervenenden eine **Verlangsamung des Herzschlags** und eine **Beruhigung des Geistes**. **Schilddrüse** und **Nebenschilddrüse** werden massiert und in ihrer Funktion gestärkt. Insbesondere die Schilddrüse übt einen starken Einfluss auf den menschlichen Organismus, auf **Wachstum** und **Sexualität** aus. Die regelmäßige Ausübung des Kinnverschlusses bewirkt einen **Abbau von Stress**, **Angst** und **Wut** und stellt eine ausgezeichnete **Vorbereitung auf** höhere Stufen der **Meditation** dar.

- Nehmen Sie eine Ihnen angenehme Sitzhaltung – insbesondere *Padmasana* (Lotussitz), *Siddhasana* (Meistersitz) oder *Vajrasana* (Diamantsitz) – ein.

- Legen Sie Ihre Handflächen auf die Knie.

- Schließen Sie die Augen, und entspannen Sie sich.
- Atmen Sie tief ein (oder aus; die Übung kann ebenso gut in völlig ausgeatmetem Zustand praktiziert werden).
- Richten Sie Ihre Achtsamkeit während der gesamten Übung auf *Vishuddha Chakra*, das Kehlkopfzentrum.
- Halten Sie den Atem an, und beugen Sie den Kopf nach vorne, bis das Kinn fest auf das Brustbein drückt.
- Drücken Sie Ihre Arme fest durch, heben Sie die Schultern nach oben und verharren Sie, so lange es Ihnen angenehm ist, in dieser Stellung.
- Entspannen Sie langsam Schultern und Arme, lösen Sie den Verschluss, heben Sie sanft den Kopf, und atmen Sie langsam aus (bzw. ein).

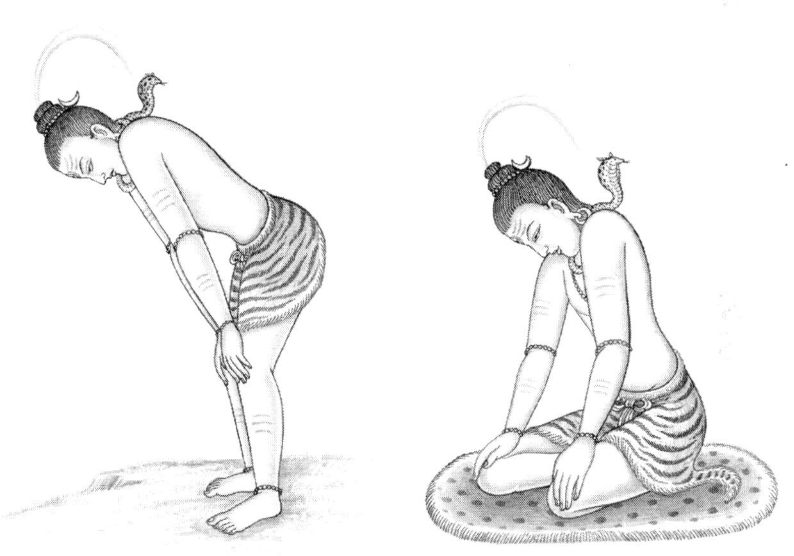

Diese Übung kann selbstverständlich auch im Stehen – mit leicht gegrätschten Beinen – ausgeführt werden.

Wiederholen Sie diese Übung einige Male, sobald sich Ihre Atmung normalisiert hat. Auch dieser Verschluss wird natürlich am besten im Zusammenhang mit *Pranayamas* ausgeführt. Wenn Sie diese Übung zunächst für sich allein, ohne Verbindung mit *Pranayamas* ausführen, wählen Sie am besten die Zeit nach den *Asanas* und *Pranayamas*, **vor der Meditation**.

Uddiyana Bandha, der Verschluss des Bauchraumes

„*Uddiyana*[38] wird von den Yogis so genannt, weil durch ihre Praxis
Prana in der *Shushumna* auffliegt.
Uddiyana wird so genannt, weil der Große Vogel, *Prana*, an diese Übung gebunden, unermüdlich aufsteigt …
Der Bauch oberhalb des Nabels wird dem Rückgrat zu eingezogen.
Diese *Uddiyana Bandha* ist wie ein Löwe für den Elefant des Todes.
Uddiaya ist seht einfach zu praktizieren, wenn sie von einem *Guru* erlernt wird.
Wer alt ist, wird durch ihre Praxis wieder jung."

Hatha Yoga Pradipika III/54-57

„Wer diese Übung ohne Unterlass ausübt, besiegt den Tod.
Der große Vogel des Atems wird durch diesen Vorgang augenblicklich in die *Shushumna* gedrängt und bewegt sich von nun an nur noch in ihr.
Von allen *Bandhas* ist sie die beste.
Ihre vollständige Praxis macht die Befreiung leicht."

Gheranda Samhita III/10,11

Besonders interessant ist der Text der *Shiva Samhita* zu *Uddiyana* (*Uddana*) *Bandha*, dem Verschluss des Bauchraumes:

Diese *Uddiyana-Bandha* ist der Löwe gegen den Elefanten des Todes.
Der *Yogi*, der dies viermal am Tag übt, reinigt damit seinen Nabel, durch den die Winde gereinigt werden.

---

38 *Uddiyana* = „hochfliegen".

Durch das Üben über einen Zeitraum von sechs Monaten, überwindet der *Yogi* mit Sicherheit den Tod. Das Verdauungsfeuer wird entzündet und der ganze Körper wird besser durchblutet.

Durch konsequentes Üben wird auch *Vigrahasiddhi* erreicht.

Der *Yogi* besiegt damit alle Arten von Krankheiten.

Der *Yogi*, nachdem er die Anleitungen von seinem Lehrer (*Guru*) dazu erhalten hat, soll diese Übung mit großer Sorgfalt ausführen.

Shiva Samhita IV/48-52

Vigraha bedeutet wörtlich „Körper, Form", *Siddhi* „Vollendung, Befreiung, Macht". *Vigrahasiddhi* bedeutet also die „Macht über Körper und Form, den Mikrokosmos" und damit natürlich auch die vollständige „Macht" über den Körper, seine „Befreiung".

Uddiyana bedeutet „aufsteigen, hochfliegen" und deutet an, was diese Übung bewirkt: das Aufsteigen der Lebensenergie im Körper. *Uddiyana Bandha* stärkt und fördert die **Durchblutung der inneren Organe** im Becken; daher gilt dieser Verschluss als besonders heilsam bei allerlei **Magen-**, **Darm-** und **Unterleibsbeschwerden**, insbesondere **Verdauungsstörungen**, **Wurmerkrankungen**, **Diabetes**. Diese Übung **regt die Verdauungstätigkeit an**, die **Unterleibsorgane werden gekräftigt**; **Leber**, **Bauchspeicheldrüse**, **Nieren** und **Milz** werden sanft massiert und dadurch gesünder. Die Funktion der oberhalb der Nieren sitzenden **Nebennieren** wird normalisiert. Diese Nebennieren produzieren unter anderem eine große Zahl von Hormonen wie **Geschlechtshormone**, **Adrenalin** und **Noradrenalin**, die zur Regulierung des **Kreislaufes** dienen, **Aldosteron**, das den **Salz-** und **Wasserhaushalt** steuert, **Cortison** und **Corticosteron**, die den **Fett-**, **Kohlehydrat-** und **Proteinstoffwechsel** kontrollieren, um nur die wichtigsten zu nennen. Durch eine sanfte „Massage", eine Förderung ihrer Durchblutung und eine verstärkte Versorgung der Nebennieren mit *Prana* üben wir daher eine harmonisierende, **verjüngende Wirkung** auf den gesamten Organismus aus. Die Wertschätzung, die diese Übung in den Reihen der Yogis genießt, wird verständlich.

„Wer dieses übt, wird wieder jung.“

Hatha-Yoga Pradipika III/57

- Nehmen Sie eine Ihnen angenehme Sitzhaltung ein, am besten *Padmasana* (Lotussitz), *Siddhasana* (Meistersitz)oder *Vajrasana* (Diamantsitz). Zu Beginn der Praxis wird diese Übung von vielen im Stehen einfacher empfunden. Stehen Sie, wenn Sie diese Form der Praxis wählen, mit leicht gespreizten Beinen und durchgedrückten Knien.
- Legen Sie die Hände auf die Knie.
- Schließen Sie die Augen, und entspannen Sie sich.
- Atmen Sie tief aus, und verharren Sie in diesem ausgeatmeten Zustand (*Bahya Kumbhaka*) während der gesamten Dauer der Übung.
- Richten Sie Ihre Achtsamkeit während der gesamten Übung auf das Nabelzentrum (*Manipura Chakra*).
- Führen Sie *Jalandhara Bandha*, den Kinnverschluss, aus, drücken Sie die Arme durch.
- Ziehen Sie den Bauch möglichst vollständig ein, der Wirbelsäule zu.
- Halten Sie diesen Verschluss möglichst lange, so lange Ihnen dies anstrengungslos möglich ist.
- Entspannen Sie die Bauchmuskulatur, lösen Sie den Kinnverschluss, und atmen Sie ein.
- Wiederholen Sie diese Übung einige Male, sobald sich Ihre Atmung normalisiert hat.

Auch dieser Verschluss wird natürlich am besten im Zusammenhang mit *Pranayamas* und *Mudras* ausgeführt. Wenn Sie diese Übung zunächst für sich allein, ohne Verbindung mit *Pranayamas* ausführen, wählen Sie am besten die Zeit nach den *Asanas* und *Pranayamas*, vor der Meditation.

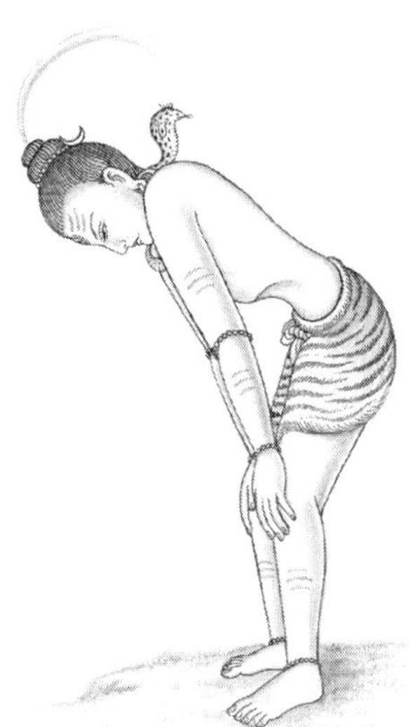

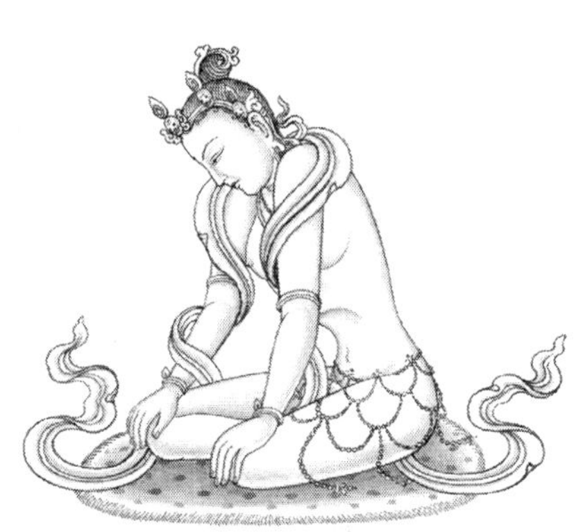

Diese Übung sollte nur mit **leerem Magen und Darm** und – mit Ausnahme einiger fortgeschrittener Atemtechniken – in **ausgeatmetem** Zustand (*Bahya Kumbhaka*) durchgeführt werden. Außerdem **verbietet** sich diese Übung für **Schwangere** oder Personen, die an **Herzbeschwerden**, **Magen**- und **Darmgeschwüren** leiden. Konsultieren Sie in diesen Fällen auf jeden Fall den Arzt, bevor Sie mit Ihren Übungen beginnen!

Mula(dhara) Bandha, der Verschluss des Perineums (Unterleibsverschluss)

„Wenn sich Prana *und* Apana *(auf- und absteigender Hauch), Same und Klang, durch* Mula Bandha *verbinden, stellt sich zweifellos Erfolg im Yoga ein.*

Durch die Reinigung und Vereinigung von Prana *und* Apana *werden Urin und Exkremente reduziert, und selbst ein alter Mann wird durch die regelmäßige Praxis von* Mula Bandha *wieder jung.*

Aufwärts getrieben erreicht Apana *den Bereich des Verdauungsfeuers und verstärkt dessen Flamme.*

Diese beiden, Verdauungsfeuer und Apana, *vereinigen sich mit dem von Natur aus heißen* Prana; *der, solchermaßen entflammt, Hitze im Körper verursacht.*
Die bis zu diesem Zeitpunkt schlafende Kundalini *wird erwärmt und erwacht.*
Sie wird gerade wie eine Schlange, die mit einem Stock erschlagen wurde.
Sie begibt sich in Brahma Nadi (Shushumna), *wie eine Schlange in ihr Loch; deshalb sollten die Yogin stets* Mula Bandha *praktizieren."*

Hatha-Yoga Pradipika III/63-68

Und die *Gheranda Samhita* meint:

„Wer den Ozean des Lebens überqueren will, sollte an einem stillen Ort *Mula Bandha* üben.
Durch diese Praxis wird der Fluss *Pranas* zweifellos kontrolliert.
Übt dies schweigend, sorgfältig, ohne nachzulassen."

Gheranda Samhita III/16, 17

Mula bedeutet „Wurzel, Ursprung", *Bandha* bedeutet „Verschluss". *Mula Bandha* bedeutet also den Verschluss des Wurzelzentrums, die Kontraktion des *Muladhara Chakra*, dem Sitz der „Schlangenkraft" *Kundalini*.

Durch das Üben von *Mula Bandha* wird die natürliche Tendenz *Apanas*, nach unten zu strömen und den Körper zu verlassen, umgekehrt. *Apana* wird zum Aufwärtsströmen gebracht, so dass er sich schließlich mit *Prana* vereint. Durch die Vereinigung dieser beiden Hauptenergieströme im menschlichen Körper wird die **Vitalität gestärkt** und die *Kundalini* erweckt. Die **Nerven des Beckenbodens** werden stimuliert, die hiermit verbundenen **Geschlechts-, Verdauungs-** und **Ausscheidungsorgane** gestärkt. Die **Afterschließmuskeln** werden gekräftigt und die **Peristaltik des Darms** verbessert, **Verdauungsbeschwerden** und **Hämorrhoidenleiden** und **Verstopfung** beseitigt. Diese Übung ist vor allem auch **für ältere Menschen** äußerst wertvoll, da sie auf Grund dieser Übung die **Ausscheidung** besser kontrollieren können. *Mula Bandha* beseitigt **Nervosität** und steigert das **Konzentrationsvermögen.**

- Nehmen Sie eine Ihnen angenehme Meditationsstellung – am besten *Siddhasana/Siddha Yoni Asana* (Meisterstellung) oder *Padmasana* (Lotussitz) – ein.
- Legen Sie die Hände auf die Knie, schließen Sie die Augen und entspannen Sie sich.
- Richten Sie Ihre Achtsamkeit während der gesamten Übung auf *Muladhara Chakra*, das Wurzelzentrum.
- Atmen Sie tief ein, während sie gleichzeitig die Muskeln des Beckenbodens (nur des Beckenbodens, nicht die Analschließmuskeln) kontrahieren, nach oben ziehen. Der Höhepunkt der Einatmung ist gleichzeitig der Höhepunkt der Kontraktion.
- Atmen Sie aus, während sie gleichzeitig den Verschluss lösen. Der Höhepunkt der Ausatmung ist gleichzeitig der Höhepunkt der Entspannung.
- Wiederholen Sie diese Übung fünf bis zehn Mal im Rhythmus Ihres Atems.

Diese Übung kann auch in eingeatmetem (*Antara Kumbhaka*) oder ausgeatmetem Zustand (*Bahya Kumbhaka*) gemeinsam mit *Jalandhara Bandha* (siehe S. 171) ausgeführt werden. Wie die anderen Verschlüsse kann man *Mula Bandha* im Zusammenhang mit bestimmten *Asanas*, *Mudras* und *Pranayamas* ausführen. Wird *Mula Bandha* für sich praktiziert, sollten Sie diese Übung am besten zwischen *Pranayamas* und Meditation platzieren.

Oftmals fällt es zu Beginn nicht leicht, die einzelnen Muskeln des Beckenbodens zu lokalisieren. Versuchen Sie es immer wieder, so dass Ihnen die „Isolierung" einzelner Muskelgruppen in diesem Bereich bald mühelos gelingt.

Maha Bandha, der „Große Verschluss"

„Dieser Verschluss ist das beste Mittel, die Fallstricke des Todes zu lösen. Es führt zur Verbindung der (Luft-)Ströme von *Ida*, *Pingala* und *Shushumna* und führt den Geist zum *Kedar*[39].

Hatha-Yoga Pradipika III/24

„*Mahabandha* ist der größte *Bandha*, er besiegt Tod und Verfall; auf Grund dieses *Bandha* erreicht ein Mann all seine Wünsche."

Gheranda Samhita III/20

Maha Bandha ist eine Vereinigung der drei zuvor beschriebenen Verschlüsse *Jalandhara Bandha*, *Uddiyana Bandha* und *Mula Bandha* und wird daher auch der „dreifache Verschluss" genannt (vgl. S. 170). Erst wenn diese einzeln geübt und gemeistert sind, kann *Maha Bandha* sinnvoll praktiziert werden!

Die **Auswirkungen** dieser Übung sind mit **denen der drei Einzelübungen identisch**. Darüber hinaus ist *Maha Bandha* eine sehr wirkungsvolle Methode, den Fluss **psychischer Energie** zu verstärken und den Geist auf die **Meditation** vorzubereiten.

- Setzen Sie sich in eine Meditationshaltung Ihrer Wahl, am besten in den *Siddhasana/Siddha Yoni Asana* (Meistersitz), und entspannen Sie sich.
- Atmen Sie tief ein, dann möglichst vollständig aus.
- Führen Sie nun *Jalandhara Bandha*, dann *Uddiyana Bandha* und schließlich *Mula Bandha* aus. Wann immer diese Verschlüsse gemeinsam durchgeführt werden, muss diese Reihenfolge eingehalten werden!

[39] *Kedar* = mystischer Wohnsitz SHIVAS; in der Natur ein Gipfel im Himalaya, im menschlichen Körper die Stelle zwischen den Augenbrauen (*Ajna Chakra*).

- Richten Sie – in ausgeatmetem Zustand (*Bahya Kumbhaka*) – Ihre Achtsamkeit zunächst für einige Augenblicke auf das Wurzelzentrum (*Muladhara Chakra*), dann auf das Nabelzentrum (*Manipura Chakra*) schließlich auf das Kehlkopfzentrum (*Vishuddhi Chakra*). Wiederholen Sie diesen Zirkel, so oft es Ihnen anstrengungslos möglich ist. Eine gute Möglichkeit, die Konzentration zwischen diesen drei Zentren „rotieren" zu lassen, besteht darin, die einzelnen Zentren jeweils in Gedanken mit dem jeweiligen Sanskritnamen zu benennen: *Muladhara – Manipura – Vishuddha.*

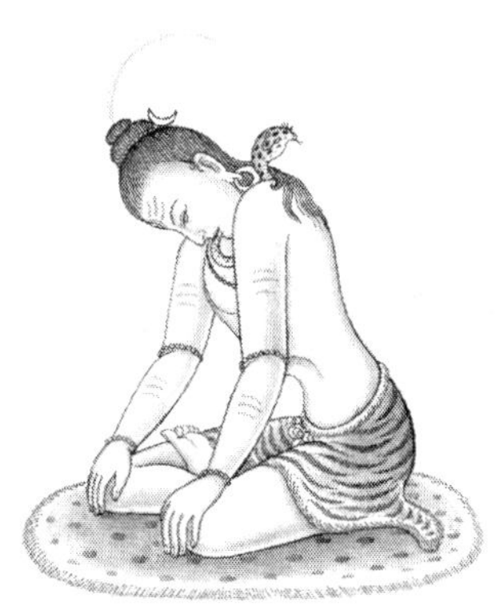

- Lösen Sie die drei Verschlüsse in umgekehrter Reihenfolge, also zunächst den Wurzelverschluss (*Mula Bandha*), dann den Bauchverschluss (*Uddiyana Bandha*), schließlich den Kehlkopfverschluss (*Jalandhara Bandha*).
- Atmen Sie tief ein und aus; und wiederholen Sie die Übung fünf bis zehn Mal.

Mudras

„Nun werde ich euch das beste Mittel zeigen, um Erfolg im *Yoga* zu erreichen.
Wer diese Übungen ausführt, sollte sie geheim halten.
Es ist der am schwersten zu meisternde *Yoga*.
Wenn die schlafende Göttin *Kundalini* durch die Gnade des *Guru* erweckt wird, werden alle *Chakren* aktiviert, alle Bande leicht vollständig durchstoßen.
Deshalb also, um die Gottheit, die im Rachen *Brahmarandhras* schläft, zu erwecken, sollten die *Mudras* mit äußerster Sorgfalt praktiziert werden"

Shiva Samhita IV/12-14

Mudras (Skrt. „Siegel, Zeichen") bezeichnen zum einen bestimmte rituelle Handhaltungen (*Hastas*), z.B. *Dhyana Mudra*, die Geste der Meditation, zum anderen bezeichnet dieser Begriff Übungen für Fortgeschrittene, die ursprünglich (s. o.) geheimgehalten und nur an Eingeweihte weitergegeben wurden. Diese *Mudras* – meist Verbindungen von *Asanas*, *Pranayamas* und/oder *Bandhas* – gelten als höchst wirksame Techniken zur Erreichung höherer Bewusstseinszustände. Auch einige *Asanas* (z.B. *Viparita Karani*, die „Umgekehrte Haltung" oder „Halbe Kerze") gelten als *Mudras*. Ihnen allen werden heilende, vitalisierende und verjüngende Wirkungen zugesprochen. Sie prägen das Leben des Praktizierenden, drücken ihm ihren Stempel, ihr Siegel auf.

Ich möchte aus der Vielzahl der *Mudras*, die die verschiedenen Meister lehren, neben den schon Behandelten (s. o.) einige mir besonders für die tägliche Praxis geeignete herausgreifen.

Khechari Mudra, Der Gaumenverschluss

„Der weise Yogi, an einem Platz ohne jegliche Störungen in der Diamantstellung (Vajrasana) *sitzend,sollte seinen Blick fest auf die Mitte zwischen den Augenbrauen richten und die Zunge nach hinten legen und in der Höhle unter der Epiglottis fixieren.*

Mit äußerster Sorgfalt wird die Zunge an der Quelle des Nektars platziert. Diese Mudra, *von mir auf Wunsch meiner Anhänger beschrieben, ist* Khechari Mudra.

Oh, meine Geliebten! Dies ist die Quelle allen Erfolges.
Wer sie praktiziert, wird täglich den Unsterblichkeitstrank (Ambrosia) trinken.
*Durch diese Übung erreicht man die Macht über den Mikrokosmos (*Vigraha Siddha*), gerade so wie ein Löwe Macht über den Elefant des Todes erreicht.*

Ob rein oder unrein, in welcher Verfassung man auch immer sein mag, wer Erfolg in der Khechari Mudra *erreicht, wird rein.*
Daran besteht kein Zweifel.

Wer diese Übung auch nur für einen Augenblick praktiziert, überquert den großen Ozean der Sünden und wird, nachdem er die Freuden der Götterwelt erfahren hat, in einer edlen Familie wiedergeboren.

Wer diese Khechari Mudra *ruhig und ohne Trägheit ausführt, für den dauert die Zeit von hundert* Brahmas[40] *nur Sekunden.*

Wer die Khechari Mudra *den Anleitungen des Guru entsprechend kennt, erreicht das Höchste, selbst wenn er große Sünden auf sich geladen hat.*

Oh ihr Diener der Götter! Diese Mudra, *kostbar wie das Leben selbst, sollte nicht jedermann gelehrt werden, sie sollte sorgfältig geheimgehalten werden.*"

Shiva Samhita IV/31-37

Diese Übung **beeinflusst** in positiver Weise **das Verhältnis zwischen physischem Körper und geistiger Aktivität**. Sie **stimuliert** die druckempfindlichen **Zonen der Gaumenhöhle** und **regt** die hier liegenden **Drüsen zur Sekretion an**. Dies führt zu außerordentlich positiven Auswirkungen auf die Gesundheit des gesamten Körpers. Diese *Mudra* **erweckt die schlafende *Kundalini*** und hilft, die **vitale Energie im Körper** zu **bewahren**. Im taoistischen Yoga heißt es sogar, dass ohne Ausübung dieser *Mudra* die in der Meditation gewonnene Energie wieder verloren gehe.

Dieser *Mudra* kommt eine ganz besondere Bedeutung innerhalb des Systems der *Mudras* und *Bandhas*, der Siegel und Verschlüsse, zu. *Khechari* bedeutet wörtlich: „Sich im Luftraum bewegend". Ihre archaische Ausführung – ein langsames, schrittweises Durchtrennen des Zungenbändchens, bis die Zunge tief in den Rachenraum „geführt" werden kann – würde ich allerdings wirklich keinem empfehlen! Die hier erläuterte

40 Ein *Brahma* = altindische Zeiteinteilung, ein „Brahma-Jahr". Nach altindischer Vorstellung dauert das Leben des Schöpfergottes Brahma hundert Brahma-Jahre; ein Tag im Leben Brahmas dauert 4 320 000 Menschenjahre.

Form des Gaumenverschlusses bietet einen wesentlich einfacheren und völlig ungefährlichen Weg, der doch alle positiven Auswirkungen dieser Übung beinhaltet.

- Setzen Sie sich in eine Ihnen angenehme Meditationshaltung (Meistersitz, Diamantsitz, Lotus usw.) oder aufrecht auf einen Stuhl; schließen Sie die Augen und entspannen Sie sich.
- Richten Sie nun Ihre Aufmerksamkeit auf Zunge und Rachenraum, den Blick der geschlossenen Augen – wenn Sie möchten – auf die Mitte zwischen den Augenbrauen.
- Rollen Sie die Zunge anstrengungslos so weit wie möglich nach hinten, so dass ihre Unterseite den oberen, weichen Teil des Gaumens berührt.
- Verharren Sie in dieser Position bei normaler Atmung so lange Ihnen dies möglich ist.

Versuchen Sie mit fortschreitender Übungspraxis die Atmungsfrequenz zu verlangsamen.

Diese Übung kann sehr wohl als **eigenständige Meditationspraxis** betrachtet werden; doch kann die *Khechari Mudra* auch in Verbindung mit anderen Formen der Meditation oder bei bestimmten *Pranayamas* (z.B. *Ujjayi*) oder *Asanas* (z.B. *Sarvangasana*) durchgeführt werden.

Vajroli, der Donnerkeil

„Getrieben vom Erbarmen für meine Anhänger, werde ich nun Vajroli Mudra *erklären, den Zerstörer der Dunkelheit in der Welt, das größte Geheimnis unter allen Geheimnissen.*

Selbst wenn man all seinen Wünschen folgt, ohne sich an die Regeln des Yoga zu halten, kann man, im weltlichen Leben stehend, befreit werden, wenn man Vajroli Mudra *praktiziert.*

Die Praxis des Vajroli-Yoga *führt zur Befreiung, selbst wenn man in Sinnenfreudigkeit gefangen ist, deshalb sollte sie äußerst sorgfältig praktiziert werden.*

Shiva Samhita IV/53-55

Die erste Ausgabe der *Shiva Samhita*, die ich einst vor vielen Jahren aus Indien mitbrachte, endete bei der Beschreibung dieser *Mudra* hier, wendete sich sofort der nächsten *Mudra* zu; und eine deutsche Ausgabe der *Hatha Yoga Pradipika* aus dem Jahre 1893 wechselte verschämt ins „wissenschaftliche" Latein, als sie sich dieser Übung zuwandte. Was war das Geheimnis dieser Übung?

Als ich meinen Freund und Lehrer Lal Bahadur Basnet auf diese Übung ansprach, reagierte er keineswegs unwissend oder verschämt – doch er war eben auch ein Freigeist in jeder Beziehung. „Sie hat ihre Wurzeln im *Tantra*[41]", sagte er. „Und alles, was auch nur im entferntesten mit Sex zu tun hat, wird in Indien eben verschwiegen, unter der Decke gehalten, und gerade deshalb ist Sex in Indien geradezu eine gesamtgesellschaftliche Obsession. Bei der tantrischen Ausführung dieser Übung geht es darum, den männlichen Samen im Zeitpunkt der Ejakulation zurückzuhalten und gleichzeitig das Sekret der weiblichen Sexualorgane mit dem Penis „aufzusaugen". Aber ich glaube nicht, dass noch irgendeiner diese Übung so vollzieht. Sie dient – in dieser Form – nur noch ein paar selbsternannten *Gurus* dazu, möglichst viele ihrer Verehrerinnen ins Bett zu bekommen und sich – ohne schlechtes Gewissen – den Sinnesfreuden hinzugeben." Später dann zeigte er mir eine Variante dieser Übung, die durchaus Eingang in die tägliche Praxis finden kann, ohne sie mit sexuellen Praktiken zu verbinden. Ich nenne Sexualität nichts Schlechtes, sie bedarf aber keineswegs eines „pseudoreligiösen Deckmäntelchens" unter dem sich so manches verbergen lässt …

Der Vollständigkeit halber – um nicht selbst in die Unkultur des Verschweigens zu verfallen – will ich hier aber die dementsprechenden Passagen der *Shiva Samhita* wiedergeben, bevor ich die Praxis beschreibe, wie ich sie erlernt habe:

41 In diesem Zusammenhang der *Vama-Marga*, der „Linkshändige Weg", der „*Tantra* der linken Hand", der sexuelle Praktiken in das Bemühen um Befreiung einbezieht.

„Lass den begabten Übenden zunächst einmal im Einklang mit den rechten Methoden bei der Kopulation die Keimzellenflüssigkeit aus den weiblichen Fortpflanzungsorganen durch die Harnröhre aufsaugen und den eigenen Samen zurückhalten.

Wenn der Samen sich zu bewegen beginnt, stoppt man seinen Austritt durch das Praktizieren von Yoni Mudra.
Man lenkt den Samen in die linke Röhre und beendet den Geschlechtsverkehr.
Nach einiger Zeit beginnt man von neuem.
Den Anweisungen seiner Lehrer folgend und den Klang HUM *ausstoßend, zieht man durch die Kontraktion* Apana Vayus *die Keimflüssigkeit durch die Harnröhre.*

Der Yogi, Verehrer der Lotosfüße seines Guru, sollte, um raschen Erfolg im Yoga zu erreichen, auf diese Weise auch Milch und Nektar aufsaugen.
Wissend, dass der Samen mondartig ist, und die weibliche Keimflüssigkeit das Emblem der Sonne trägt, sollte der Yogi sie mit großer Sorgfalt im eigenen Körper vereinigen.
Ich bin der Samen, die Shakti *ist die Keimflüssigkeit, wenn die beiden sich vereinen, wird der Yogi Erfolg haben und der Körper göttlich strahlend.*
Die Ejakulation des Samens ist der Tod, ihn zu bewahren, ist Leben.
Lass deshalb den Yogi seinen Samen mit großer Sorgfalt bewahren.
Wahrlich, wahrlich, die Menschen werden geboren und sterben durch den Samen. Dies wissend, sollte der Yogi stets seinen Samen bewahren.

Shiva Samhita IV/56-61

Diese Übung **kräftigt** und **regeneriert das gesamte Urogenitalsystem und beseitigt Inkontinenz** und **Prostatavergrößerungen. S**ie **kräftigt und verengt** die durch eine Geburt geweiteten **Scheidenwände, beseitigt verfrühte Ejakulation**, **stärkt** die **Potenz, verleiht größere Vitalität** und aktiviert das ***Svadhishthana Chakra*** (Sakralzentrum).

Diese Übung wird in zwei Varianten – *Sahajoli* und *Amaroli* – beschrieben. Vor allem einige *tantrische Yogis* priesen die geradezu unerschöpfliche sexuelle Energie, die man aus dieser Übung schöpfen sollte, so dass sie bald schon bei vielen „seriösen" *Yogis*, die sich der Askese verschrieben hatten, in Misskredit kam. Zwar kann diese Übung – von fortgeschrittenen Schülern – auch während des Geschlechtsverkehrs praktiziert werden, um das – oft ziemlich sinnlose – „Verschleudern" der Lebensenergie in unseren Tagen zu verhindern. Die von den meisten wahren *Yogis* unserer Zeit bevorzugte Form des „Donnerkeils" ist weit einfacher und bietet doch alle Segnungen dieser Übung:

- Setzen Sie sich in eine Meditationshaltung, am besten *Siddhasana/ Siddha Yoni Asana*, die Meisterstellung.
- Schließen Sie die Augen, und entspannen Sie sich.
- Richten Sie Ihre volle Aufmerksamkeit auf Ihren Unterleib, auf das *Svadhishthana Chakra.*
- Versuchen Sie nun die Harnröhre aufwärts zu ziehen, während Sie einatmen. Dies ähnelt der Bewegung, mit der man versucht, das Urinieren zurückzuhalten. Die höchste Anspannung sollte mit dem Höhepunkt der Einatmung zusammenfallen. Penis und Hoden des Mannes, bei der Frau die Vagina, sollten sich entsprechend der Kontraktion leicht nach oben bewegen.
- Halten Sie einen Augenblick inne, und richten Sie Ihre Achtsamkeit auf diese Erfahrung.
- Lösen Sie ausatmend die Anspannung, die Geschlechtsteile kehren in ihre Ausgangslage zurück.
- Wiederholen Sie diese Übung im langsamen Rhythmus Ihres Atems bis zu fünfundzwanzig Mal.

Ashvini Mudra, die Stutenstellung

Eine weitere – nicht in der *Hatha Yoga Pradipika* erwähnte – *Mudra* soll hier dargestellt werden, da sie am besten im Zusammenhang mit *Vajroli* praktiziert werden sollte.

> „Diese *Ashvini Mudra* ist eine wahrhaft große *Mudra*.
> Sie beseitigt alle Erkrankungen des Mastdarms.
> Sie verleiht Kraft und Energie und schützt vor einem frühen Tod."
>
> **Gheranda Samhita III/83**

Ashvini ist der Name einer göttlichen Nymphe, einer Gemahlin des Sonnengottes *Surya*, die sich einst in Form einer Stute verbarg. Daher der Name der Übung: Die Kontraktion der Analschließmuskeln erinnert an die Bewegungen einer Stute nach dem Urinieren.

Diese Übung führt – zunächst einmal – zur bewussten **Wahrnehmung und Kräftigung der Afterschließmuskeln**, zur **Stärkung des Beckenbodens** und der **„Entstauung" der Venen am Enddarm**. Sie ist daher ein gutes Mittel gegen **Hämorrhoiden** und gut während der **Schwangerschaft**. Sie regt das ***Muladhara Chakra*** an, treibt ***Apana*** (den „nach unten strömenden Hauch") nach oben und erweckt die ***Kundalini***.

- Setzen Sie sich in eine Meditationshaltung – am besten den Meistersitz (*Siddhasana/Siddha Yoni Asana*) – und entspannen Sie sich.
- Richten Sie Ihre Aufmerksamkeit mit geschlossenen Augen auf Ihren Unterleib und versuchen Sie langsam, während Sie einatmen, Ihre Afterschließmuskeln (nur die Afterschließmuskeln, nicht die Muskeln des Beckenbodens, siehe *Mula Bandha*) zu kontrahieren. Der Höhepunkt der Anspannung fällt mit dem Höhepunkt der Einatmung zusammen.
- Halten Sie Atem und Spannung einige Augenblicke an.
- Lösen sie die Spannung, während Sie ausatmen.

- Wiederholen Sie diese Übung im langsamen Rhythmus Ihres Atems **fünf bis zehn Mal.** Diese Übung kann auch in die **Endstellung vieler *Asanas*** einbezogen werden.

Oftmals fällt es zu Beginn nicht leicht, die einzelnen Muskeln des Beckenbodens zu lokalisieren. Versuchen Sie es immer wieder, so dass Ihnen die „Isolierung" einzelner Muskelgruppen in diesem Bereich bald mühelos gelingt (siehe *Mula Bandha*).

Ashvini-Mula Bandha-Vajroli-Kombination

Eine höchst wirkungsvolle – und gleichzeitig zeitsparende – Variante ist die Kombination der drei Einzelübungen *Ashvini Mudra*, *Mula(dhara) Bandha* und *Vajroli* zu einer einzigen Übungsfolge:

- Setzen Sie sich hierzu in eine Meditationshaltung, und entspannen Sie sich.
- Legen Sie die Hände auf die Knie, richten Sie sich vollständig auf, und richten Sie Ihre Achtsamkeit auf den Unterleib.
- Atmen Sie tief ein und kontrahieren Sie im langsamen Rhythmus Ihres Atems die Afterschließmuskeln in *Ashvini Mudra*, der Stutenhaltung.
- Führen Sie dies Übung insgesamt **fünfmal** aus.
- Atmen Sie tief ein, während sie gleichzeitig die Muskeln des Beckenbodens (nur des Beckenbodens, nicht die Analschließmuskeln) kontrahieren und nach oben ziehen. Der Höhepunkt der Einatmung ist gleichzeitig der Höhepunkt der Kontraktion (*Mula Bandha*).
- Lösen Sie ausatmend die Spannung. Führen Sie auch diese (Teil-) übung fünf Mal aus.

- Richten Sie Ihre Achtsamkeit nun auf das *Svadhishthana Chakra* und führen Sie fünf Runden des Donnerkeils (*Vajroli*) wie oben aus, der Höhepunkt der Einatmung ist gleichzeitig der Höhepunkt der Kontraktion.
- Entspannen Sie sich vollständig und verharren Sie einige Augenblicke mit geschlossenen Augen.

Viparita Karani, die Umkehrhaltung (Halbkerze)

Viparita bedeutet „umgekehrt", *Karani* ist die „Schaufel"; und wie eine umgekehrte, aufrechtstehende Schaufel mutet die Endstellung dieser Übung an.

*„Die Sonne (*Prana*) wohnt an der Wurzel des Nabels, der Mond (*Apana*) an der Wurzel des Gaumens (Gaumendach); den Prozess, durch den die Sonne (*Prana*) aufwärts und der Mond (*Apana*) abwärts gebracht wird, nennt man* Viparita Karani.

Diese Übung ist eine geheime Mudra *in allen* Tantras *(Texten, Lehren) … Durch das fortwährende Praktizieren dieser* Mudra *werden Zerfall und Tod besiegt.*

Wer sie ausübt, wird zum Eingeweihten, der nicht einmal im Pralaya[42] *untergeht."*

Gheranda Samhita III/33-36

„Der Yogin, der diese Übung drei Stunden täglich praktiziert, besiegt den Tod. Er wird nicht einmal im Pralaya *zerstört.*

*Wer diesen Nektar (*Chandra*)*[43] *trinkt, wird den Vollkommenen (*Siddhas*) gleich; wer diesen Verschluss (*Bandha*) praktiziert, wird zum Adepten unter allen Geschöpfen."*

Shiva Samhita IV/46, 47

---

42 *Pralaya* = Auflösung des Universums am Ende eines Schöpfungszyklusses (*Yuga*).

43 Von einer Stelle am hinteren Gaumendach fließt bei dieser Übung auf feinster körperlicher Ebene *Amrita* (*Soma*), der Nektar der Unsterblichkeit.

Auch die *Hatha Yoga Pradipika* beschreibt diese Übung als besonders wichtige *Mudra* zur Vereinigung von *Prana* und *Apana*, Sonne und Mond, *Ha* und *Tha* (*Hatha Yoga Pradipika* III/78 – 81) und betont:

> „Graue Haare und Runzeln werden nach sechs Monaten Übungsdauer verschwunden sein.
> Wer diese Übung täglich praktiziert – selbst für nur zwei Stunden – besiegt den Tod“
>
> **Hatha Yoga Pradipika III/81**

Unter dieser bedeutsamen *Mudra* beschrieben die alten Meister allerdings eine Sonderform des Kopfstandes (*Shirshasana*) mit ausgestreckten Händen. Doch trotz aller möglichen blumenreichen Beschreibungen des Orients wird auch hier ein gravierender Unterschied zwischen dem *Yogin* des Ostens und dem des Westens deutlich: der Faktor Zeit. Zwei bis drei Stunden! Für eine einzige Übung! Doch wenn Sie auch nicht mit dieser letztmöglichen Konsequenz an die Übung herangehen, werden Sie doch großen Nutzen aus ihr ziehen.

Heute versteht man unter der *Viparita Karani* im Allgemeinen eine Variation des Schulterstandes (*Sarvangasana*) – mit hoffentlich ähnlicher Wirkung! –, die im Westen oft wegen ihrer einfacheren Ausführung etwas abwertend als „Halb-Kerze“ bezeichnet wird.

Versuchen Sie, diese Stellung **möglichst lange einzuhalten, zu Anfang jedoch nicht über eine Minute!** Sollten Sie diese Übung länger als drei bis vier Minuten ausführen wollen, empfiehlt es sich – eventuell – seine Lebensgewohnheiten zu ändern: Alkohol, Nikotin, Fleisch und (übertriebene) Sexualität haben dann nichts mehr in Ihrem Leben verloren, die Übung wird zur intensiven spirituellen Praxis (*Sadhana)*, die gewisse Einschränkungen erfordert.

Bei dieser Übung wird die Funktion der **Schilddrüse** angeregt, dadurch werden **Kreislauf** und **Verdauung** sowie das **Nerven**- und das **Drüsensystem** harmonisiert. Das **Hirn** wird besser durchblutet, **Asthma**- und **Bronchitisbeschwerden** werden ebenso verringert wie **Hämorrhoiden** und **Unterleibsbeschwerden**. Selbst **Diabetesleiden** können dadurch beseitigt, zumindest aber verringert werden. Auch zahlreiche Erkrankungen des **Rückgrates** und des **Nackens** werden positiv beeinflusst. Diese Übung stimuliert die Funktion der **Eierstöcke** und lindert **Regelschmerzen** und **Regelblutungen**; sie wirkt **vitalisierend**, beseitigt **Erschöpfungszustände** und **Einschlafstörungen**. Diese Übung harmonisiert den Pranafluss, vereinigt *Prana* und *Apana*.

- Legen Sie auf den Rücken, schließen Sie die Augen, und entspannen Sie sich. Die Füße berühren sich, die Handflächen liegen auf dem Boden.
- Heben Sie die gestreckten Beine einatmend über den Kopf, stützen Sie sich mit den Händen in der Taille ab – die Ellbogen ruhen auf dem Boden – und recken Sie die Beine senkrecht in die Höhe. Der Oberkörper wird allerdings nicht wie beim „Schulterstand" gegen das Kinn gepresst, sondern bildet einen 45°-Winkel zum Boden.
- Verharren Sie in dieser Haltung mit normaler Atmung so lange Ihnen dies anstrengungslos möglich ist.
- Kehren Sie ausatmend, sich langsam abrollend, in die Ausgangsposition zurück. Achten Sie darauf, dass Ihr Kopf während der gesamten Dauer der Übung – vor allem auch während der dynamischen Lösephase – fest am Boden bleibt.
- Liegen Sie auf dem Rücken, und entspannen Sie sich in *Shavasana*, der Totenstellung.

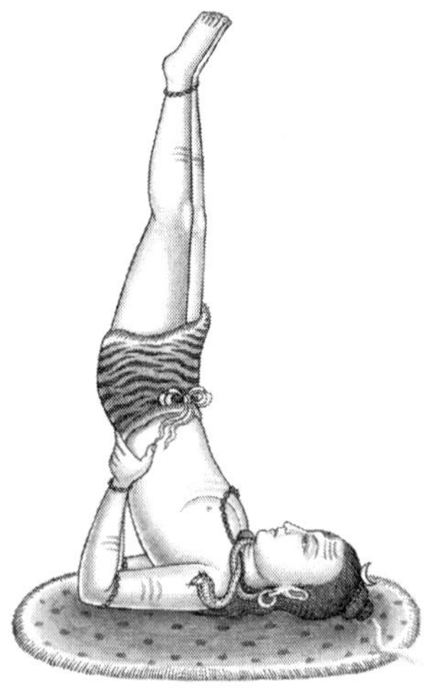

Maha Mudra, Maha Bandha und *Maha Vedha*

Maha Mudra, Maha Bandha und *Maha Vedha* (siehe S. 168 ff) sind eigentlich drei Glieder einer Kette, drei Teile einer einzigen Übung. Sie sollten am besten im Zusammenhang praktiziert werden.

„Maha Mudra *und* Maha Bandha *werden nutzlos, wenn sie nicht durch* Maha Vedha *vervollständigt werden.*

Deshalb sollte der Yogin alle drei sorgfältig aufeinanderfolgend ausführen.

Wer diese drei sorgfältig viermal täglich praktiziert, besiegt unweigerlich innerhalb von sechs Monaten den Tod."

Shiva Samhita IV/27, 28

Maha Mudra, das Große Siegel

„Presse den Damm mit der Ferse des linken Fußes, strecke den rechten Fuß nach vorn und umfasse die (große) Zehe mit Daumen und Zeigefinger.

Indem man die Kehle mit Jalandhara Bandha *verschließt, wird die vorher von außen eingezogene Luft nach unten bewegt.*

Gerade so wie sich eine Schlange gerade aufrichtet wie ein Stock, wenn man sie mit einem Stock schlägt, so wird auch die Shakti *sofort gerade.*

Dann wird die Kundalini, *als wäre sie tot,* Ida *und* Pingala *verlassen und in die* Shushumna *eintreten.*

Dann atme aus, langsam und nicht gewaltsam.

Aus eben diesem Grund nannten die Besten der Weisen diese Übung Maha Mudra.

Diese Maha Mudra *wurde von großen Meistern empfohlen.*

Schwere Schmerzen und Übel wie der Tod werden durch sie besiegt.

Deswegen nennen die Weisen sie Maha Mudra."

Hatha Yoga Pradipika III/10 – 14

„Es gibt nichts Nützliches oder Schädliches [für den, der diese Übung praktiziert], denn das Praktizieren dieser Mudra *zerstört die unheilvollen Auswirkungen aller* Rasas *(Essenzen/Chemikalien).*

Selbst das tödlichste Gift wirkt wie Nektar."

Hatha Yoga Pradipika III/16

„Das Praktizieren von *Maha Mudra* heilt Auszehrung, Verstopfung, eine Vergrößerung der Milz, Verdauungsstörungen und Fieber – eigentlich heilt sie alle Krankheiten."

Gheranda Samhita III/8

Diese Übung regt die **Verdauung** an und beseitigt **Unterleibsstörungen**. Sie kräftigt die **Organe des Bauchraumes**, **Nieren** und **Nebennieren**. **Milzerkrankungen** und Vergrößerung der **Prostata** werden gelindert, **Gebärmuttersenkungen** beseitigt.

- Setzen Sie sich mit ausgestrecktem rechten Bein auf den Boden, das linke Knie wird gebeugt, die linke Ferse liegt unter dem Anus.
- Beugen Sie den Oberkörper gerade soweit nach vorne, dass Sie den großen Zeh des rechten Fußes mit den Fingern (Daumen und Zeigefinger) beider Hände berühren.
- Senken Sie den Kopf, bis das Kinn fest gegen das Brustbein drückt (*Jalandhara Bandha*), oder halten Sie ihn aufrecht, beide Varianten sind gebräuchlich.
- Atmen Sie tief ein. Führen Sie *Mula Bandha* aus, wenn Sie mögen auch **ganz sanft** *Uddiyana Bandha*.
- Halten Sie die Luft an (*Antara Kumbhaka*), so lange Ihnen dies anstrengungslos möglich ist.
- Lösen Sie *Mula Bandha* (und gegebenenfalls *Uddiyana Bandha*), dann *Jalandhara Bandha* atmen Sie langsam aus, und richten Sie sich wieder auf.
- Wiederholen Sie diesen Vorgang drei- bis fünfmal. Führen Sie sodann die Übung mit vertauschter Position der Beine ebenfalls drei- bis fünfmal aus.

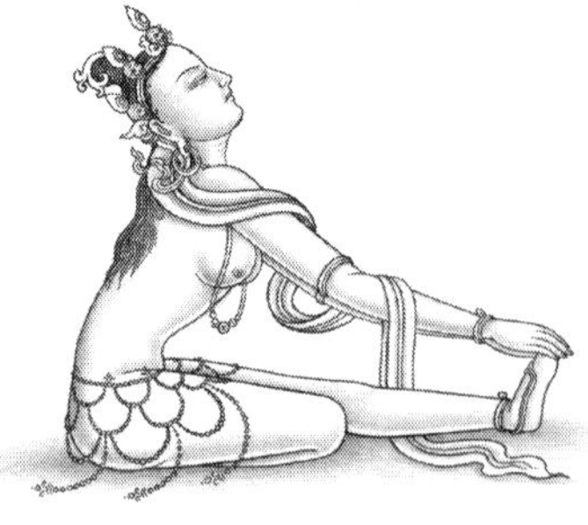

Maha Bandha, der „Große Verschluss" (Siehe S. 168 ff)

Maha Vedha, der „Große Durchdringer"

Maha bedeutet „groß", *vedha* „durchdringen". Mit Hilfe dieser Übung sollen die *Granthis* („Knoten", Blockaden) in der Wirbelsäule (*Shushumna*) durchstoßen, durchdrungen werden.

„So wie Schönheit und Liebreiz einer Frau ohne Gatten nichts nützen, so sind Maha Mudra *und* Maha Bandha *unnütz, wenn sie ohne* Maha Vedha *praktiziert werden.*

Mit Maha Bandha *sitzend sollte der Yogi einatmen und seinen Geist gesammelt halten.*

Die Bewegungen der Vayus Prana *und* Apana *sollen durch Verschließen der Kehle angehalten werden.*

Beide Hände gleichartig auf den Boden setzend, soll er sich nun mit Hilfe der Hände leicht vom Boden heben und mit dem Gesäß sanft auf den Boden schlagen.

Die Luft, die die beiden Kanäle Ida *und* Pingala *verlässt, begibt sich nun in den mittleren Kanal (*Shushumna*).*

Die Vereinigung von Ida *und* Pingala *wird herbeigeführt, um Unsterblichkeit zu erlangen.*

Wenn die Luft wie tot wird, da sie ihren Weg durch Ida *und* Pingala *verlassen hat und angehalten wurde, sollte sie langsam wieder ausgeatmet werden.*

Durch das Praktizieren von Maha Vedha, *die große* Siddhis *verleiht, werden Alter und graues Haar beseitigt und das Zittern des Körpers verschwindet.*

Deshalb wird diese Übung von den besten der Meister praktiziert."

Hatha Yoga Pradipika III/25 – 29

„Der Yogi, der täglich Maha Bandha *und* Mula Bandha *zusammen mit* Maha Vedha *praktiziert, ist der beste der Yogin.*

Für ihn gibt es keine Angst mehr vor dem Tod und der Verfall sucht ihn nicht länger heim.

Diese Maha Vedha *sollte sorgfältig von den Yogis geheimgehalten werden."*

Gheranda Samhita III/23, 24

Diese Übung hilft, **Verspannungen im Rücken** zu beseitigen. Durch die Aktivierung der **Hypophyse** und der **Zirbeldrüse** wird das gesamte **Hormonsystem** zu besserer Funktion angeregt, der **Alterungsprozess** verlangsamt. Vor allem aber dient diese Übung der Erweckung der ***Kundalini*** und der **Erweckung psychischer Kräfte**.

- Setzen Sie sich in *Padmasana* (Lotussitz). Diese Übung kann zwar auch mit ausgestreckten Beinen oder in *Siddhasana* (Meistersitz) ausgeführt werden, verliert dann aber vieles von ihrer Wirkung.
- Bringen Sie die Hände seitlich vom Körper zum Boden – die Finger zeigen nach vorn oder sind zu Fäusten geballt –, schließen Sie die Augen, und entspannen Sie sich.
- Atmen Sie tief ein, und wenden Sie die drei Verschlüsse (*Maha Bandha*) an, während Sie den Atem anhalten (*Antara Kumbhaka*), zunächst *Jalandhara Bandha*, dann – vorsichtig!!! – *Uddiyana Bandha,* dann *Mula Bandha.*
- Verlagern Sie das Gewicht auf die Hände und heben Sie sich langsam vom Boden.
- Lassen Sie das Gesäß mehrere Male (drei bis fünf Mal)sanft zu Boden gleiten.
- Lassen Sie das Gesäß am Boden, lösen Sie die Verschlüsse in umgekehrter Reihenfolge – zunächst *Mula Bandha*, dann *Uddiyana Bandha*, schließlich *Jalandhara Bandha* – und atmen Sie langsam und tief aus.
- Wiederholen Sie diese Übung drei- bis fünfmal.

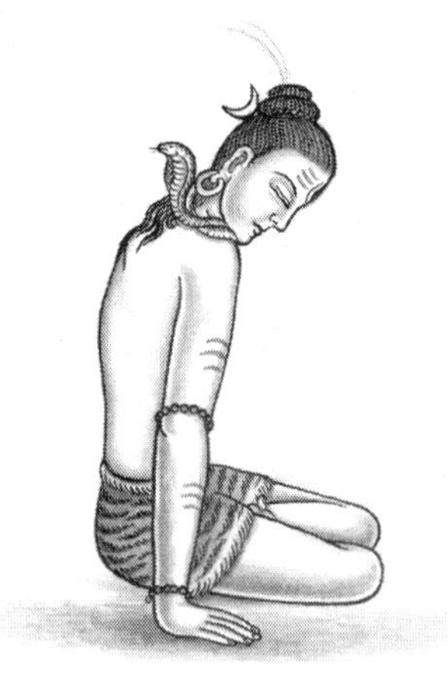

Shakti Chalana, das „Antreiben" der *Kundalini*

Shakti bedeutet „Macht, Stärke", und ist ein Synonym für die (Schlangen-)Energie *Kundalini*, die ihren Ursprung im *Muladhara Chakra* am unteren Ende der Wirbelsäule hat. *Chalana* bedeutet „antreiben", aber auch „überlisten" – wiederum diese geniale Wortwahl der alten Meister …

Mit dieser Übung endet die Darstellung der *Mudras* in der *Hatha Yoga Pradipika*. Obwohl diese Übung in der *Hatha Yoga Pradipika* am ausführlichsten dargestellt wird, ist sie heute weitgehend in Vergessenheit geraten, herrscht – wo sie noch erwähnt wird – Verwirrung. Eine Reihe von Krokodilsübungen, Atemübungen, alles Mögliche wird unter dieser Übung subsumiert. Auch meine Lehrer waren höchst unterschiedlicher Meinung. Eine Übung zur Erweckung der *Shakti*, der *Kundalini* eben. Aber dient nicht alles *Yoga* letztendlich diesem Ziel?

Lassen wir also Swatmarama Suri zu Wort kommen, den Verfasser der *Hatha Yoga Pradipika*:

„Kutilangi, Kundalini, Bhujangi, Sakti, Ishwari, Kundalini, Arundhati – *all diese Worte werden synonym verwendet.*

So wie eine Türe mit einem Schlüssel geöffnet wird, so öffnet der Yogi das Tor zur Erkenntnis indem er die Kundalini *mittels* Hatha-Yoga *erweckt.*

*Die große Göttin (*Parameswari*) schläft und bedeckt das Loch des Ganges, durch den man zum Sitz* Brahmas, *der frei ist von Leiden, gelangen kann.*

Kundalini Shakti *schläft an dem* Kanda[44], *um den Yogis* Moksha, *den Unwissenden Unfreiheit zu geben. Wer dieses weiß, kennt den Yoga.*

Die Kundalini *hat eine gekrümmte Form und wurde als Schlange beschrieben. Wer diese* Shakti *bewegt hat, ist zweifellos befreit (*Mukta*).*

Die junge Tapasvini[45], *die zwischen Ganges und Yamuna (*Ida *und* Pingala*) liegt, sollte mit aller Kraft gefangengehalten werden, um den höchsten Platz zu erreichen.*

---

44 *Kanda* = „Knolle, Knoten"; der Punkt am Ende der Wirbelsäule, wo die *Nadis* ihren Anfang nehmen (siehe S. 346).

45 *Tapasvini* = eine Asketin (von Tapas = „Hitze, Glut, Askese").

Ida *wird Göttin Ganges,* Pingala *Göttin* Yamuna *genannt.*
In der Mitte zwischen Ida *und* Pingala *befindet sich die kindliche Witwe* Kundalini.
Diese schlafende weibliche Schlange sollte aufgeweckt werden, indem man sie am Schwanz packt und festhält.
Durch die Kraft des Hatha Yoga *erwacht die* Shakti *und beginnt sich aufwärts zu bewegen.*

Hatha Yoga Pradipika III/97-104

In *Padmasana/Vajrasana* (Lotussitz/Diamantsitz) sitzend, sollten die Füße fest mit den Händen gehalten werden.
Der *Kanda* wird sich dann nahe dem Punkt befinden, wo die Fußknöchel den Körper berühren; hier sollte er fest gepresst werden.
Der *Yogi*, der im *Padmasana/Vajrasana* sitzt und die *Kundalini* bewegt hat sollte *Bhastrika* ausführen, um die *Kundalini* bald zu erwecken.
Nun sollte *Bhanu* (= *Surya* = Sonne) angespannt werden, um die *Kundalini* zu bewegen.
Es gibt keine Angst mehr für den, der so übt, selbst wenn er sich im Rachen des Todes befindet.

Recht „blumig" sind sie, diese Ausführungen Swatmarama Suris. Blumig und nebulös. Auch die *Gheranda Samhita* bleibt ähnlich nebelhaft, die *Shiva Samhita*:

„Lass den weisen Yogi gewaltsam und fest die im Muladhara Chakra *schlafenden Göttin* Kundalini *mit Hilfe des* Apana Vayu *hochziehen.*
Dies ist Shakti Chalana Mudra, *der Spender aller Kräfte.*
Wer diese Shakti Chalana *täglich praktiziert, verlängert sein Leben und zerstört alle Krankheiten."*

Shiva Samhita IV/53, 54

Hier enden die in der *Hatha Yoga Pradipika* empfohlenen *Mudras.*

„Dies sind die zehn Mudras, *wie sie von* Adinatha *(Shiva) gelehrt wurden.*
Jede von ihnen schenkt dem Übenden großen Erfolg.
Der ist wirklich ein Guru, als Gott geachtet in menschlicher Gestalt, der die Mudras *lehrt, wie sie ihm von seinem Guru überliefert wurden.*
Sich mit der Praxis [dieser Mudras*] verbindend und seinen Worten [den Worten des Lehrers] vertrauend, erlangt man die* Siddhis[46] *wie* Anima[47] *etc. und entgeht dem Tod."*

Hatha Yoga Pradipika III/121-123

Die folgenden *Mudras* sind zwar nicht in der *Hatha Yoga Pradipika* erwähnt, jedoch sind sie für die tägliche Praxis recht nützlich und dabei leicht zu bewerkstelligen:

Shambhavi Mudra, das „Siegel" *Shivas*

„Fixiere den Blick auf den Raum zwischen den Augenbrauen und nimm das Selbst wahr.
Dies ist Shambhavi Mudra, geheimgehalten in allen Tantras[48].
Die Vedas und andere heilige Schriften, die Puranas[49], *sie alle sind wie „öffentliche" Frauen.*
Diese Shambhavi Mudra aber sollte gehütet werden, als sei sie eine Dame aus bester Familie.
Wer die Shambhavi Mudra kennt, ist wie Adinatha, der Erste der Götter (Shiva), er ist ein Narayana[50], *er ist Brahma, der Schöpfer selbst.*

---

46 *Siddhi* = Vollendung, scheinbar übernatürlich Kräfte.
47 *Anima* = „Feinheit, Winzigkeit"; eine der *Siddhis*, klein zu werden wie ein Atom.
48 *Tantra* = „Gewebe, Zusammenhang, Lehrbuch"; in diesem Zusammenhang spirituelle Texte.
49 *Puranas* = „Alte Erzählungswerke"; 18 Legenden über das Leben der Götter.
50 *Narayana* = das Göttliche im Menschen. Bezeichnung für Vishnu, auf der Weltenschlange ruhend, zu Beginn eines neuen Zeitalters.

Maheshvara (Shiva) sagte: „Wahrlich, wahrlich und nochmals wahrlich, derjenige, der die Shambhavi Mudra kennt, ist Brahma. Darüber gibt es keinen Zweifel."

Gheranda Samhita III/64-67

Shambhu ist ein Name *Shivas*, *Shambhavi* ist seine Gemahlin in dieser Gestaltung. Die *Shambhavi Mudra* ist – wie vieles im Yoga – ein aus dem Tantrismus stammender Aspekt von *Shiva*, dem männlichen Prinzip, und *Shakti*, seiner Gemahlin, die das weibliche Schöpfungsprinzip verkörpert. Die Legenden berichten, *Shiva* habe seiner Gemahlin diese Übung gelehrt, damit sie „höhere Achtsamkeit" erlange.

Diese Übung kräftigt die **Augenmuskulatur**; sie **beruhigt Nerven und Geist**, **verbessert** die **Konzentrationsfähigkeit** und führt zu tieferen Stadien der **Meditation**.

Beginnen Sie mit ein paar wenigen Augenblicken, und steigern Sie die Dauer der Übung langsam, um die Augen nicht zu überanstrengen!

- Setzen Sie sich in eine Meditationshaltung. Richten Sie den Oberkörper gerade, und legen Sie die Hände in *Chin Mudra*, der Geste des Bewusstseins, oder in *Jnana Mudra*, der Geste des Wissens (siehe *Hastas.*), auf die Knie.
- Schließen Sie die Augen, und entspannen Sie sich.
- Öffnen Sie die Augen, und schauen Sie nach innen oben auf das Zentrum zwischen den Augenbrauen (*Ajna Chakra*).
- Halten Sie dieses „Starren" zunächst für einige Augenblicke, versuchen Sie, den Fluss der Gedanken zu stoppen und sich Ihres eigenen Selbst bewusst zu werden. Steigern Sie die Dauer der Übung langsam.

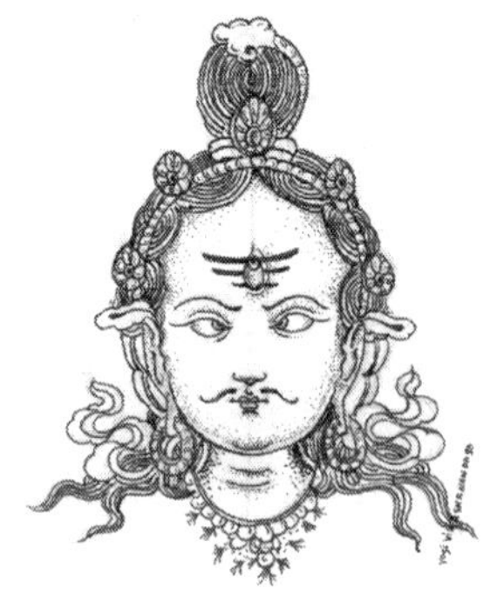

Mit fortgeschrittener Übungspraxis können Sie das „Starren“ auch mit geschlossenen Augen ausführen und so die meditative Wirkung verstärken.

Nasikagra Drishti, der Blick auf die Nasenspitze

Nasa bedeutet „Nase“, *Agra* „Spitze“, *Drishti* „Blick“. *Nasikagra Drishti* ist also das Fixieren des Blicks auf die Nasenspitze. Zwar wird diese *Mudra* in keiner der autoritativen Schriften erwähnt, doch ergänzt sie die Wirkungen der zuvor behandelten Übung (vor allem bei der Stärkung der Augenmuskulatur) und soll deshalb hier kurz erwähnt werden. Auch bei dieser *Mudra* sollte mit wenigen Augenblicken begonnen werden, die Zeitdauer der Übung nur langsam gesteigert werden.

Ihre Wirkungen ähneln denen von *Shambhavi Mudra*. Während jedoch die *Shambhavi Mudra* das *Ajna Chakra* belebt, aktiviert *Nasikagra Drishti* das *Muladhara Chakra*, da die Nase über *Ida*, *Pingala* und *Shushumna* mit dem *Muladhara Chakra* verbunden ist.

- Setzen Sie sich in eine Ihnen angenehme Meditationshaltung. Richten Sie den Oberkörper gerade, und legen Sie die Hände in *Chin Mudra*, der Geste des Bewusstseins, oder in *Jnana Mudra*, der Geste der Wissens (siehe *Hastas*), auf die Knie.
- Schließen Sie die Augen, und entspannen Sie sich.
- Öffnen Sie die Augen, und schauen Sie auf die Nasenspitze.
- Halten Sie dieses „Starren“ zunächst für einige Augenblicke, versuchen Sie, den Fluss der Gedanken zu stoppen und sich Ihres eigenen Selbst bewusst zu werden. Steigern Sie die Dauer der Übung langsam.

Sollten Sie *Shambhavi Mudra* und *Nasikagra Drishti* vor allem ihrer körperlichen Wirkungen wegen ausführen, insbesondere der Kräftigung der Augenmuskulatur, empfiehlt sich eine **Kombination der beiden Übungen**:

- Setzen Sie sich in eine Ihnen angenehme Meditationshaltung. Richten Sie den Oberkörper gerade, und legen Sie die Hände in *Chin Mudra*, der Geste des Bewusstseins, oder in *Jnana Mudra*, der Geste der Wissens auf die Knie.
- Schließen Sie die Augen, und entspannen Sie sich.
- Öffnen Sie die Augen, und schauen Sie nach oben auf das Zentrum zwischen den Augenbrauen (*Ajna Chakra*).
- Schließen Sie die Augen, und entspannen Sie sich.
- Öffnen Sie die Augen, und schauen Sie zur Nasenspitze.
- Schließen Sie die Augen, und entspannen Sie sich.
- Wiederholen Sie diese Kombinationsübung mehrere Male, ohne die Augen zu überanstrengen.
- Reiben Sie zum Abschluss der Übung die Handflächen rasch aneinander, bis sie warm sind, pressen Sie die Handflächen auf die (geschlossenen) Augen.
- Lösen Sie die Hände von den Augen, wenn diese die gesamte Wärme absorbiert haben.
- Richten Sie den Blick (der zunächst noch geschlossenen Augen) zum Boden und öffnen Sie langsam die Augen.

„Diese Mudras, *die zu Glück führen und zur Befreiung, sollten nur jemandem gelehrt werden, der ohne Arg ist, ruhig und mit friedlichem Geist, der seinem Lehrer treu ergeben ist und aus guter Familie stammt.*

Diese Mudras *zerstören alle Krankheiten, sie verstärken das Verdauungsfeuer desjenigen, der sie täglich praktiziert.*
Weder Tod noch Verfall oder Ähnliches kommen zu ihm; er hat weder Angst vor Feuer noch Wasser noch Luft.

Husten, Asthma, Vergrößerung der Milz, Lepra, Krankheiten von zwanzigerlei Art werden wahrhaftig durch das Praktizieren dieser Mudras *beseitigt.*

Oh, Chanda! Was mehr könnte ich Euch sagen? Kurz gesagt, es gibt nichts in dieser Welt, das zu schnellem Erfolg führt, wie diese Mudras.“

Gheranda Samhita III/96-100

Hastas

Einige wichtige Finger- / Handhaltungen

Dhyana Mudra, die Geste der Meditation

Diese *Mudra* ist wohl die am weitesten bekannte: das fleischgewordene Symbol des in sich ruhenden, in tiefster Meditation versunkenen Buddha. Diese *Mudra* ist wohl die geeignetste für die Meditation.

- Legen Sie den Rücken Ihrer rechte Hand auf die Handfläche der linken. Die Daumenkuppen berühren sich, die Hände ruhen im Schoß, bilden zusammen mit den Armen einen in sich geschlossenen Kreis.

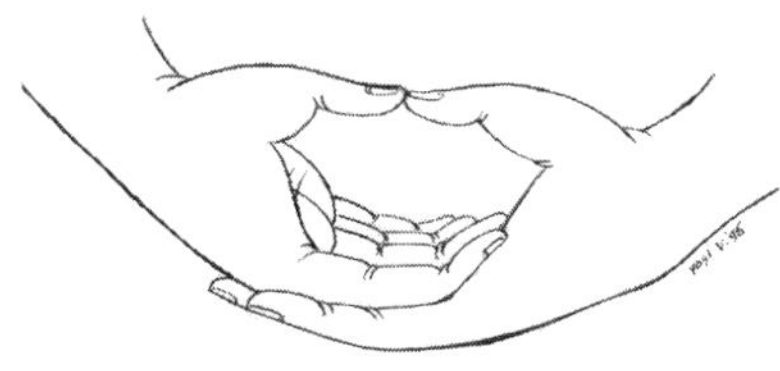

Jnana Mudra, die Geste des Wissens, der Weisheit

Diese *Mudra* findet vor allem bei *Pranayamas* (mit der linken Hand) Anwendung. Einige *Yogis* bevorzugen diese Haltung auch für die Meditation.

- Legen Sie die Hände (bzw. die Hand) mit der Handfläche nach oben auf die Knie. Daumen und Zeigefinger bilden einen Kreis, die drei anderen Finger jeder Hand sind „entspannt gestreckt".

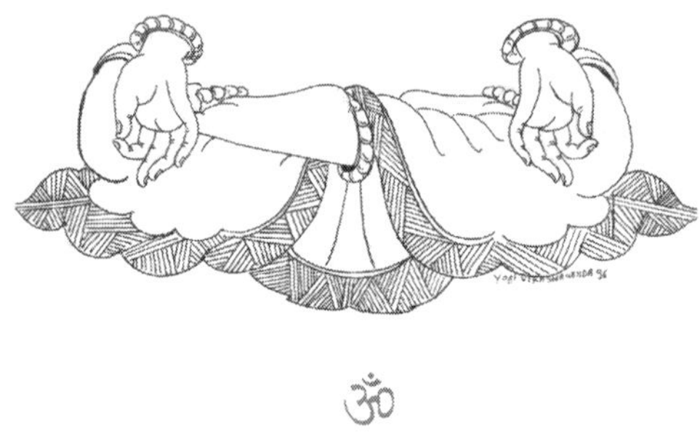

Chin Mudra, die Geste des Bewusstseins

Die feinstofflichen Wirkungen dieser *Mudra* sind mit denen der *Jnana Mudra* identisch; auch sie kann bei einer Vielzahl von Übungen verwendet werden.

- Legen Sie die Hände mit der Handfläche nach unten auf die Knie. Zeigefinger und Daumen bilden wie bei *Jnana Mudra* einen Kreis, die drei anderen Finger jeder Hand sind sanft gestreckt.

Einige Schulen verwenden die beiden Namen genau umgekehrt, bezeichnen *Chin Mudra* als *Jnana Mudra* und umgekehrt.

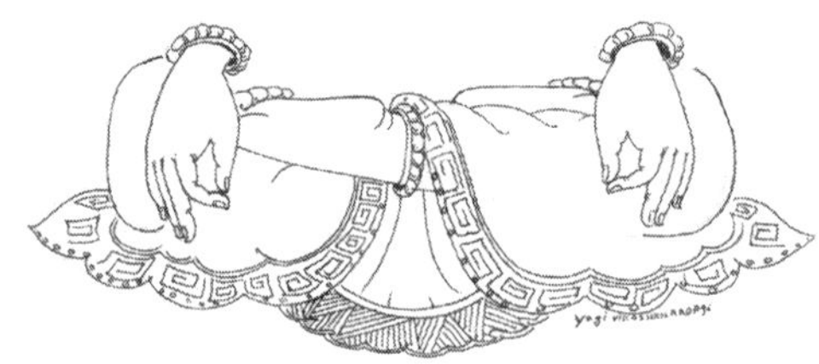

Hastas im Einklang mit den fünf Elementen

– Finger-Yoga

Die folgenden Finger- oder Handhaltungen können im Zusammenhang mit bestimmten Übungen, mit *Asanas, Pranayamas, Mudras, Bandhas* oder Meditationen durchgeführt werden. Im Indien der Yogis stellen sie oft geradezu einen Code dar, den die Adepten benutzen, wenn sie sich zum Beispiel in einer längeren Phase des Schweigens (*Maun*) befinden. Auch in der indischen Heilkunst spielen diese Fingerhaltungen eine Rolle, stehen doch Hände (und Füße) nach indischer Lehre in enger Beziehung zu den Hauptorganen des Körpers. Jeder Finger wird zudem einem der fünf Elemente (*Dhatus*) und einem der unteren *Chakras* zugeordnet:

Finger	Element (***Dhatu***)	***Chakra***
Kleiner Finger	Wasser (*Jala*)	*Svadhishthana Chakra*
Ringfinger	Erde (*Prithvi*)	*Muladhara Chakra*
Mittelfinger	Raum (*Akasha*)	*Vishuddha Chakra*
Zeigefinger	Luft (*Vayu*)	*Anahata Chakra*
Daumen	Feuer (*Agni*)	*Manipura Chakra*

Eine Harmonisierung der einzelnen *Chakren* und das Fließen der Lebensenergie (*Prana*) wird durch sanften Druck auf die jeweilige Fingerkuppe (mindestens 5 Minuten) mit dem Daumen erreicht.

Ein sanfter Druck des Daumen auf den **kleinen Finger** stimuliert das ***Svadhishthana Chakra***, verstärkt das **Wasserelement,** harmonisiert das **Urinsystem,** wirkt **kühlend** und verbessert den **Geschmackssinn.**

Berührt der Daumen den **Ringfinger**, wird das ***Muladhara Chakra*** aktiviert, das **Element Erde** verstärkt und der **Geruchssinn** verbessert. Diese Übung wirkt **stabilisierend** und ist gut gegen **Stress**. Darüber hinaus kräftigt diese *Mudra* **Nägel**, **Haare**, **Muskeln** und **Knochen** und strafft die **Haut**.

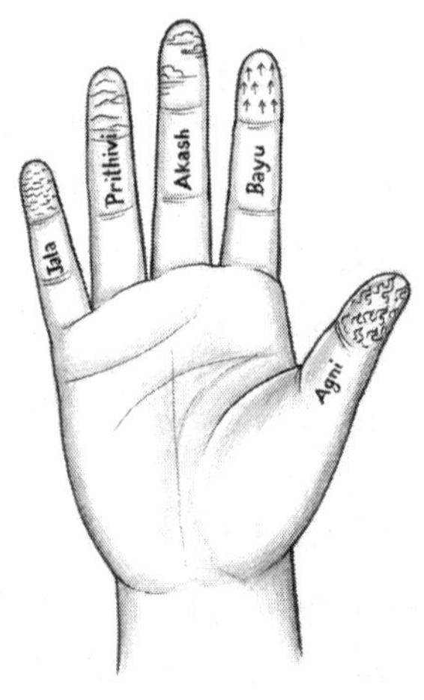

Sanfter Druck des Daumens auf den **Mittelfinger** belebt das ***Vishuddha Chakra*** und dadurch das **Ätherelement**. Diese *Mudra* wirkt „**klärend**"; sie stimuliert das **Gehör,** reinigt die **Nebenhöhlen** und soll selbst **Taubheit** heilen.

Das Drücken des **Zeigefingers** (wie bei *Jnana Mudra* und *Chin Mudra*) bewirkt eine Stimulation des ***Anahata Chakras*** und des damit verbundenen **Luftelements.** Diese *Mudra* vermehrt den Fluss der **Lebensenergie**, verbessert den **Fühl- und Tastsinn** und stärkt **Nerven** und **Gehirn**. Sie reinigt die Nebenhöhlen, beseitigt **Schlaflosigkeit**, **Gedächtnisschwäche** und **Depressionen**, erhöht die **Intelligenz** und führt zu **spiritueller Erfahrung**.

Berührt schließlich der Daumen der rechten Hand den linken **Daumen** wie z. B. in **Dhyana Mudra**, der Geste der Meditation, wird das Nabelzentrum (***Manipura Chakra***) angeregt und mit ihm das **Feuerelement.** Diese *Mudra* regt die **Verdauungstätigkeit** an, erhöht die **Körperwärme** hat positive Auswirkungen auf das **Gehirn**.

Einige dieser Handhaltungen werden bei der Ausübung verschiedenen *Asanas* oder *Pranayamas* angewendet. Sie können sie selbstverständlich auch außerhalb ihrer täglichen Yoga-Runde(n) beliebig lange (bis zu einer Stunde je Handhaltung) ausführen. Zwischen den einzelnen *Hastas* sollte eine Pause von mehreren Stunden liegen, um die Wirkung vollständig zu entfalten.

Vayu Mudra, die Wind-Geste

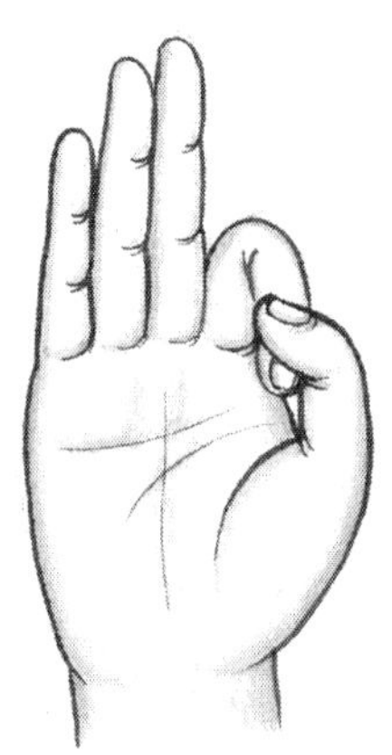

- Beugen Sie den Zeigefinger, so dass dieser den Daumenballen berührt. Drücken Sie leicht mit dem Daumen auf den Zeigefinger.

Diese *Mudra* beseitigt alle Probleme, die auf einer Störung des *Vayu*-Haushaltes beruhen, insbesondere Gicht, Arthritis, Gelenkschmerzen, Lähmungen, Parkinson, Ischias und Kreislauferkrankungen.

Diese Übung sollte nur bei Beschwerden ausgeführt werden!

Shunya Mudra, die Himmels-Geste, die Geste der Leere

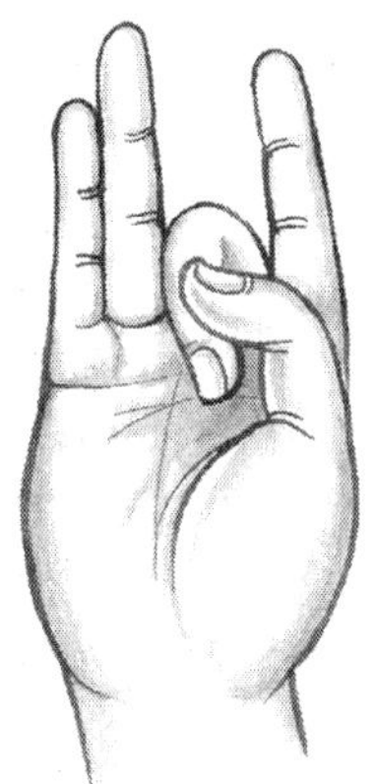

- Beugen Sie den Mittelfinger, bis er den Daumenballen berührt; drücken Sie den Mittelfinger leicht mit dem Daumen.

Diese *Mudra* beseitigt Ohrprobleme, Taubheit, schwache Knochen und Herzkrankheiten, die Schleimhäute werden gekräftigt, Hals- und Schilddrüsenprobleme werden beseitigt.

PRTHVI MUDRA, (Erd-Geste)

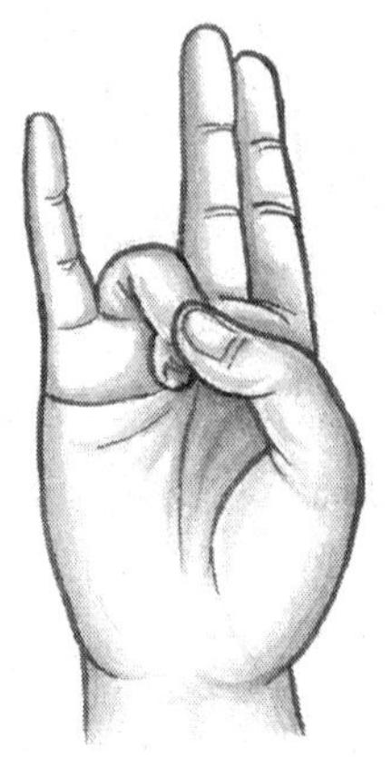

- Legen Sie die Spitzen von Ringfinger und Daumen mit sanftem Druck aneinander.

Diese *Mudra* **gleicht ein Defizit an Erdenergie im Körper aus, beseitigt körperliche Müdigkeit, Magersucht, Zwangsvorstellungen. Diese** *Mudra* **stärkt Verdauung und Vitalität; sie verstärkt die *sattvaischen* Qualitäten und beseitigt Vitaminmangel. Sie** kräftigt **Nägel**, **Haare**, **Muskeln** und **Knochen** und strafft die **Haut**. **Sie macht den Körper aktiv und strahlend.**

PRANA MUDRA (Lebens-Geste)

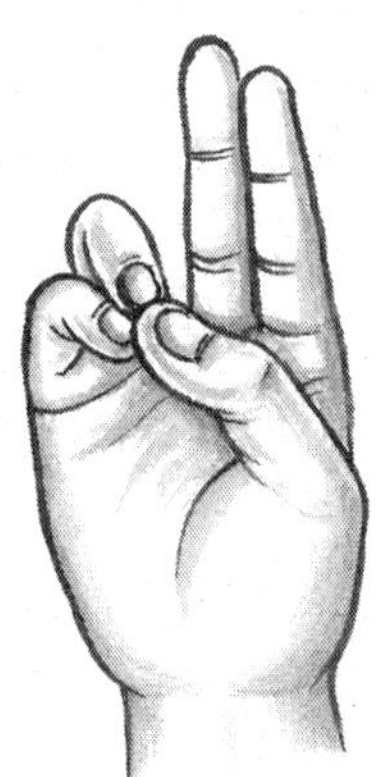

- Hierbei berühren die Spitzen von Ringfinger und kleinem Finger mit sanftem Druck die Daumenspitze.

Dies *Mudra* **erweckt die Lebens-Energie und verleiht dem Körper dadurch Aktivität, Gesundheit und Energie. Diese** *Mudra* **heilt Probleme der Augen und Sehschwierigkeiten. Sie stärkt das Immunsystem, beseitigt Vitaminmangel und Müdigkeit und verjüngt den Körper. Sie beseitigt Hunger und Durst und Schlafstörungen. Besonders wirkungsvoll in Verbindung mit** *Jnana* **Mudra.**

Apana Mudra (Energie-Geste)

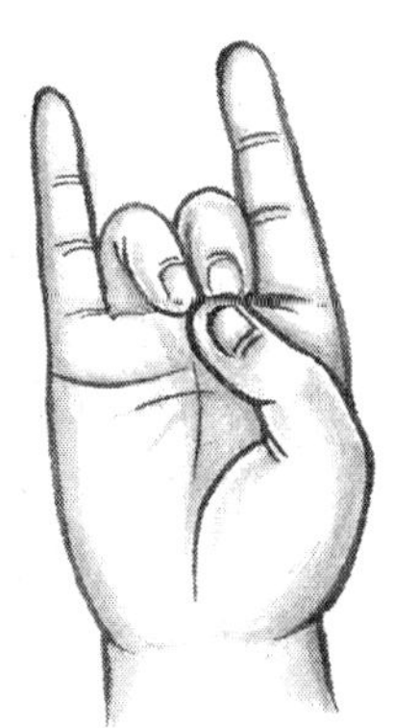

- Die Spitzen von Mittelfinger und Ringfinger berühren mit sanftem Druck die Daumenspitze.

Diese *Mudra* reinigt den Körper. Sie beseitigt Verstopfung, und ist hilfreich bei Problemen mit Hämorrhoiden, Diabetes, Wasserlassen, Nieren, Zähnen und Magen. Sie hilft bei Herzproblemen und wirkt schweiß- und harntreibend.

Eine Verbindung von *Apana Mudra* und *Vayu Mudra* (die Spitze des gebeugten Zeigefingers berührt den Daumenballen, Mittel- und Ringfinger die Daumenspitze, der kleine Finger bleibt gestreckt) gilt als „Lebensretter", als „Erste Hilfe" bei Herzattacken.

Surya Mudra (Geste der Sonne)

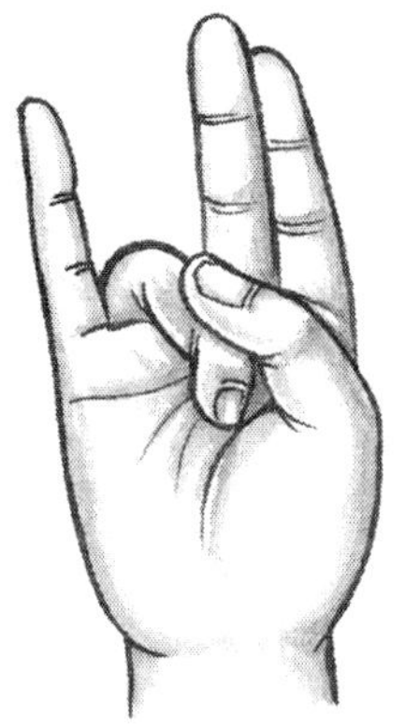

- Die Spitze des gebeugten Ringfingers berührt den Daumenballen und wird vom Daumen „gepresst".

Diese *Mudra* harmonisiert den Körper und reduziert das Gewicht und Fettleibigkeit. Sie steigert die Körpertemperatur und hilft zu einer geregelten Verdauung. Sie reduziert Stress und Cholesterin, lindert Diabetes und Probleme der Leber.

Diese *Mudra* sollte im Sommer nicht allzu lange ausgeübt werden!

Varuna Mudra (Geste Varunas, des Gottes des Wassers)

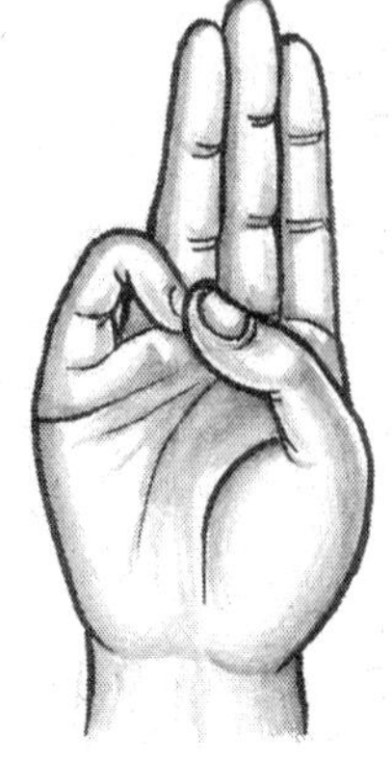

- Bei dieser *Mudra* berühren sich die Fingerspitzen des Kleinen Fingers und des Daumens mit sanftem Druck.

Diese *Mudra* beseitigt Trockenheit im Körper und macht die Haut geschmeidig und strahlend. Sie heilt Pickel und andere Haut- und Blutkrankheiten und Erkrankungen, die aus Wassermangel resultieren.

Linga Mudra (Lingam Geste)

- Verschränken Sie die Finger beider Hände, der Daumen der linken Hand bleibt aufrecht. Er wird von Daumen und Zeigefinger der rechten Hand umschlossen.

Diese *Mudra* verstärkt die Körperhitze. Sie ist äußerst hilfreich bei Erkältungskrankheiten, Asthma, Nebenhöhlenentzündungen, niederem Blutdruck. Sie verringert Übergewicht. Hierzu sollte dann allerdings viel Wasser getrunken werden.

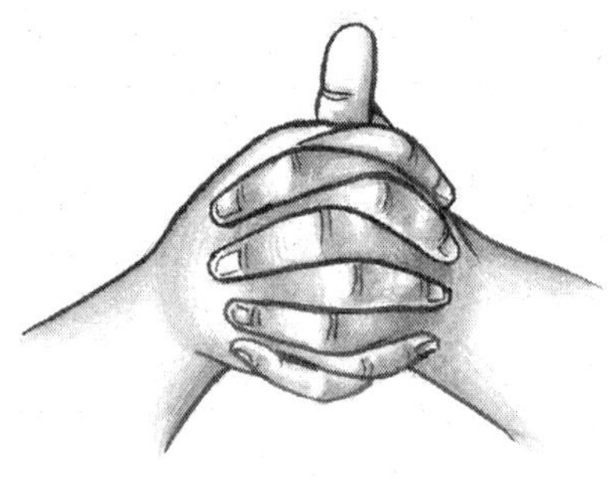

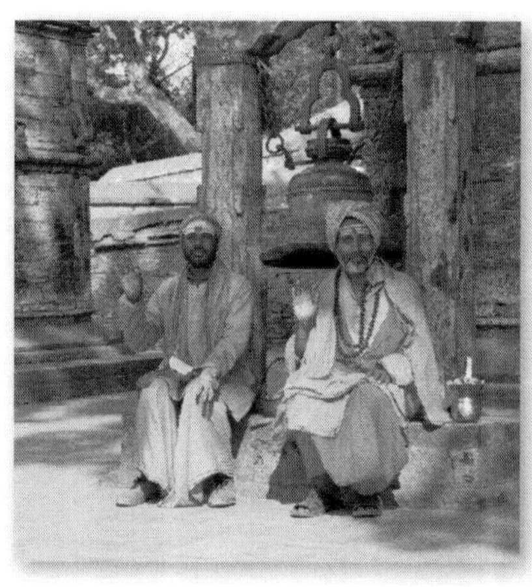

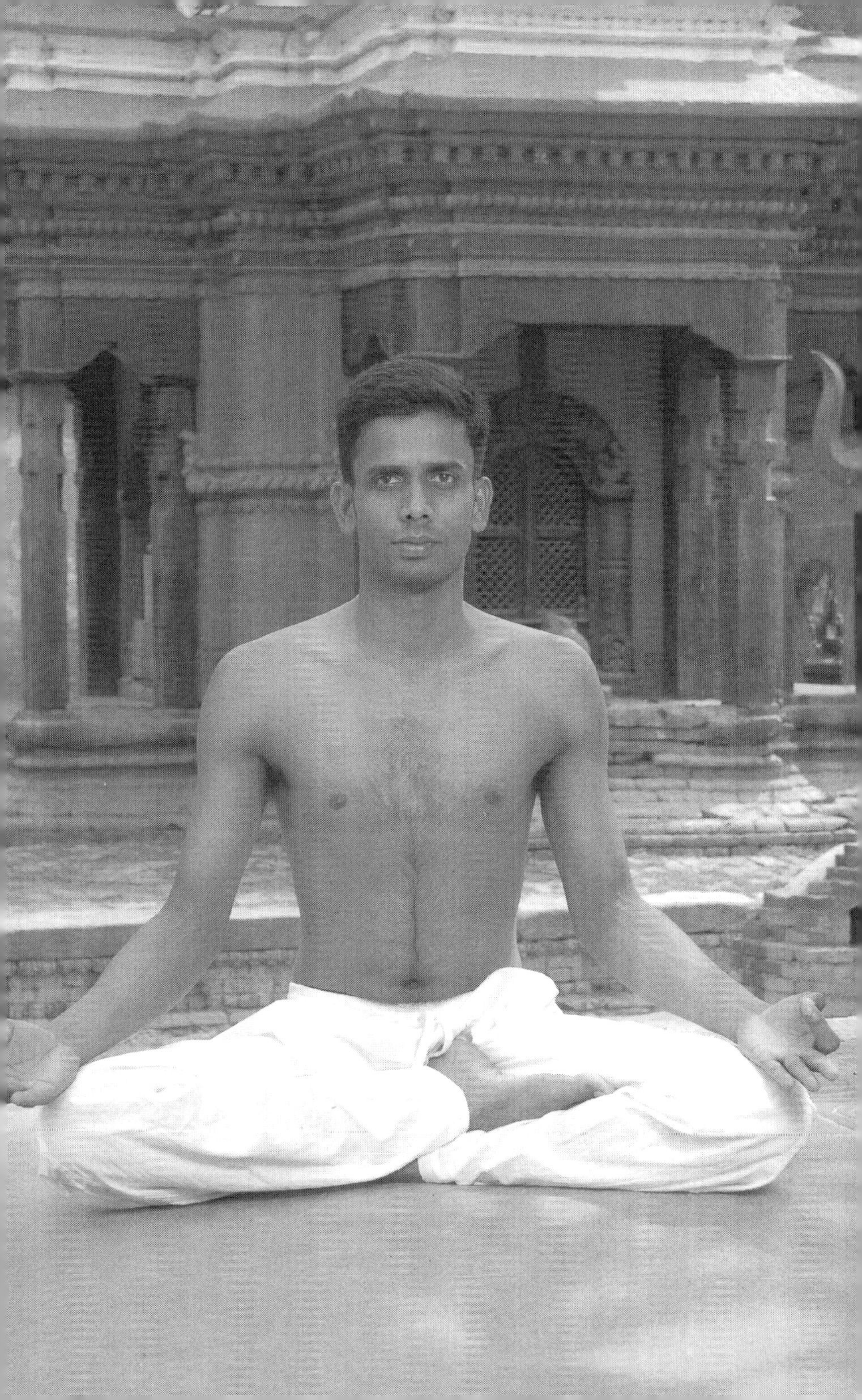

Asanas

– Körperhaltungen

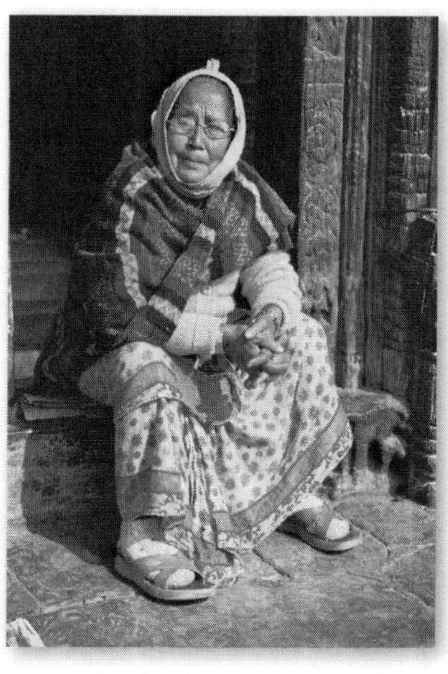

Die Stadt erwacht in Dunst und Tau. Tauben – es sind wohl die einzigen fetten Lebewesen im Tal, abgesehen von ein paar chinesischen Händlern – und eine buddhistische *Puja* im Haus gegenüber. Glocken und Rauch. Gebetsfahnen. Das Tschilpen einer ganzen Armee von Spatzen. Ein Adlerpaar zieht seine Kreise, schraubt sich höher und höher. Eine Tasse Tee auf der Dachterrasse. Es ist kalt in der dünnen Leinenhose. Geruch fernen Schnees. Der letzte Tag des alten Jahres und weiße Gipfel in der Ferne. *Mist-covered mountains.* Langtang? Erste Frauen in Nachthemden auf den Dachterrassen. Sonne im scheidenden Grau, eine ferne Ahnung zunächst nur, heller werdend mit jeder Minute. *Impression soleil levant.* Die Flagge Tibets über der erwachenden Stadt. Dickvermummte in den tief unten liegenden Gassen auf dem Weg von irgendwo nach nirgendwo. Es ist kurz nach sieben. Dann sehe ich Deepu mit Dr. Sah um die Ecke biegen. Ein paar friedvolle Augenblicke in den langsam wärmenden Strahlen der Sonne. Dann unsere tägliche Yoga-Runde.

„Ram Devs Bedeutung für den *Yoga*? – Er hat ihn von allerlei Stress befreit“, meinte Dr. Sah, als ich ihn nach seiner Meinung über den neuen *Guru* befragte. „Jeder nach seinen Möglichkeiten!“, heißt seine Devise. Besonders wichtig ist natürlich die starke Betonung der *Pranayamas* (siehe hierzu S. 269 ff), der *Shukshma Vyayamas*, (siehe hierzu S. 147 ff) des yogischen Joggens (siehe hierzu S. 130 ff). Aber auch die *Asanas*. Er hat die einzelnen Übungen stellenweise nur ganz leicht verändert, in anderer Reihenfolge zusammengestellt; aber diese leichten Veränderungen bewirken – meiner Erfahrung nach – so manches. Auch die Anzahl der *Asanas*! Ich arbeite nun meist mit einundzwanzig grundlegenden Übungen! Einundzwanzig *Asanas*!" Erneut einundzwanzig! Wie bei der letzten *Karana*, die er mich hier einst vor Jahren lehrte! Natürlich war vieles gleich, ähnlich zumindest. Doch war auch einiges neu. Aber auch diese Übungsreihe war überschaubar, machbar. Erinnern wir uns der Worte *Goraknaths* aus der *Gorakhsha Sataka* (vgl. Kapitel 1 Ashtanga Yoga, S. 21 ff):

> *„Es gibt so viele* Asanas *wie Tierarten. Der Ehrwürdige kennt sie alle. Von den 8 400 000 wurde jeweils eine, die die anderen repräsentiert, ausgewählt. So zählte der Herr, der den Lauf der Gestirne in Bewegung hält (Shiva), 84 Asanas auf.*
>
> *Von all diesen* Asanas *sind zwei die wesentlichsten:* Siddhasana *(Meistersitz) und* Padmasana *(Lotussitz)."*
>
> **Gorakhsha Sataka 5-7**

Dieser „neue", alte Yoga – ein Weg zwischen den Extremen, Mittlerer Pfad – kam mir sehr entgegen. Und so übte ich wieder einmal eine „neue" *Karana*.

Karana ist „etwas, das getan wird", ein „Werkzeug", eine „Operation". Im Yoga verstehen wir hierunter eine fest gefügte Übungsreihe, zu der die einzelnen Positionen zusammengefügt werden. Wie bei einer guten Kräutermischung ergänzen sich die einzelnen Übungen, verstärken sich gegenseitig. Berühmte *Asanas*-Reihen oder *Karanas* sind zum Beispiel der **Sonnengruß** (*Surya Namaskar*), die **Rishikesh-Reihe** oder „Die **21 …**" (Vgl. hierzu Volker Christmann, *Ayurvedischer Yoga – 21 Schritte zur Glückseligkeit*). Bei der folgenden Reihe werden häufig einzelne Übungen nochmals zu kleinen Übungsreihen zusammengefasst: „Mikro-*Karanas*" innerhalb der eigentlichen *Karana* …

Die einundzwanzig grundlegenden *Asanas* dieses Systems sind:

1. ***Mandukasana***, der Frosch
2. ***Shashankasana***, die Verneigung/Mondhaltung/der Hase
3. ***Gomukhasana,*** das Kuhmaul
4. ***Ardha Matsyendrasana***, der (Halbe) Drehsitz
5. ***Pashimothanasana,*** die Zange
6. ***Bhujangasana***, die Kobra
7. ***Shalabasana,*** die Heuschrecke
8. ***Makarasana***, das Krokodil
9. ***Pavanmutasana***, die Windlösende Stellung
10. ***Markatasana,*** die Affenstellung
11. ***Ardha Halasana,*** der Halbe Pflug
12. ***Sarvangasana,*** der Schulterstand
13. ***Halasana***, der Pflug
14. ***Setu-Bandh-Asana,*** die Brücke
15. ***Dvichakrikasana/Pada Sanchalana***, das Radfahren
16. ***Padavrittasana/Chakra Padasana***, das Beinkreisen
17. ***Urdhva Dhanur Asana,*** der Nach-Oben-Gewölbte-Bogen
18. ***Mayurasana,*** der Pfau
19. ***Shirshasana,*** der Kopfstand
20. ***Shavasanana/Mritasana,*** die Totenstellung
21. ***Simhasana,*** der Löwe

Führen Sie diese Übungen – zumindest bis Sie Ihre eigene Reihe entwickelt haben – in der nun folgenden Reihenfolge durch:

1. *Mandukasana*, der Frosch

Manduka ist der Frosch, *Asana* die Stellung: *Mandukasana* ist also die Stellung des Frosches. Häufig wird in den Schulen des Westens auch eine Form von *Bhadrasana*, der „Segensreichen Stellung", ja, selbst eine Variation des Löwen (*Simhasana*) fälschlicherweise als Frosch bezeichnet.

Diese Übung nimmt eine herausragende Stellung in dieser Yoga-Reihe ein. Auch sie ist – zusammen mit *Shashankasana*, eventuell erweitert um *Gomukhasana, Ardha Matsyendrasana* und *Pashimothanasana* – eine kleine *Übungsreihe* (*Karana*) für sich.

Diese Übung aktiviert die **Bauchspeicheldrüse** und verstärkt damit die **Insulinproduktion**. Daher gilt sie als probates Mittel zur Behandlung von **Diabetes**. Darüber hinaus heilt sie allerlei Erkrankungen des **Bauchraumes** und des **Herzens**.

Position 1 – *Vajrasana*, der Diamantsitz.

Die *Gheranda Samhita* bemerkt zu dieser Übung:

„Sie verleiht dem Yogi psychische Kräfte."

Gheranda Samhita II/12

Vajra bedeutet wörtlich „hart" und ist daher auch die Bezeichnung für Diamant. Auch die Waffe *Indras*, des *vedischen* Königs der Götter wird als *Vajra*, Donnerkeil, bezeichnet. Diese *Asana* ist Ausgangspunkt für eine ganze Reihe von Übungen. Auch als eigenständige *Asana* ist sie überaus hilfreich.

Sie kräftigt die **Beckenregion** und lindert **Hämorrhoiden**, **Magen- und Verdauungsprobleme**. Sie entspannt die **Rücken- und Schultermuskulatur**, stärkt das **Nervensystem** und dient zum **Stressabbau**. Sie regt die **Durchblutung** an und wirkt **entschlackend** und

entgiftend. Sie ist darüber hinaus eine ausgezeichnete Sitzhaltung für **Atemübungen** (*Pranayamas*) und **Meditation**. Dies ist eine der wenigen *Yoga-Asanas*, die unmittelbar nach dem Essen ausgeführt werden können.

- Setzen Sie sich aufrecht zwischen die Fersen, die großen Zehen liegen leicht übereinander, die Fersen zeigen nach außen, die Zehen sind nach hinten gestreckt, die Knie sind geschlossen.
- Legen Sie die Hände mit den Handflächen nach unten auf die Knie, schließen Sie die Augen und entspannen Sie sich.

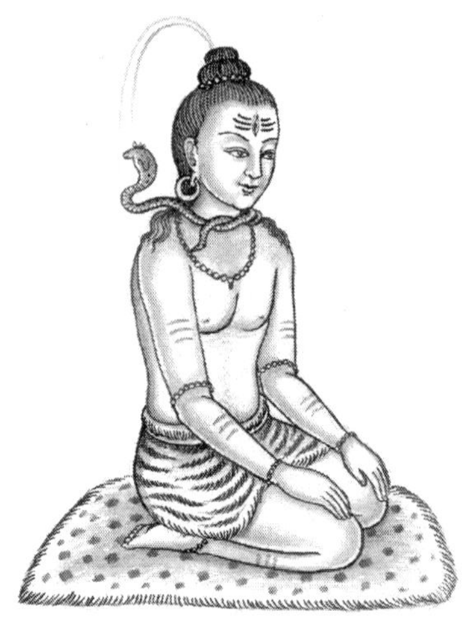

Gehen Sie nun zur eigentlichen Stellung des Frosches über:

Position 2

- Ballen Sie beide Hände zu Fäusten, die Daumen werden von den übrigen Fingern umschlossen.
- Legen Sie nun – die Knöchel gegen einander gepresst – die Fäuste auf Nabelhöhe an den Bauch.

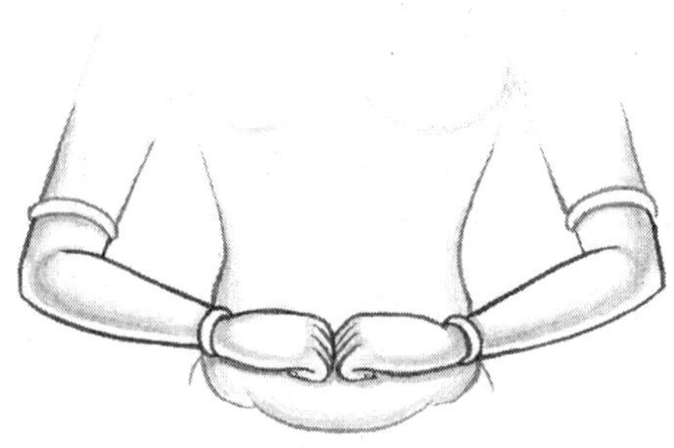

- Atmen Sie aus, und beugen Sie sich nach vorne.
- Wenn Sie Ihre Endstellung erreicht haben, heben Sie den Kopf und blicken Sie geradeaus. – Reißen Sie, wenn Sie wollen, die Augen weit auf, und rollen sie eventuell mit den Augen wie ein wütender Frosch. Dies ist eine zusätzliche Augenübung.
- Richten Sie sich – einatmend – wieder auf.
- Wiederholen Sie diese Übung drei- bis viermal.

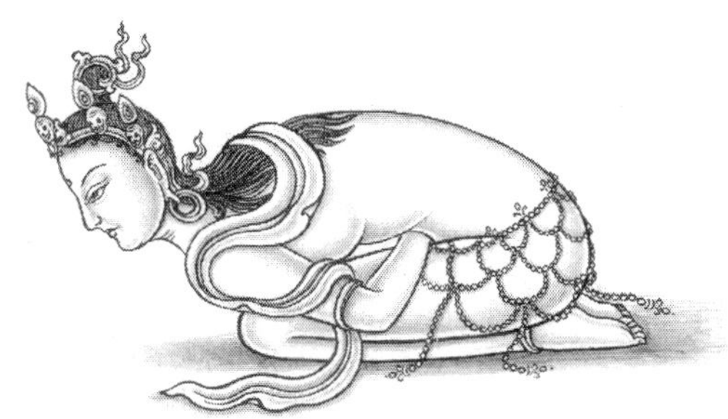

Position 3

- Setzen Sie sich in *Vajrasana* (Diamantsitz).
- Legen Sie die linke Handfläche an den Nabel, die rechte Hand auf die linke.
- Drücken Sie den Bauch nach innen, atmen Sie aus und beugen Sie sich nach vorn wie zuvor.
- Verharren Sie in ausgeatmetem Zustand einige Augenblicke in dieser Position.
- Richten Sie sich – einatmend – wieder aus.
- Wiederholen Sie diese Übung drei- bis viermal.

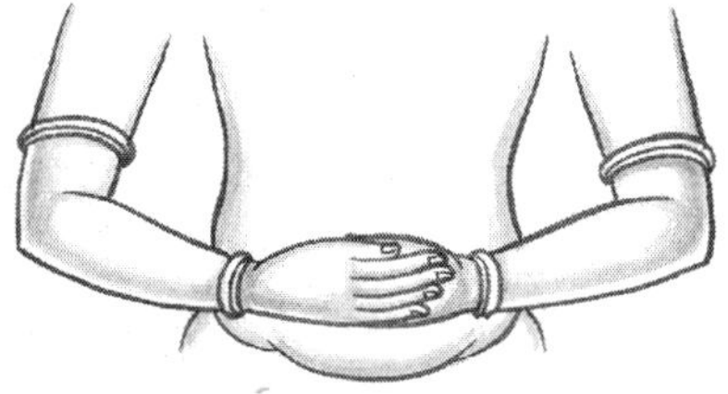

2. ***Shashankasana,*** die Verneigung

Diese Übung ist im Westen unter einer ganzen Reihe von Namen bekannt: Verneigung, Mondhaltung, Hase …

Shashank bedeutet „Mond“, *anka* ist der „Schoß“, *Shasha* der „Hase“. So wie die Menschen des Westens den „Mann im Mond“ in den Mondflecken zu erkennen glaubten, erkannten die Menschen des alten Indien in den Mondflecken bei Vollmond einen Hasen (*Shasha*), der den Mond in seinem Schoß (*Anka*) hält; daher der Name.

- Setzen Sie sich in *Vajrasana* (siehe S. 214 ff), schließen Sie die Augen und entspannen Sie sich.
- Recken Sie – einatmend – die Arme weit über den Kopf.
- Atmen Sie möglichst vollständig aus, während Sie sich gleichzeitig nach vorne neigen, bis die Stirn den Boden berührt. Arme und Hände sind weit nach vorne gestreckt, die Handflächen und die Arme bis hin zum Ellbogen, wenn möglich, berühren den Boden, die Fingerspitzen der Zeigefinger berühren sich, der rechte Daumen liegt auf dem linken.
- Verharren Sie mit sanfter Atmung einige Augenblicke (wenn Sie mögen auch länger) in dieser Haltung.
- Richten Sie sich – einatmend – wieder auf.

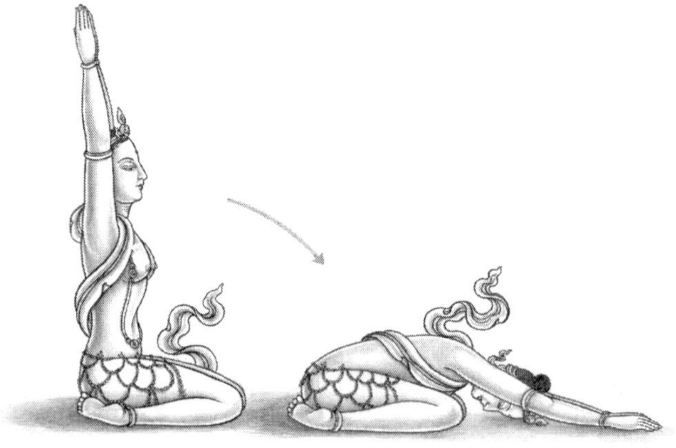

Diese Übung kräftigt und dehnt die **Rückenmuskulatur** und ist gut für die **Bandscheiben**. Sie reguliert die **Adrenalindrüsen** und hilft – rechtzeitig angewandt – bei **Asthma**. **Beckenmuskulatur** und **Ischiasnerv** werden angeregt, **Verstopfung** beseitigt und Störungen im **Genitalbereich** gelindert. Diese Übung massiert automatisch auch das **Herz**, stärkt **Bauchspeicheldrüse**, **Darm**, **Leber** und **Nieren**. Sie beseitigt **Gemütskrankheiten**, **Ärger**, **Stress** und **Gereiztheit**. Sie **reduziert Fett** an **Bauch**, **Hüfte** und **Po**.

3. *Gomukhasana,* das Kuhmaul/der Kuhkopf

Go bedeutet „Kuh“, *Mukha* ist das „Gesicht“ oder das „Maul“. *Gomukhasana* ist also die Stellung des Kuhgesichtes oder des Kuhmaules.

Diese Übung hilft gegen (Alters-)**Diabetes**, lindert **Rückenprobleme**, **Ischias** und **Rheuma**. Sie macht die **Beine** beweglicher und löst **Krämpfe** in den Beinen. Sie hilft bei **Hydrozele** (Wasserbruch) und bei einer Vergrößerung der **Gedärme**. Sie hilft bei Problemen des **Fortpflanzungs- und Harnsystems** bei Männern und Frauen. Sie kräftigt **Leber**, **Nieren** und **Brust**. Auch beim **Schultergürtel-Syndrom** (TOS) tritt häufig eine Linderung ein.

- Setzen Sie sich aufrecht auf den Boden, schließen Sie die Augen, und entspannen Sie sich.
- Winkeln Sie das linke Bein ab, und legen Sie die linke Ferse neben die rechte Hüfte (oder setzen Sie sich auf die linke Ferse).
- Schlagen Sie das rechte Bein angewinkelt über das linke. Die Oberschenkel ruhen aufeinander, die Knie berühren sich, der rechte Fuß ruht neben der linken Hüfte auf dem Boden.

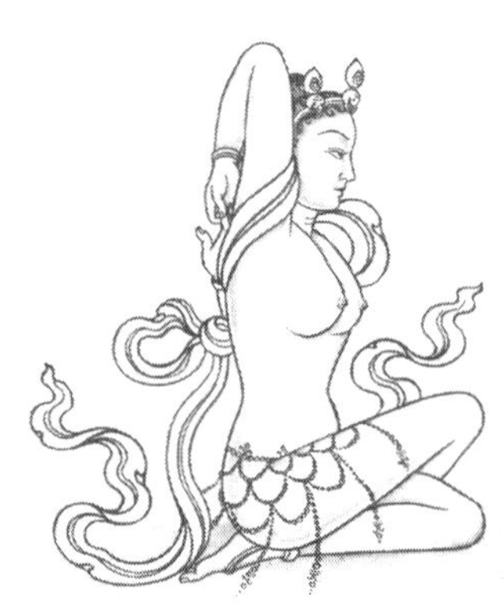

- Führen Sie einatmend den linken Arm hinter den Rücken, den rechten über die rechte Schulter; führen Sie die Finger der beiden Hände – eventuell erst nach ein paar Tagen der Übung – hinter dem Rücken zusammen.
- Verharren Sie einige Augenblicke mit angehaltenem Atem (*Antara Kumbhaka*) in dieser Stellung oder mit tiefer, ruhiger Atmung bis zu einer Minute.
- Lösen Sie ausatmend Hände und Beine, und wiederholen Sie die Übung zur anderen Seite hin.

4. *Ardha Matsyendrasana,* der (Halbe) Drehsitz

Ardha Matsyendrasana ist eigentlich die „Halbe (*ardha*) Stellung Meister Matsyendras“ (siehe hierzu Kapitel 1 *Ashtanga Yoga* S. 214 ff). Aufgrund der Oberkörperdrehung wurde die Übung unter dem Namen „Drehsitz“ bekannt.

Diese Übung kräftigt und stärkt den **gesamten Organismus** und gilt als ausgezeichnetes **„Verjüngungsmittel“**. Sie tonisiert **Rückennerven** und **Wirbelsäule** und hält sie elastisch. Sie massiert die inneren Organe und erhält sie jung. Sie regt **Leber**, **Nieren**, **Nebennieren**, **Milz**, **Bauchspeicheldrüse** und **Darm** an und beseitigt **Verdauungsprobleme** und **Diabetes**. Sie hilft gegen **Lumbago** und **Muskelrheumatismus**. Sie reguliert die **Blutzirkulation** in allen Nerven und Venen nahe des Rückgrates. Auch **Sinusitis**, **Heuschnupfen**, **Bronchitis**, **Colitis**, **Menstruationsstörungen** und Störungen im **Harntrakt** können mit dieser Übung gelindert oder beseitigt werden.

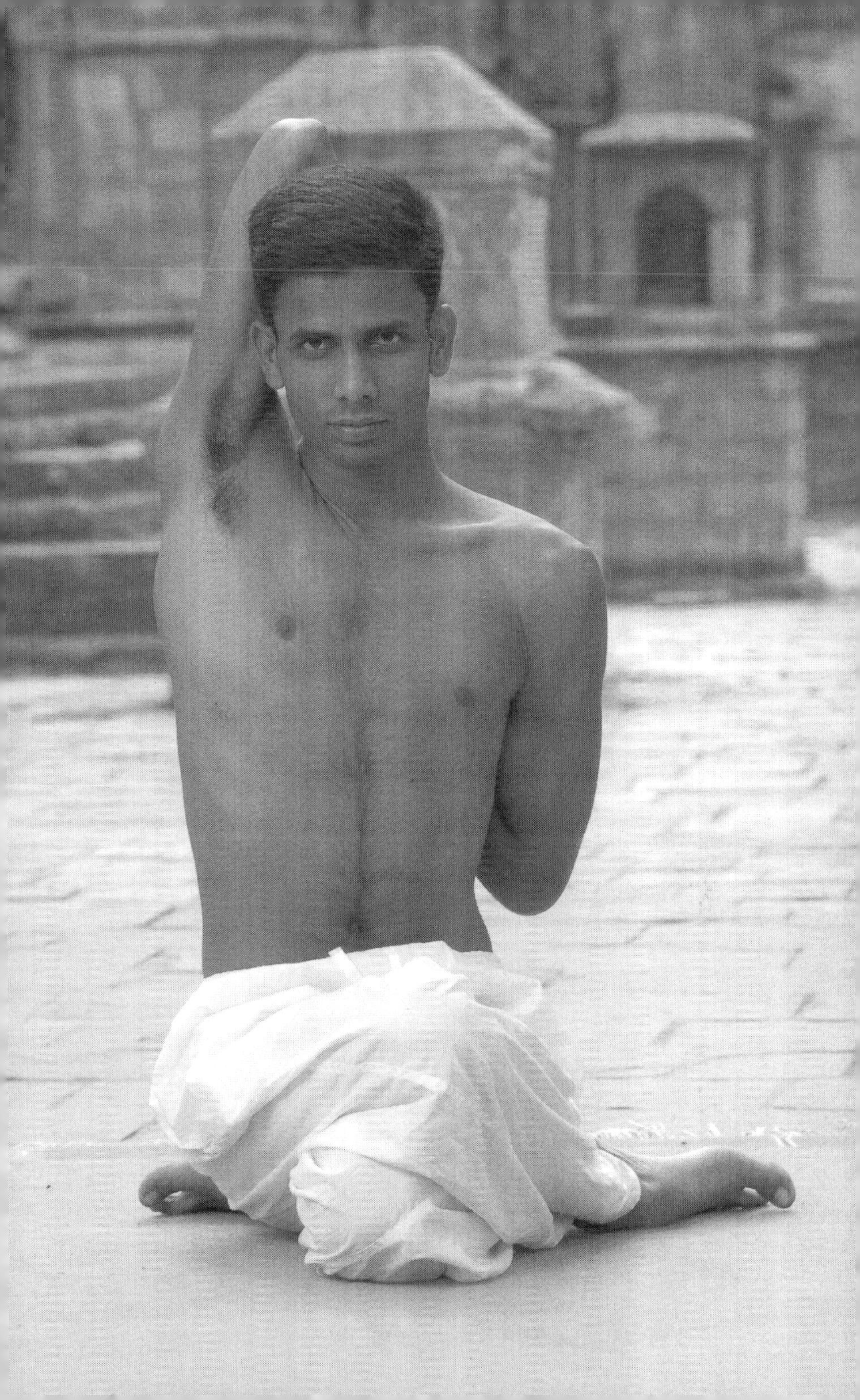

- Setzen Sie sich mit gestreckten Beinen auf den Boden. Schließen Sie die Augen, und entspannen Sie sich.
- Beugen Sie das linke Knie unter dem rechten Oberschenkel, und führen Sie die linke Ferse neben die rechte Hüfte.
- Stellen Sie den rechten Fuß möglichst eng neben dem linken Knie flach auf den Boden; führen Sie den linken Arm außen am rechten Bein entlang, und halten Sie mit der linken Hand das rechte Fußgelenk.
- Drehen Sie den Oberkörper nach rechts, führen Sie den rechten Arm ausatmend hinter den Rücken, und drehen Sie Rücken und Nacken ohne Gewaltanwendung soweit wie möglich nach rechts.
- Verharren Sie einige Augenblicke in dieser Endposition mit angehaltenem Atem (*Bahya Kumbhaka*) oder mehrere Atemzüge lang bei normaler Atmung, kehren Sie einatmend in die Ausgangsposition zurück, und führen Sie die Übung zur anderen Seite hin aus.

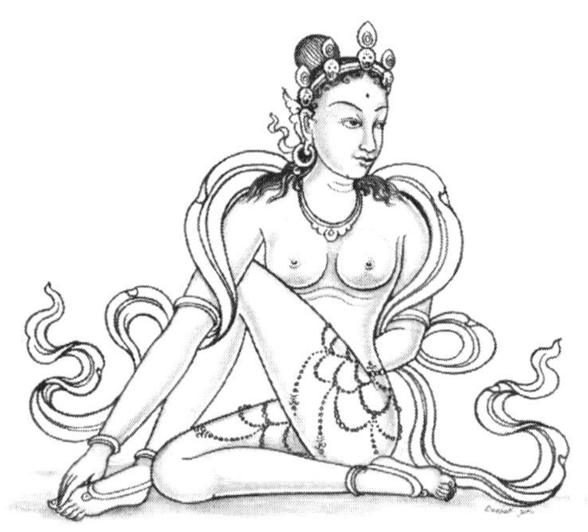

5. ***Pashimothanasana,*** die Zange

„Streck die Beine auf dem Boden gerade wie einen Stock aus, ohne dass die Fersen den Boden berühren, leg den Kopf auf die Knie und berühr mit den Händen die Zehen.
Dies nennt man Pashimothanasana.*"*

Gheranda Samhita II/24

„Diese Pashimothanasana *transportiert die (Atem-)Luft von der Vorderseite zur Rückseite des Körpers (in die* Shushumna*).*
Sie entfacht das Verdauungsfeuer, baut Fettleibigkeit ab Und heilt alle Erkrankungen der Menschen."

Hatha Yoga Pradipika I/31

Pashima bedeutet eigentlich „Westen"; in der Yoga-Anatomie bezeichnet dies die Rückenpartie vom Kopf bis zu den Fersen. *Uttana* bedeutet eine intensive Dehnung oder Streckung, *Asana* ist die Körperhaltung. Dies zeigt die Wirkung dieser *Asana*: eine intensive Streckung und Dehnung des gesamten hinteren Teils des Körpers.

Diese Übung steigert die Biegsamkeit und Geschmeidigkeit der **Wirbelsäule** und stärkt die **Rückenmuskulatur**. Sie regt die **Verdauungstätigkeit** an und erhöht die **Assimilation**, kräftigt die **Unterleibsorgane** und beseitigt eine ganze Reihe **sexueller Störungen**. Sie hat eine heilsame Wirkung auf alle **Atemwegserkrankungen**, insbesondere bei **Asthma**. Die Zange dehnt die **Kniesehnen** und macht das **Hüftgelenk** geschmeidiger, sie beseitigt **Fett** im Unterleibsbereich, tonisiert alle **Organe des Bauchraumes** und hilft gegen eine Vielzahl von Erkrankungen und „Unpässlichkeiten" in diesem Bereich. *Pashimotthanasana* massiert und aktiviert **Herz**, **Nieren**, **Leber**, **Blase**, **Bauchspeicheldrüse** und **Adrenalindrüsen** und wirkt (zumindest unterstützend) gegen **Diabetes**. Sie beugt **Ischias** und **Gelenkschmerzen** vor, wirkt **blutreinigend** und daher auch bei **Hautunreinheiten**. Sie hält das System der **Drüsen**, der **Verdauung** und **Ausscheidung** und der **Fortpflanzung** jung und gesund und gilt daher als eine der wichtigste Yoga-Übungen überhaupt.

Bei **Bandscheibenvorfällen**, akutem **Ischias**, chronischer **Arthritis, Kreuzbeinentzündungen** und **Bruchleiden** sollte diese Übung nicht ausgeführt werden.

- Setzen Sie sich mit nach vorne gestreckten Beinen auf den Boden und entspannen Sie sich.
- Legen Sie die Hände mit den Handflächen nach unten seitlich neben die Hüften, heben Sie die Brust, spannen Sie die Oberschenkel an, und ziehen Sie die Zehen nach oben, den Knien zu (Dorsalflexion).
- Beugen Sie sich nun ausatmend nach vorn, während die Hände entlang der Außenseite der Beine nach vorne gleiten, bis sie die großen Zehen mit Daumen und Mittelfinger umfassen. Versuchen Sie, Ihre Stirn auf die Knie zu platzieren.
- Ziehen Sie in dieser Position das Zwerchfell nach hinten (*Uddiyana Bandha,*siehe S. 168 ff), kontrahieren Sie Gesäßbacken und Schließmuskel in der *Ashvini Mudra*. (siehe S. 186 ff) Und verharren Sie einige Augenblicke mit angehaltenem Atem (*Bahya Kumbhaka*, siehe S. 269 ff) in dieser Stellung. Wenn Sie längere Zeit verweilen wollen, lösen Sie sacht *Uddiyana Bandha*, und verweilen Sie mit flacher Atmung.
- Kehren Sie einatmend in die Ausgangsstellung zurück.
- Verharren Sie einige Augenblicke in dieser Stellung, und entspannen Sie sich. Wiederholen Sie diese Übung – wenn Sie wollen – zwei weitere Male im langsamen Rhythmus Ihres Atems.

Üben Sie niemals mit Gewalt! Gehen Sie in dieser Vorwärtsbeuge stets nur soweit, bis ein leichter Schmerz einsetzt – gleichgültig, wie weit Sie auch noch von Ihrem Ziel (Zehen umfassen, Stirn auf die Knie) entfernt sein mögen. Der Weg ist das Ziel! Und mit etwas Geduld und Ausdauer werden Sie Ihr Ziel bald schon erreichen.

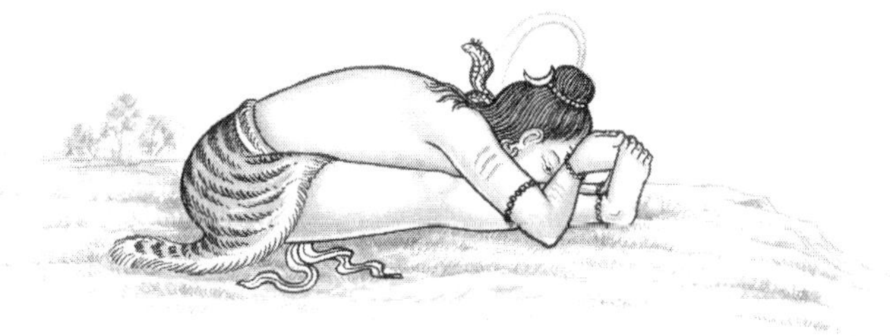

Anstelle der Zange (*Pashimothanasana*) könne Sie auch die Kopf-Knie-Stellung (*Janu-Shirsh-Asana*) einnehmen, die von vielen als wohltuender empfunden wird. Hierbei wird ein Bein abgewinkelt, die Verse des abgewinkelten Beines sitzt möglichst hoch am Damm, der Kopf wird (soweit wie möglich) auf das Knie des gestreckten Beines gelegt, daher der Name der Übung: *Janu* = „Knie", *Shirsh* = „Kopf", *Asana* = „Stellung".

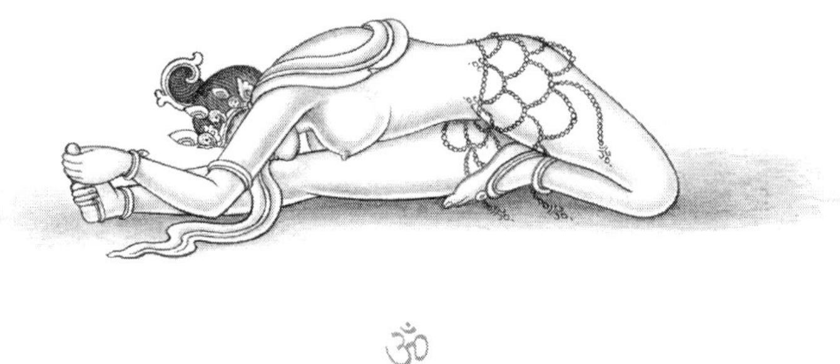

ॐ

6. *Bhujangasana,* die Kobra

Bhujanga ist die „Schlange", *Asana* die „Haltung". In der Endstellung ähnelt der Körper einer angriffsbereiten Kobra, daher der Name der Übung: „Schlangenhaltung" oder „Kobra". Die *Gheranda Samhita* bemerkt zu dieser Übung:

> „*Diese Übung erhöht die körperliche Hitze und zerstört alle Krankheiten. Durch die Praxis dieser Übung erwacht die Schlangengöttin* (Kundalini)."
>
> **Gheranda Samhita II/31**

Auch bei dieser Übung handelt es sich um eine „Mikro-*Karana*".

Das Besondere an dieser Übung ist ihre positive Wirkung auf ein Anzahl von **Drüsen**, insbesondere die **Schilddrüse** und die **Nebennieren**. Sie verbessert die Funktion der **Lunge**, regt die **Verdauung** an, fördert die **Assimilation,** beseitigt **Verstopfung**, wirkt **entschlackend** und **durchblutungsfördernd**. Sie macht **Hals** und **Rücken** geschmeidig und hilft bei der Heilung sogenannter „**Frauenleiden**" wie Ausfluss, gestörte Menstruation oder Amenorrhö (Ausbleiben der Montasregel). Sie stimuliert **Ovarien** und **Uterus** und unterstützt die Funktion aller **Unterleibsorgane**, insbesondere **Leber** und **Nieren**. Sie hilft bei **Rückenschmerzen,** hält die **Wirbelsäule** elastisch und gesund; ja, sie ist ein wahres **Allheilmittel für eine verletzte Wirbelsäule** und bringt selbst **verschobene Bandscheiben** wieder an die richtige Stelle.

Bei **Magengeschwüren**, **Bruchleiden**, **Darmtuberkulose**, **arterieller Hypertonie**, **Netzhautschädigungen**, **Glaukomen**, **Lungenemphysem** oder einer **Überfunktion der Schilddrüse** sowie während der **Schwangerschaft** oder der **Menstruation** sollte diese Übung nicht ausgeführt werden.

Position 1 Grundstellung

- Legen Sie sich auf den Bauch, die Stirn auf dem Boden. Schließen Sie die Augen, und entspannen Sie sich.
- Schließen Sie Beine und Füße, legen Sie die Hände unmittelbar unter die Schultern.
- Strecken Sie einatmend Beine, Füße und Zehen (die Zehen zeigen nach hinten) , legen Sie den Kopf so weit wie möglich in den Nacken, und heben Sie langsam Kopf, Schultern und Oberkörper vom Boden, bis der Körper schließlich nur noch vom Schambein abwärts den Boden berührt. Verwenden Sie nur die Kraft Ihrer Bauch- und Rückenmuskulatur; die Arme dienen eigentlich nur dazu, nicht zurück zu fallen.

- Kontrahieren Sie Gesäß- und Schließmuskel (*Ashvini Mudra*, siehe S. 168 ff), Beine und Füße.
- Lösen Sie die Spannung, und kehren Sie ausatmend in die Ausgangsstellung zurück; zunächst mit dem Oberkörper, am Ende mit dem Kopf durch ein langsames „Abrollen" des Nackens, so dass zunächst das Kinn, dann die Nase, schließlich die Stirn den Boden (oder die Matte) berührt.

Wiederholen Sie diese Übung **weitere zweimal** im langsamen Rhythmus Ihres Atems.

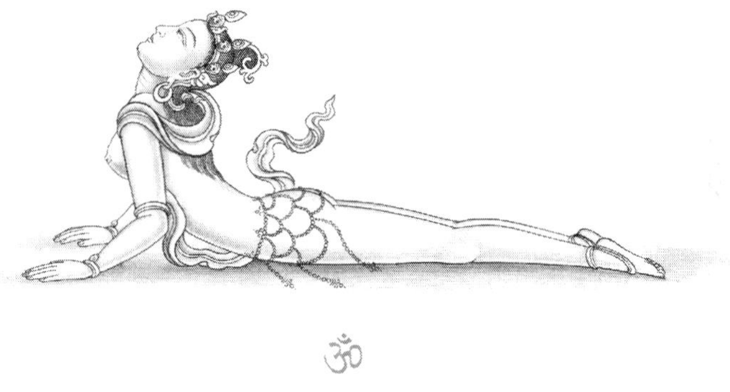

ॐ

Position 2 *Tiryaka Bhujangasana,* die Sich-Windende-Kobra

Eine Ergänzung zur „Kobra" (*Bhujangasana*) ist die „Sich-windende-Kobra".

Tiryak bedeutet „schräg", „Winkel", „seitwärts", und bezeichnet die Haltung des Oberkörpers bei dieser Übung.

> Diese Übung hat alle Wirkungen der Kobra, mit einer verstärkten Wirkung auf die Därme.

- Nehmen Sie die Endstellung der „Kobra" ein.
- Atmen Sie aus, drehen Sie Oberkörper und Kopf nach rechts hinten, und richten Sie Ihren Blick auf die linke Ferse. Verharren Sie in dieser Position zwei Sekunden.
- Drehen Sie Kopf und Oberkörper nach links, und blicken Sie auf die rechte Ferse. Verweilen Sie zwei Sekunden.
- Kehren Sie einatmend in die Ausgangsposition („Kobra") zurück.

Wiederholen Sie diese Übung **drei Mal** nach jeder Seite hin.

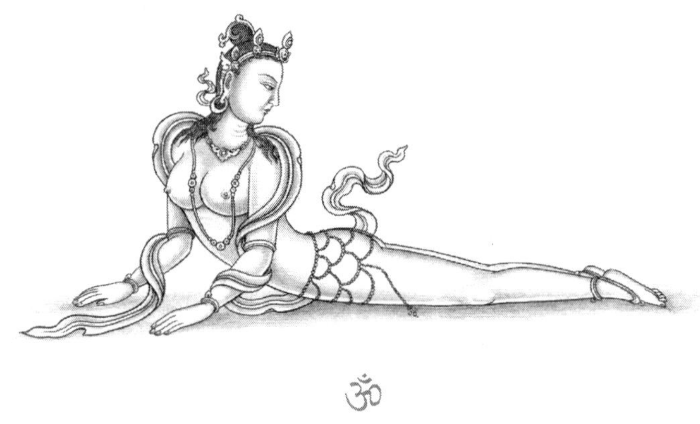

ॐ

Position 3 *Purna Bhujangasana,* die Vollständige Kobra

Die dritte Position dieser Übung ist *Purna* („vollständig, ganz") *Bhujangasana*, die Vollständige Kobra.

> Diese Übung verstärkt die Wirkungen der vorangegangenen Schlangenübungen.

- Nehmen Sie die Endstellung der „Kobra“ ein, jedoch mit geänderter Handhaltung: die Fingerspitzen zeigen nun zueinander. Durch diese Handhaltung wird einiges an Kraft aus den Armen genommen, so dass die verstärkte Rückwärtsbeuge nicht mehr schaden kann.
- Strecken Sie Kopf, Nacken und Schultern – einatmend – weiter nach hinten, indem Sie die Arme vollständig durchdrücken.
- Verharren Sie einige Augenblicke mit sanfter Atmung in dieser Position.
- Kehren Sie – ausatmend – in die Ausgangshaltung zurück.

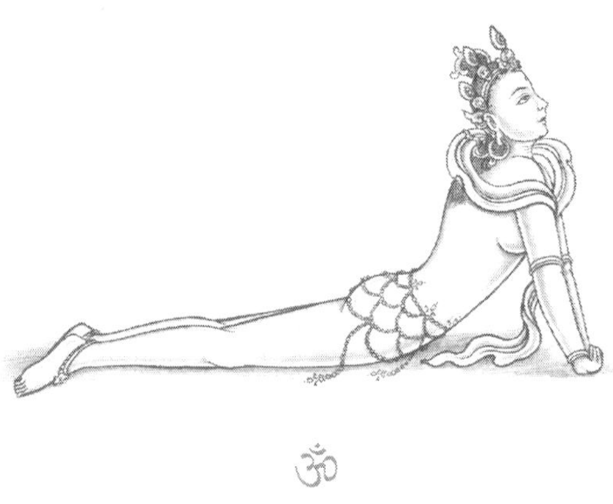

ॐ

7. *Shalabhasana,* die Heuschrecke

Shalabha ist die Heuschrecke, *Shalabhasana* daher die „Stellung der Heuschrecke“:

Auch von dieser Übung gibt es mehrere Varianten mit weitgehend identischer Wirkung. Führen Sie sie nacheinander aus, ergibt sich wiederum eine „Mikro-*Karana*“.

Diese Übung regt das gesamte **autonome Nervensystem** an. Sie unterstützt die **Verdauung**, beseitigt **Magenbeschwerden** und **Blähungen**, stärkt die **Lendenregion** und **beseitigt Blutandrang in** der **Blase** und den Organen des Kleinbeckens wie **Prostata, Uterus** und **Adnexe**. Sie kräftigt die **Leber** und andere **Unterleibsorgane**, vor allem **Darm**, **Nieren** und **Bauchspeicheldrüse**. Sie **fördert die Durchblutung, erweitert den Brustkorb, verbessert die Atmung** und stärkt das **Herz**. Sie macht die **Wirbelsäule** geschmeidiger, stärkt den **Ischiasnerv** und befreit von Schmerzen im Bereich der **Lenden** und des **Kreuzbeins**. Auch bei **Bandscheibenschäden** ist diese Übung – in Absprache mit dem behandelnden Arzt – äußerst hilfreich.

Diese Übung sollte bei **akuten Magengeschwüren**, **Bruchleiden**, **Darmtuberkulose** oder einem zu **schwachen Herzen** nicht (ohne ärztliche Kontrolle) ausgeführt werden. Auch eine **Verkrümmung der Wirbelsäule**, **Spondylose**, **Wirbelsäulenrheuma**, **Arthrose** und **Arthritis** erfordern die Konsultation eines Arztes. Frauen sollten auf diese Übung – wie auf alle anderen Übungen aus der Bauchlage – während **Menstruation** und **Schwangerschaft** verzichten.

Position 1, *Ardha Shalabhasana,* die Halbe Heuschrecke

- Legen Sie sich auf den Bauch, die Hände mit den Handflächen nach unten unter den Schenkeln, das Kinn auf dem Boden. Schließen Sie die Augen und entspannen Sie sich. Halten Sie beide Beine während der gesamten Dauer der Übung gestreckt!
- Heben Sie einatmend das gestreckte rechte Bein von der Hüfte ab so weit wie möglich. Das andere Bein bleibt gestreckt am Boden.
- Kehren Sie ausatmend in die Ausgangsstellung zurück.
- Führen Sie diese Übung nun mit dem linken Bein durch.

Wiederholen Sie diese Übung nach jeder Seite hin **weitere zwei Mal** im langsamen Rhythmus Ihres Atems.

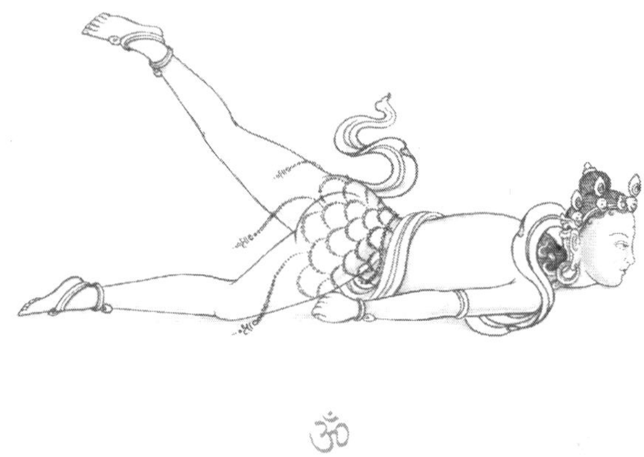

ॐ

Position 2, *Purna Shalabhasana 1,* die vollständige Heuschrecke 1

- Legen Sie sich wie zuvor auf den Bauch, die Hände mit den Handflächen nach unten unter den Schenkeln, das Kinn am Boden, Beine und Füße geschlossen. Schließen Sie die Augen, und entspannen Sie sich.
- Heben Sie nun einatmend beide geschlossenen, gestreckten Beine, zeitlupenhaft vom Boden. Kopf und Oberkörper bleiben am Boden.
- Kehren Sie ausatmend in die Ausgangsstellung zurück.

Wiederholen Sie diese Übung **zwei weitere Male** im langsamen Rhythmus Ihres Atems.

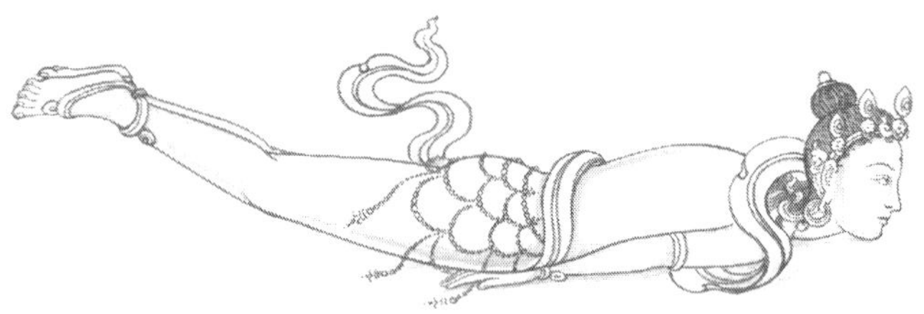

Position 3, *Purna Shalabhasana 2,* die vollständige Heuschrecke 2

- Legen Sie sich wie zuvor auf den Bauch, die Hände mit den Handflächen nach unten unter den Schenkeln, das Kinn am Boden, Beine und Füße geschlossen. Schließen Sie die Augen, und entspannen Sie sich.
- Heben Sie nun einatmend beide geschlossenen, gestreckten Beine, Oberkörper und Kopf gleichzeitig langsam, zeitlupenhaft vom Boden. Kehren Sie ausatmend in die Ausgangsstellung zurück.

Wiederholen Sie diese Übung **zwei weitere Male** im langsamen Rhythmus Ihres Atems.

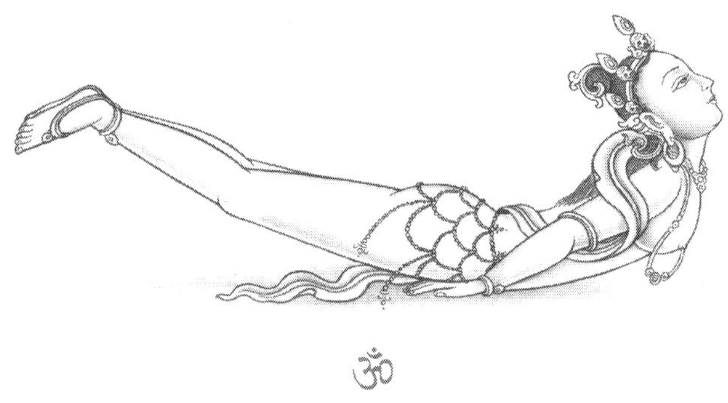

ॐ

Position 4, *Purna Shalabhasana 3,* die vollständige Heuschrecke 3

Diese Übung ist auch als auch als ***Sarpasana***, als Schlangehaltung (*Sarpaah* = Schlange) bekannt. Sie fügt sich jedoch ebenso nahtlos in die Reihe der Heuschreckenhaltungen ein.

- Legen Sie sich auf den Bauch, schließen Sie die Augen, und entspannen Sie sich.
- Umfassen Sie auf dem Rücken das Handgelenk der linken, zur Faust geballten Hand mit der rechten.
- Heben Sie nun einatmend den Oberkörper so weit wie möglich.
- Kehren Sie ausatmend in die Ausgangshaltung zurück.

Wiederholen Sie diese Übung **zwei weitere Male** im langsamen Rhythmus Ihres Atems.

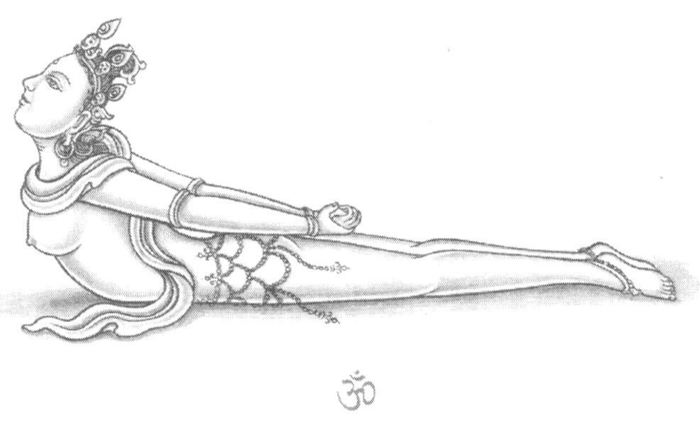

ॐ

Position 5, *Purna Shalabhasana 4 / Viparita Naukasana,* die Vollständige Heuschrecke 4 / das Gedrehte Boot

Diese Übung ist auch als ***Viparita Naukasana***, als „Gedrehtes Boot" (*viparitaa* = „gedreht, umgekehrt"; *Naukaah* = „Boot") bekannt In der Endstellung erinnert diese Stellung an die Fischerboote aus alter Zeit.

- Legen Sie sich auf den Bauch, die Stirn auf dem Boden, und strecken Sie die Arme nach vorne über den Kopf. Die linke Hand liegt mit der Handfläche nach unten auf dem Boden, die Finger der rechten liegen auf den „Tälern", die sich zwischen den geschlossenen Fingern der linken bilden. Schließen Sie die Augen, und entspannen Sie sich.
- Heben Sie einatmend Arme, Oberkörper und Beine, so dass Sie weitgehend auf dem Schambein liegen, spannen Sie Gesäßmuskulatur, Schließmuskel (*Ashvini Mudra,* siehe S. 190), Schenkel und Füße an.

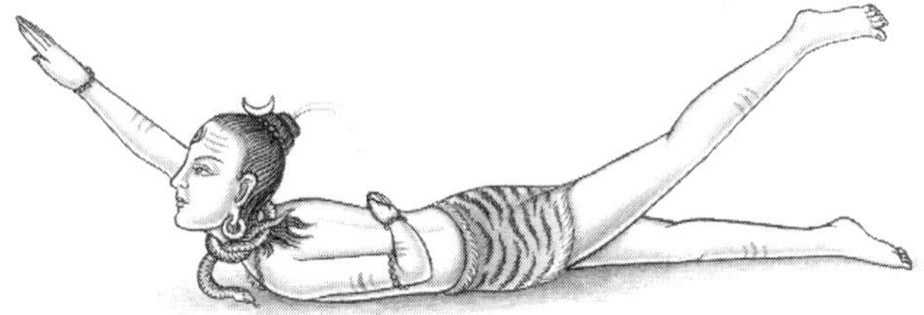

• Kehren Sie ausatmend in die Ausgangsposition zurück.

Wiederholen Sie diese Übung **weitere zwei Male** im langsamen Rhythmus Ihres Atems.

Durch die Mithilfe der Arme wird die Rückwärtsbeuge in dieser Stellung noch effektiver als bei den vorangegangenen „Heuschrecken".

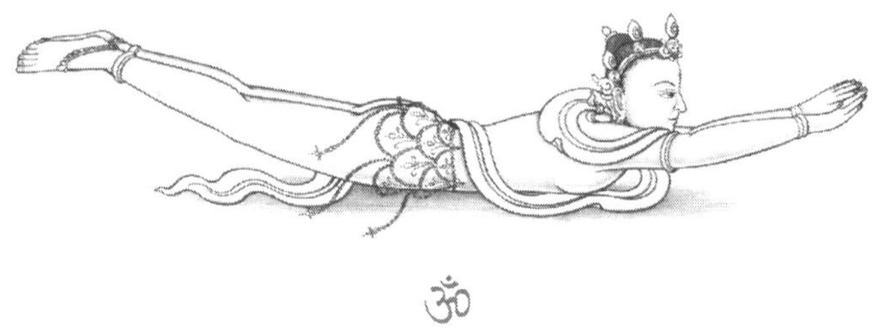

ॐ

8. *Makarasana,* das Krokodil

Makara ist das Krokodil, aber auch der Haifisch. Daher kommt es häufig zu einer gewissen Konfusion bei der Namensgebung im Westen. Darüber hinaus werden im Westen häufig die Affenstellungen (*Markatasana*) – vielleicht auf Grund des ähnlichen Klangs im Sanskrit – als großes und kleines Krokodil bezeichnet ...

Makar ist also das Krokodil. Diese Übung – besser: diese Übungen, denn auch hier handelt es sich wieder um eine kleine *Karana* – ahmt die Entspannung eines in der Sonne dösenden Krokodils nach.

Diese Krokodilsübung dient vor allem der **Entspannung – von Körper und Geist**. Sie ist darüber hinaus sehr wohltuend bei **Rückenschmerzen,** Problemen mit der **Wirbelsäule** und bei **Verdauungsproblemen.** Auch bei **Asthma** und anderen **Lungenleiden, Schlafstörungen, hohem Blutdruck** und **Stress** sollte diese einfache Übung möglichst lange ausgeführt werden.

Die *Gheranda Samhita* beschreibt die Übung folgendermaßen:

> *„Leg dich mit dem Gesicht nach unten auf den Boden; die Brust berührt den Boden, die Beine sind gestreckt. Fass den Kopf mit den Händen. Diese Position ist* Makarasana, *die die Körperwärme erhöht."*
>
> **Gheranda Samhita II/29**

Stufe 1

- Legen Sie sich mit gestreckten Beinen und nach hinten gestreckten Zehen auf den Bauch.
- Verschränken Sie die Finger, legen Sie die Hände auf den Boden – die Handflächen nach unten –, die Stirn auf die Fingerknöchel. Schließen Sie die Augen, und entspannen Sie sich einige Atemzüge lang.

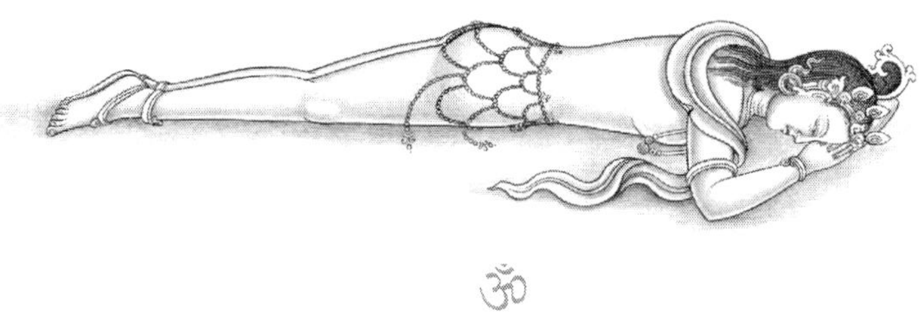

ॐ

Stufe 2

- Halten Sie die Augen geschlossen. Setzen Sie die zu Fäusten geballten Hände aufeinander, und legen Sie das Kinn auf die obere Faust.
- Entspannen Sie sich in dieser Position ebenso lange wie in Stufe 1.

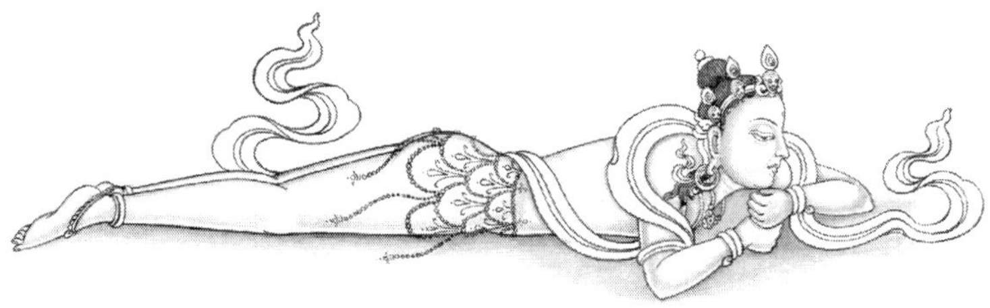

Stufe 3

- Halten Sie die Augen geschlossen. Stützen Sie die Ellbogen – möglichst eng – auf den Boden, und legen Sie Ihr Kinn in die kelchförmig nach oben geöffneten Hände.
- Verharren Sie in dieser Position ebenso lange wie in Stufe 1 und 2.

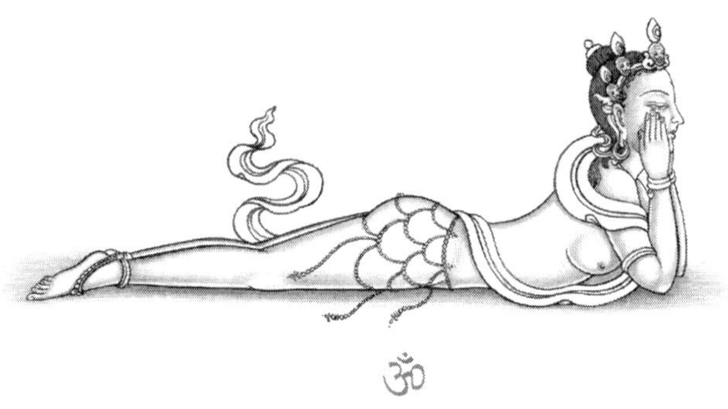

ॐ

Stufe 4 – *Advasana,* die entspannte Bauchlage

- Legen Sie sich lang ausgestreckt auf den Bauch, die Arme weit nach vorne gestreckt vor dem Kopf.
- Dehnen Sie nun den Körper mit Hilfe der Arme und Hände nach vorn, mit Hilfe der Füße nach hinten, so dass der Körper möglichst lang gestreckt wird.
- Verharren Sie in dieser Position ebenso lange wie in den vorhergegangenen Stufen.

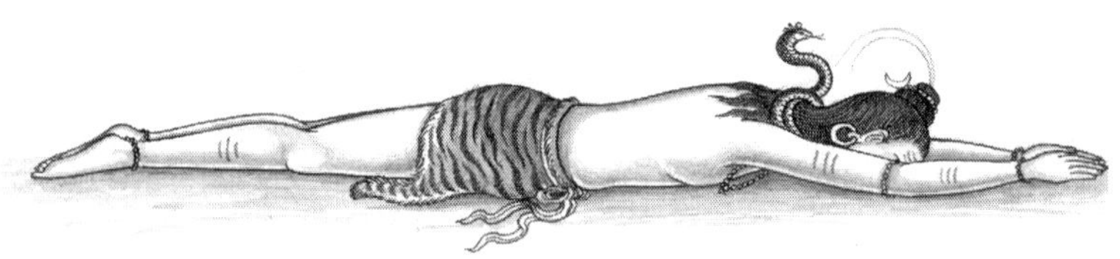

Stufe 5 – *Jyestika,* die beste Lage

Jyestha bedeutet „beste"; der Name dieser Position bedeutet also „beste Lage". Diese Übung gilt als besonders geeignetes Mittel gegen (leichte) **Bandscheibenvorfälle** (daher der Name), **Entzündungen der Halswirbelsäule** oder **steifen Nacken**.

- Legen Sie sich flach auf den Bauch, schließen Sie die Augen, und entspannen Sie sich.
- Verschränken Sie Ihre Finger, und legen Sie die Handflächen auf den Hinterkopf.
- Entspannen Sie den ganzen Körper, und wenden Sie Ihre Aufmerksamkeit einzig und allein auf Ihre Atmung.
- Verharren Sie in dieser Position so lange Sie mögen – je länger, desto besser.

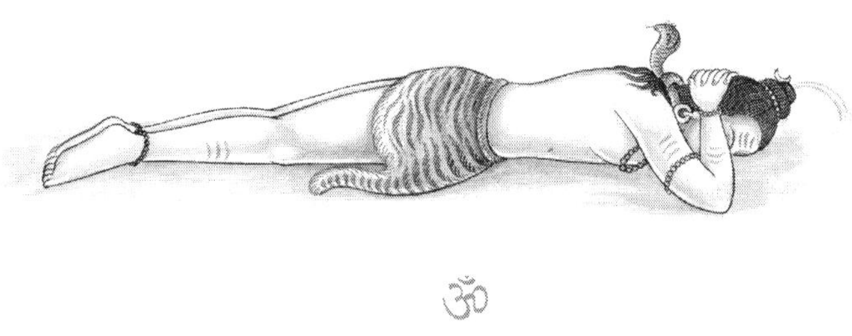

ॐ

Entspannen Sie sich in *Advasana* (s.o.); der „entspannten Bauchlage" oder entspannen Sie sich in der „Kinderhaltung" (*Balasana* s. u.); diese Übung ist auch unter dem Namen *Matsya-krid-Asana* bekannt, dem „dahingeworfenen Fisch".

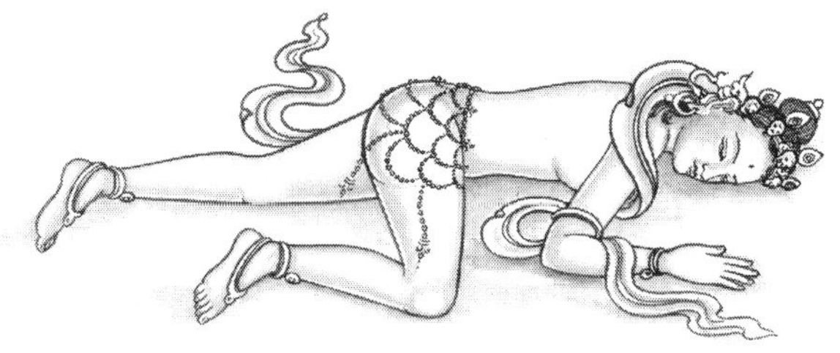

9. *Pavanmuktasana,* die Windlösende Stellung

Pavana bedeutet „Wind“, *mukta* „befreien, lösen“. *Pavanmuktasana* ist also eine Stellung, die den Köper von zuviel „Wind“ befreit. Auch diese Übung zerfällt in mehrere Einzelübungen.

Diese Übung befreit – wie schon der Name sagt – von einem Zuviel an „Wind“ oder **Verdauungsgasen** (*Vatta*). Die Variante mit beiden Beinen treibt darüber hinaus die nach unten strömende Lebensenergie (*Apana*) nach oben, zur Vereinigung mit *Prana* und stärkt den unteren **Rücken**. *Pavanmuktasana* massiert sanft das gesamte **Verdauungssystem**, stimuliert die **Nierenfunktion** und wirkt **harntreibend** und **verdauungsfördernd**. Diese Übung regt die **Darmtätigkeit** an, beseitigt **Blähungen** und **Verstopfung** und erleichtert den **Stuhlgang**. Sie beugt **Nierengrieß** und **Nierensteinen** vor bzw. trägt zu deren Beseitigung bei. Sie stimuliert und reguliert die Funktion der **Eierstöcke**, regt die **Durchblutung** an und lindert **Menstruationsschmerzen**. Sie massiert sanft das Herz und regt dadurch die **Herztätigkeit** an. Durch die sanfte Massage der **Rückenwirbel**, **Muskeln** und **Bänder** bei der zweiten Stufe (*Apana Asana*) erhöht diese Übung die Flexibilität der **Wirbelsäule**.

Pavanmuktasana mit beiden Beinen (*Apana Asana*) darf **nicht bei Kyphose** (sog. „Buckel“) ausgeführt werden.

Stufe 1 – *Eka Pada Asana* (eka = ein, Pada = Bein)

- Legen Sie sich flach auf den Rücken; schließen Sie die Augen, und entspannen Sie sich.
- Bringen Sie das gebeugte rechte Knie möglichst nahe zur Brust, und umfassen Sie es mit verschränkten Händen, das linke Bein bleibt gestreckt am Boden.
- Heben Sie ausatmend Kopf und Oberkörper, und berühren Sie das gebeugte Knie mit Stirn, Nase oder Kinn.

- Kehren Sie einatmend in die Ausgangsposition zurück, und führen Sie die Übung mit dem linken Bein aus.

Wiederholen Sie diese Übung nach jeder Seite hin **zwei weitere Male** im langsamen Rhythmus Ihrer Ausatmungen.

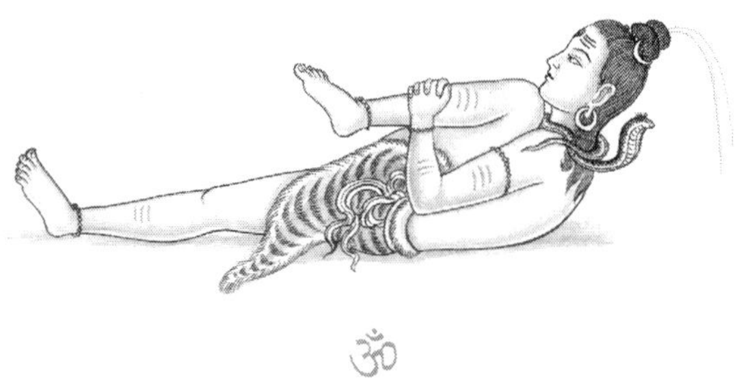

ॐ

Stufe 2 – *Apana Asana* (Apana; apa nam = weggeben, ausatmen; vgl. hierzu Kapitel 8 Pranayama S. 269)

- Legen Sie sich flach auf den Rücken, schließen Sie die Augen, und entspannen Sie sich.
- Bringen Sie nun beide gebeugte Knie möglichst eng zur Brust und umfassen Sie sie mit den verschränkten Händen.
- Richten Sie sich ausatmend auf, bis das Kinn (oder die Nase) die Knie berühren.
- Schaukeln Sie nun – mit normaler Atmung – sanft vor und zurück.
- Kehren Sie einatmend in die Ausgangsstellung zurück.

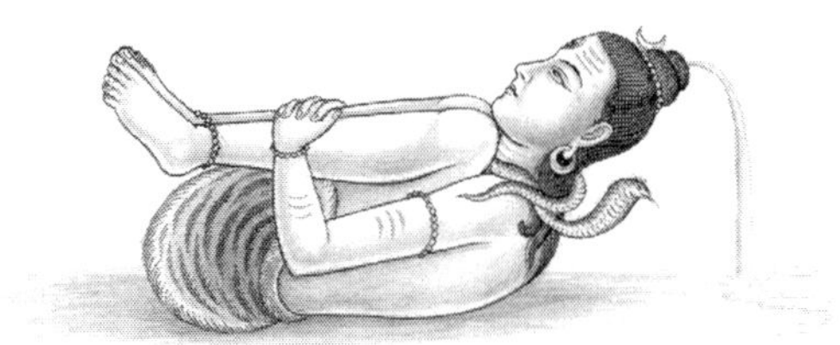

10. *Markatasana,* der Affe

Markata ist der „Affe". Die folgenden „Affenübungen" werden in den Yoga-Schulen des Westens häufig auch als „Krokodilsübungen (*Makarasanas*) bezeichnet (vgl. *Makarasana* S. 214 ff). Diese Übung macht den Körper beweglich, die Taille schlank – wie bei einem Affen.

> Diese Übung ist ein ausgezeichnetes Mittel gegen **Rückenschmerzen**, **Halswirbelerkrankungen**, **Morbus Bechterew** (chronisch-entzündliche rheumatische Gelenkerkrankung), **Bandscheibenvorfälle** und **Ischias**. Sie heilt **Diabetes**, macht die **Wirbelsäule** beweglich und kräftigt **Rippen** und **Lunge**. Der **Dickdarm** wird massiert, **Verstopfung** und **Blähungen** werden beseitigt. Diese Übung stärkt die **Adrenalindrüse/Nebenniere**, **Nieren**, **Leber** und **Darm**; sie entwickelt das **Gedächtnis** und ist außerordentlich hilfreich zur **Entspannung** von Körper und Geist.

Stufe 1

- Legen Sie sich auf den Rücken und entspannen sie sich.
- Breiten Sie die Arme auf Schulterniveau aus, die Handrücken liegen auf dem Boden.
- Beugen Sie die Knie, bringen Sie die Füße Richtung Gesäß.
- Drehen Sie die Beine – ausatmend – nach rechts, bis das rechte Knie den Boden berührt, das linke Knie das rechte, den Kopf nach links
- Kehren Sie – einatmend – in die Ausgangsstellung zurück.
- Führen Sie die Übung zur anderen Seite hin aus.
- Wiederholen Sie die Übung zwei- bis dreimal nach jeder Seite hin.

Stufe 2

- Legen Sie sich auf den Rücken wie zuvor, schließen Sie die Augen und entspannen sie sich.
- Öffnen Sie die Beine 30 bis 40 Zentimeter.
- Bringen Sie nun das rechte Knie – ausatmend – zum Boden wie zuvor, das linke auf die Rechte Ferse, und drehen sie den Kopf nach links.
- Kehren Sie – einatmend – in die Ausgangsstellung zurück.
- Führen Sie die Übung zur anderen Seite hin aus.
- Wiederholen Sie die Übung zwei- bis dreimal nach jeder Seite hin.

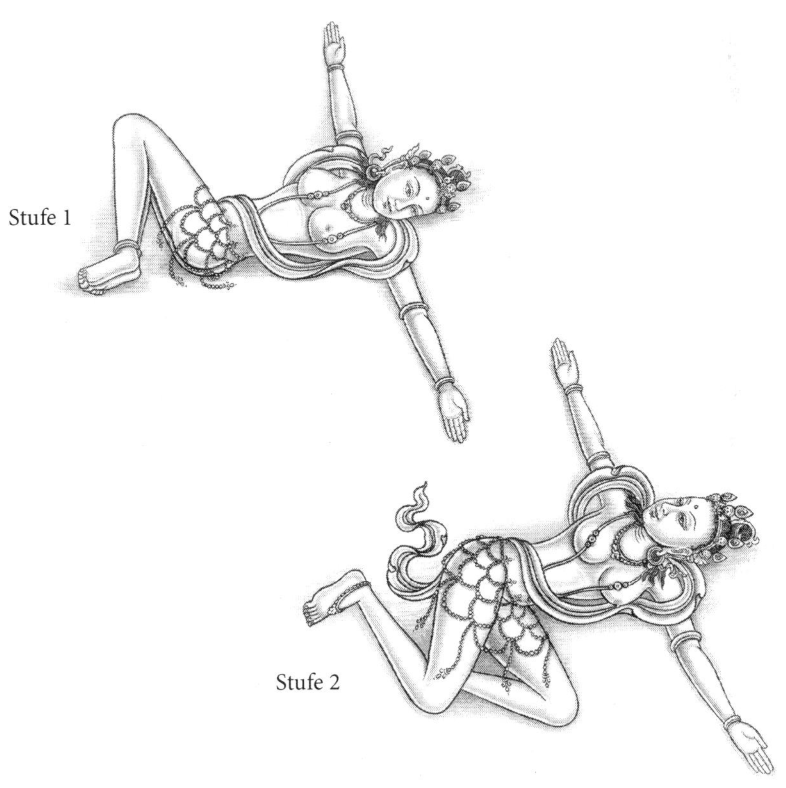

Stufe 3

- Legen Sie sich auf den Rücken wie zuvor; die Beine sind gestreckt.
- Führen Sie nun – ausatmend – das gestreckte rechte Bein langsam zur linken Hand, den Kopf nach rechts.
- Kehren Sie – einatmend – in die Ausgangsstellung zurück.
- Führen Sie die Übung zur anderen Seite hin aus.
- Wiederholen Sie die Übung zwei- bis dreimal nach jeder Seite hin.

Sie können diese Übung auch mit beiden Beinen parallel ausführen, zunächst nach rechts, dann nach links.

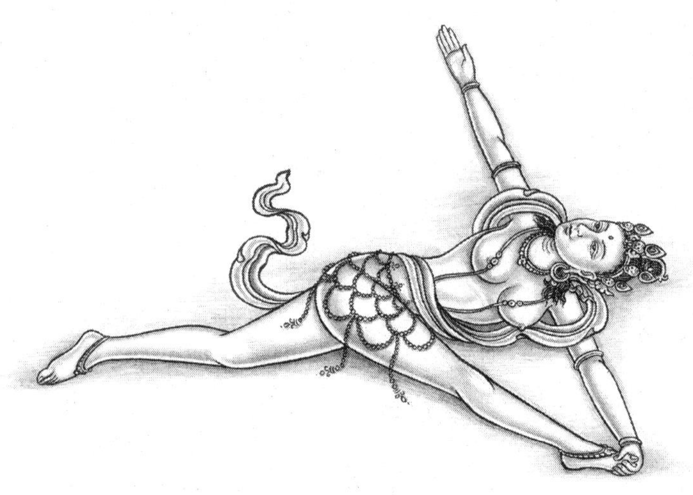

Die folgenden drei Übungen bilden in sich wiederum eine „kleine *Karana*“; ihre Wirkungen ergänzen und verstärken sich:

Diese Übungen dehnen **Nacken** und **Wirbelsäule**, massieren die **Innereien**, komprimieren den **Brustkorb** und leiten so die **Atmung** in den Bauchraum und finden häufig bei der Behandlung von **Asthma** Anwendung. Die Organe des Bauchraumes – insbesondere **Nieren**, **Leber** und **Bauchspeicheldrüse** – werden gekräftigt und verjüngt, **Rückenschmerzen** gelindert, die **Wirbelsäule** stärker durchblutet. Diese Haltungen helfen, **Hexenschuss**, **steife Gelenke** und **Arthritis** zu lindern. Sie beseitigen **Blähungen** und **Koliken** und senken zu **hohen Blutdruck**. Sie kräftigen die **Verdauung**, beseitigen **Verstopfungen** und reduzieren Fett in der **Taille**. Sie harmonisieren die Aktivitäten der **Schilddrüse** und dadurch den **Stoffwechsel**. Sie helfen bei **Diabetes** und **Hämorrhoiden**, lockern und kräftigen die **Rückenwirbel**, tonisieren die Nerven der **Wirbelsäule,** verbessern das **Seh- und Hörvermögen** und werden recht erfolgreich bei **Mandelentzündungen** und **chronischen Rachenentzündungen** angewendet.

11. *Ardha Halasana,* der Halbe Pflug

Ardha bedeutet „halb“, *Hala* ist der „Pflug“; *Ardha Halasana* ist also die „Halbe-Pflug-Stellung“. Diese Position ist auch als *Uttanpadasana* bekannt. *Uttana* bedeutet „gestreckt“, *Pada* ist das Bein. *Uttanpadasana* ist also eine Position mit gestreckten Beinen.

- Legen Sie sich flach auf den Rücken, die Hände mit den Handflächen nach unten seitlich am Körper. Schließen Sie die Augen und entspannen Sie sich.
- Heben Sie nun die gestreckten Beine – einatmend – auf 90°.
- Verharren Sie einige Atemzüge in dieser Position.

- Kehren Sie – ausatmend – in die Ausgangsposition zurück.
- Wiederholen Sie diese Übung einige Male.

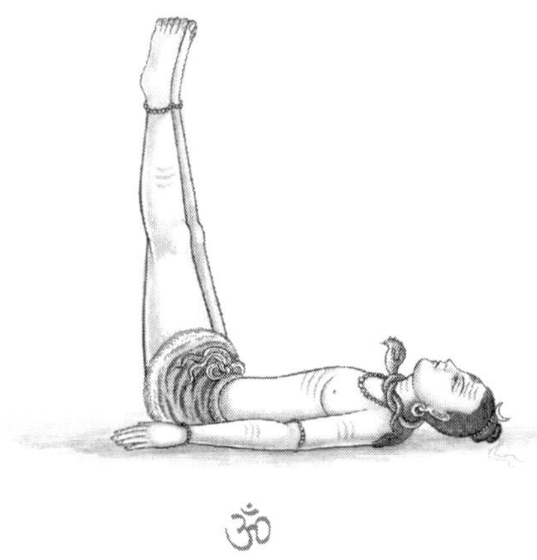

ॐ

12. *Sarvangasana,* der Schulterstand/die Kerze

Diese Übung heißt wörtlich übersetzt „Stellung aller Glieder" (*sarva* = alle, jedes; *anga* = Glieder). Diese Übung gilt als die „Königin des *Yoga*" – obwohl sie in keiner der autoritativen Schriften erwähnt wird – und sollte in keiner *Yoga*-Runde fehlen. Selbstverständlich kann sie auch für sich allein ausgeführt werden. Hier gilt sie auch als „Durchgangsübung" zum „Pflug".

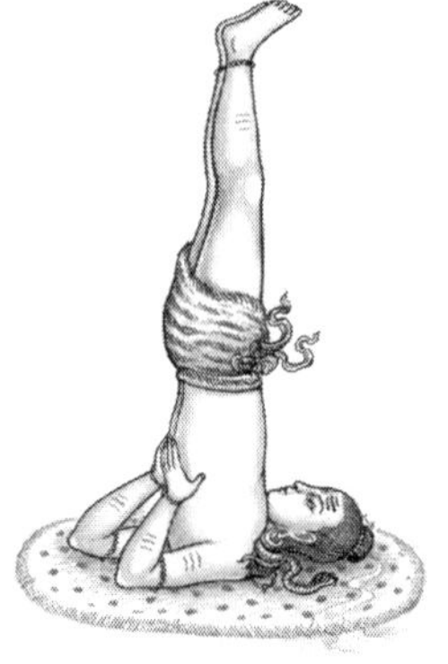

- Legen Sie sich auf den Rücken wie zuvor, schließen Sie die Augen und entspannen sie sich.
- Heben Sie mit Hilfe der Arm und Rücken vom Boden, bis Sie möglichst senkrecht stehen, das Brustbein fest gegen das Kinn gedrückt (*Jalandhara Bandha*, der Kinn-/Halsverschluss).
- Verharren Sie in dieser Stellung einige Atemzüge, wenn Sie mögen auch länger (bis zu fünf Minuten oder länger, je länger, je besser).

13. *Halasana,* der Pflug

- Lockern Sie nun den „Kinnverschluss“ zunächst leicht, indem Sie den Rücken etwas nach unten senken.
- Senken Sie ausatmend langsam die gestreckten Beine hinter dem Kopf, so weit es Ihnen möglich ist. Forcieren Sie nichts! Nach einiger Übung berühren Ihre Zehen den Boden.
- Strecken Sie die Arme auf dem Boden in die den Beinen entgegengesetzte Richtung, oder führen Sie Ihre Hände zu den Füßen, bis die Fingerspitzen die Zehen berühren.
- Verharren Sie einige Augenblicke in ausgeatmeten Zustand (*Bahya Kumbhaka*) oder bis zu fünf Minuten mit normaler Atmung in dieser Endposition.
- Kehren Sie einatmend in den Schulterstand zurück.
- Kehren Sie – Oberkörper und Nacken sanft abrollend – in die Ausgangsposition zurück.

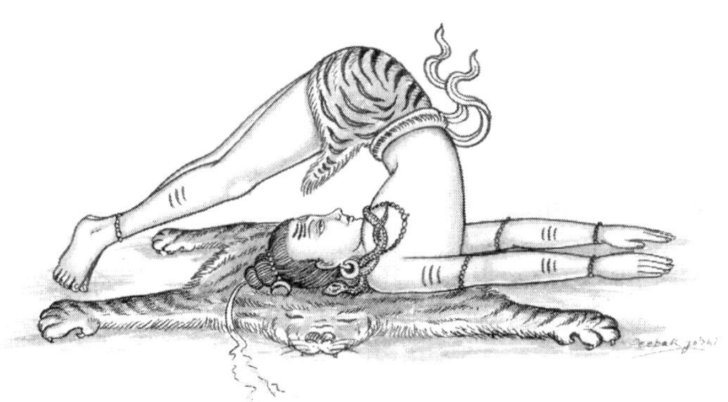

14. *Setu-Bandh-Asana,* die Brücke

Setu bedeutet „Brücke“, *Bandha* ist der „Bau“, die „Errichtung“, aber auch der „Verschluss“, *Asana* ist die Haltung, *Setu Bandh Asana* ist also die „Brücken-Bau-Stellung“. Gleichzeitig weist der Name aber auch darauf hin, dass bei dieser Übung ein Verschluss (*Jalandhara Bandha*) angewendet wird.

Diese Übung stärkt **Hals** und **Nacken** und kräftigt die **Muskeln entlang der Wirbelsäule**. Sie hält die **Wirbelsäule** gesund und beweglich und kräftigt insbesondere **Lendenwirbel** und **Achillessehne**. Sie beugt Deformationen der Wirbelsäule wie **Skoliose** (seitliche Verbiegung der Wirbelsäule) und **Kyphose** (Verkrümmung der Wirbelsäule nach hinten, sog. „Buckel“) vor, sollte jedoch **bei Lordose** (Verkrümmung der Wirbelsäule nach vorn) **nicht oder nur unter ärztlicher Kontrolle** ausgeführt werden. Sie regt die **Durchblutung** an, stimuliert **Herz**, **Nieren**, **Magen** und **Darm** und kräftigt **Brustkorb**, **Brustmuskulatur** und **Lungen**.

Diese Übung sollte nicht bei **akuten Ischiasbeschwerden** und **Lordose**, bei **Fieber** oder **Erschöpfungszuständen** ausgeführt werden.

- Legen Sie sich auf den Rücken, schließen Sie die Augen, und entspannen Sie sich.
- Beugen Sie die Knie, und bringen Sie die Füße so nahe zum Gesäß, dass die Unterschenkel senkrecht zum Boden stehen.
- Legen Sie die Hände mit dem Daumen nach vorn, den übrigen Fingern am Rücken, in die Taille.
- Heben Sie mit Hilfe der aufgestützten Arme einatmend den Oberkörper möglichst weit, so dass schließlich nur noch Nacken, Hinterkopf, Schultern, Ellbogen und Fußsohlen den Boden berühren und das Brustbein eng an das Kinn gepresst wird (*Jalandhara Bandha*).

- Strecken Sie nun langsam die Beine, bis sie (weitgehend) gestreckt sind, die Fußsohlen bleiben während der gesamten Übung am Boden.
- Verharren Sie in dieser Position mit sanfter Atmung, solange Ihnen dies anstrengungslos möglich ist.
- Kehren Sie ausatmend in die Ausgangsposition zurück.
- Entspannen Sie sich wenige Augenblicke in *Shavasana* (Totenstellung).

Wiederholen Sie diese Übung **weitere zwei Mal**.

Diese Übung kann auch aus dem Schulterstand (*Sarvangasana*) heraus eingenommen werden.

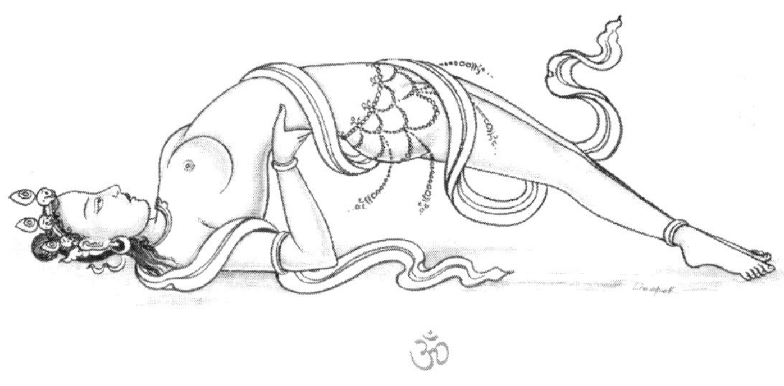

ॐ

15. ***Dvichakrikasana/Pada Sanchalana,*** das Radfahren

Dvichakrika ist das Zweirad; *Sanchalana* = bedeutet vor- und zurückbewegen, *Pada* ist das Bein. *Dvichakrikasana* oder *Pada Sanchalana* – beide Namen sind gleichermaßen gebräuchlich – ist also das „Radfahren".

Diese Übung hilft, **Gewicht** zu reduzieren, sie macht den **Bauch** straff und aktiviert den **Darm**. Sie verbessert die **Verdauung** und beseitigt **Verstopfung** und **Übersäuerung**. Sie hilft gegen **Rückenschmerzen**, kräftigt die Muskulatur des **Unterleibs** und des unteren **Rückens** und stärkt **Hüft-** und **Kniegelenke**.

Stufe 1

- Legen Sie sich auf den Rücken, die Arme seitlich am Körper, die Handflächen auf dem Boden, schließen Sie die Augen und entspannen Sie sich.
- Bewegen Sie nun die Beine wie beim Radfahren, zehnmal vorwärts, dann zehnmal rückwärts.

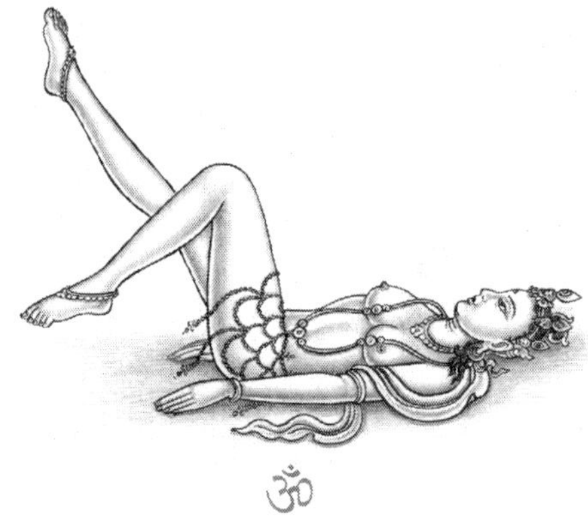

ॐ

Stufe 2

- Heben Sie – nach einer kurzen „Verschnaufpause" – beide Beine parallel vom Boden und führen Sie die vorangegangenen Bewegungen gleichzeitig mit beiden Beinen aus, zehnmal vorwärts, zehnmal rückwärts.
- Kehren Sie in die Ausgangslage zurück und entspannen Sie sich – falls notwendig – in der Totenstellung (*Shavasana*).

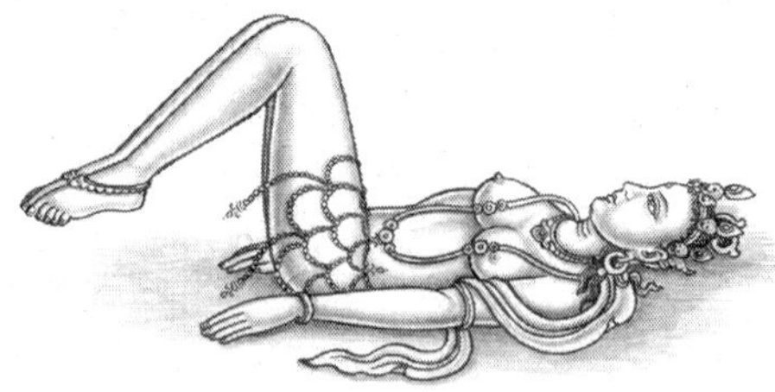

16. *Padavrittasana/Chakra Padasana,* das Beinkreisen

Pada sind die Beine, *vritti* bedeutet „umkreisen" *Padavrittasana* ist also die Position des Beinkreisens. Auch der zweite gebräuchliche Namen besagt das selbe: *Chakra* ist der Kreis, das Rad, *Pada* sind die Beine, *Chakra Padasana* also eine Übung, bei der die Beine einen Kreis beschreiben.

Dies Übung reduziert **Übergewicht**, kräftigt die **Hüftgelenke** und die Muskulatur des **Unterleibs** und des **Rückens**

Stufe 1

- Legen Sie sich auf den Rücken, die Arme seitlich am Körper, die Handflächen auf dem Boden, schließen Sie die Augen und entspannen Sie sich.
- Heben Sie das rechte gestreckte Bein auf ca. 90°.
- Beschreiben Sie zehn große Kreise nach rechts, dann zehn Kreise nach links.
- Wiederholen Sie diese Übung mit dem linken Bein.
- Kehren Sie in die Ausgangshaltung zurück und entspannen Sie sich.

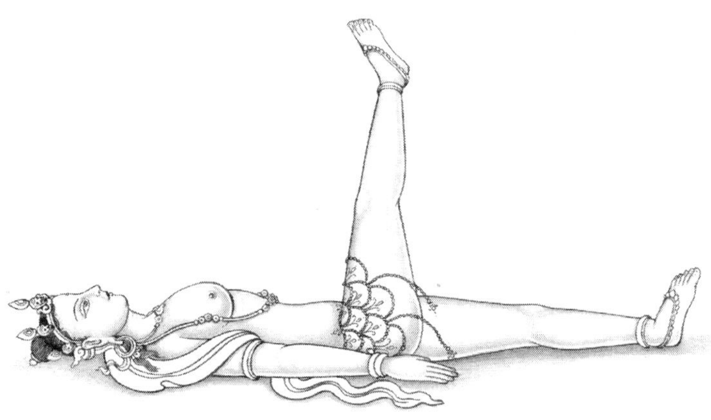

Stufe 2

- Heben sie beide Beine parallel auf ca. 90°.
- Führen Sie fünf Kreise nach rechts, dann fünf Kreise nach links aus.
- Kehren Sie in die Ausgangshaltung zurück und entspannen Sie sich.

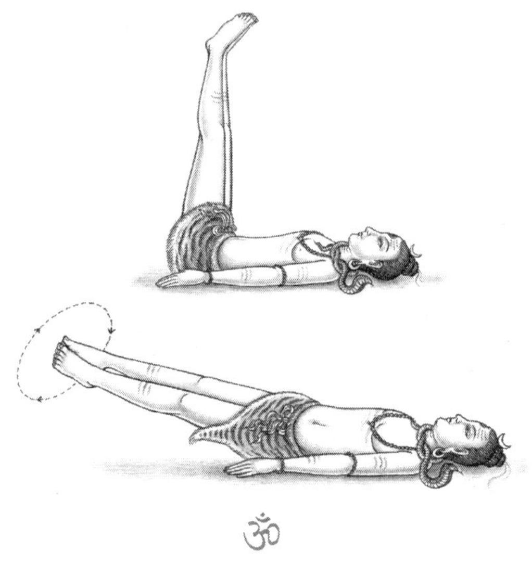

ॐ

17. ***Urdhva Dhanur Asana,*** der Nach-oben-gewölbte-Bogen

Urdhva bedeutet „aufwärts", *Dhanu* ist der „Bogen". Diese Übung ähnelt in der Endstellung einem nach oben gerichteten Bogen. Von einigen Schulen wird diese Übung auch als „Rad" (*Chakrasana*) bezeichnet.

> Diese Haltung belebt alle **Energiezentren**. Sie stimuliert das gesamte System der **endokrinen Drüsen,** beseitigt eine Vielzahl von Erkrankungen der **Fortpflanzungsorgane**, komprimiert und massiert die **Unterleibsorgane** und die Organe des **Bauchraumes** und dehnt die **Unterleibs**- und **Rückenmuskulatur**. Auch **Arme** und **Handgelenke** werden gekräftigt. Diese Übung belebt die gesamte **Wirbelsäule** und verleiht **Vitalität** und **Energie**.

- Legen Sie sich mit angewinkelten Beinen auf den Rücken. Die Füße sind leicht geöffnet, die Fersen berühren das Gesäß.
- Legen Sie die Handflächen unter die Schultern oder neben den Schläfen auf den Boden, die Finger den Füßen zu.
- **Atmen Sie ein**, strecken Sie Arme und Beine, und heben Sie Oberkörper und Kopf vom Boden. (Mit fortschreitender Übung führen Sie die Hände den Füßen zu, um einen engeren Radius zu erzielen.)
- Verharren Sie in dieser Haltung einige Augenblicke, kehren Sie langsam **ausatmend** in die Ausgangsposition zurück.
- Wiederholen Sie diese Übung weitere zwei Mal, oder verharren Sie bis zu einer Minute in der Endstellung mit normaler Atmung.

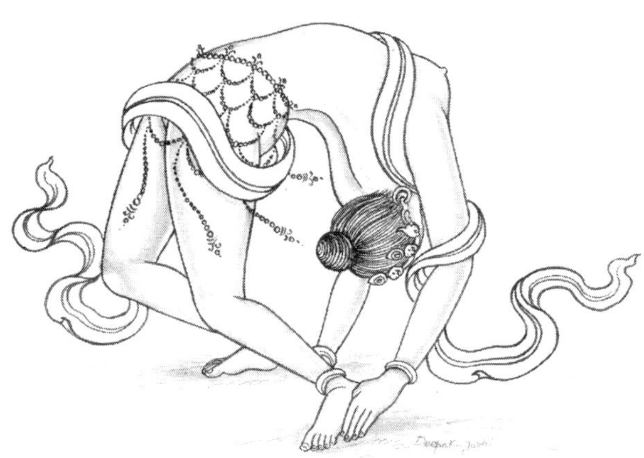

18. *Mayurasana,* der Pfau

Mayura ist der Pfau, *Asana* die Stellung, *Mayurasana* die „Pfauenstellung". Auch diese Übung folgt also der Tradition, Übungen nach bestimmten Tieren zu benennen. Der „Pfau" gilt seit altersher als **die** Übung, um Gifte aus dem Körper zu vertreiben, denn so wie der Pfau auch die tödlichsten Schlangen töten und ohne Probleme verspeisen (und verdauen) kann, wird der Übende in die Lage versetzt, im Körper angelagerte Gifte und Schlacken (*Ama*) umzusetzen oder auszuscheiden. Svatmarama Suri schreibt in der *Hatha Yoga Pradipika* zu dieser Übung:

> *„Diese* Asana *vertreibt rasch alle Erkrankungen und beseitigt Unterleibsbeschwerden. Sie überwindet Störungen in der Harmonie von Schleim, Galle und Wind*[51]*, verdaut im Übermaß genossene unbekömmliche Kost, regt den Appetit an und besiegt die tödlichsten Gifte."*
>
> **Hatha-Yoga Pradipika I/33**

Und Gheranda schreibt:

> *„Die Pfauenstellung vertreibt die Auswirkungen ungesunder Nahrung; sie produziert Hitze im Magen; sie zerstört die Wirkung tödlicher Gifte; Sie heilt leicht Erkrankungen wie* Gulma[52] *und Fieber; so ist diese äußerst nützliche Übung beschaffen."*
>
> **Gheranda Samhita II/29, 30**

Diese Übung massiert und stärkt die **Bauchorgane**. Sie regt den **Stoffwechsel** an, insbesondere die **Verdauung.** Sie beseitigt Erkrankungen von **Magen** und **Milz** und regt die **Darmtätigkeit** an. Sie **entgiftet das Blut** und **heilt** damit auch **Hautunreinheiten.** Sie hilft ebenfalls bei der Behandlung von **Hämorrhoiden**, **Verstopfung**,

51 Die drei Körperkonstitutionen (*Doshas*) des *Ayur Veda Vata, Pitta* und *Kapha.*

52 *Gulma* bezeichnet eine Reihe von Erkrankungen wie Lebererweiterung, Dickdarmgeschwüre und Geschwüre am Magenausgang.

Diabetes, Leber- und **Nierenerkrankungen**. Sie **harmonisiert den Hormonhaushalt** und kräftigt **körperliches und geistiges Gleichgewicht.** Sie **verbrennt im Körper angesammelte Gifte** und **harmonisiert *Vata, Pitta* und *Kapha*.**

- Knien Sie sich auf den Boden. Die Füße sind geschlossen, die Knie leicht geöffnet.
- Beugen Sie sich mit dem Oberkörper nach vorn, legen Sie die Handflächen mit nach hinten zeigenden Fingern auf den Boden.
- Schließen Sie Ellbogen und Unterarme, atmen Sie aus, beugen Sie die Arme, und legen Sie das Zwerchfell auf die Ellbogen, die Brust auf die Oberarme.
- Verlagern Sie das Gewicht völlig auf die Hände; heben Sie die – zunächst noch angewinkelten – Beine gleichzeitig vom Boden. Strecken Sie die Beine. Körper und Beine bilden nun eine gerade Linie parallel zum Boden (mit fortschreitender Übung können die Beine auch angehoben werden).
- Verharren Sie in dieser Position mit normaler Atmung, solange Ihnen dies anstrengungslos möglich ist.
- Atmen Sie ein, winkeln Sie die Beine wieder ab, und kehren Sie langsam in die Ausgangsposition zurück.
- Verharren Sie einige Augenblicke in der Ausgangsposition, und entspannen Sie sich. Wiederholen Sie diese Übung bis zu drei Mal.

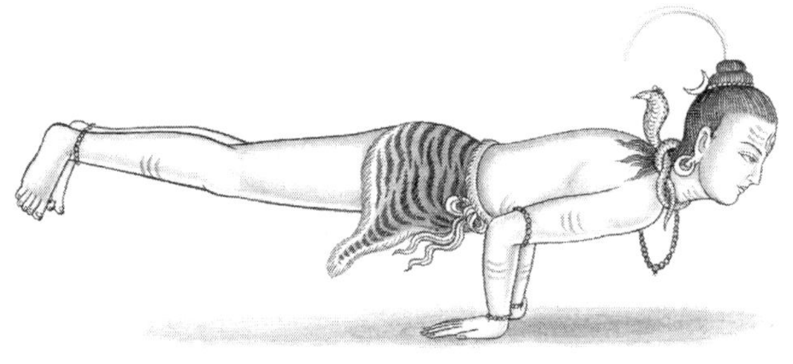

19. *Shirshasana,* der Kopfstand

Shirsha ist der „Kopf“, *Asana* die „Haltung“; *Shirshasana* der Kopfstand. Dieser „König der *Asanas*“ wird seltsamer Weise in keiner der alten Schriften unter diesem Namen erwähnt. Die *Gheranda Samhita* und die *Hatha Yoga Pradipika* beschreiben den Kopfstand und seine segensreichen Wirkungen unter dem Namen *Viparita Karani* (siehe S. 214 ff), einer Variation des Schulterstandes.

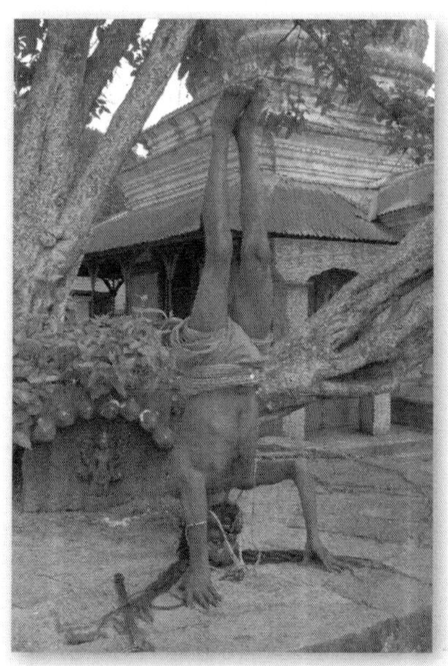

Diese Übung gilt zusammen mit dem „Lotussitz“ – zumindest im Westen – als das Synonym für *Yoga* schlechthin. Leider kann diese Übung bei unsachgemäßer Ausübung mehr schaden als nutzen und zum Beispiel zu einer Schädigung der Nackenwirbel führen. Üben Sie sie deshalb äußerst vorsichtig und gewissenhaft unter Aufsicht eines erfahrenen Lehrers, zumindest aber – zu Anfang – mit Hilfe eines Partners!

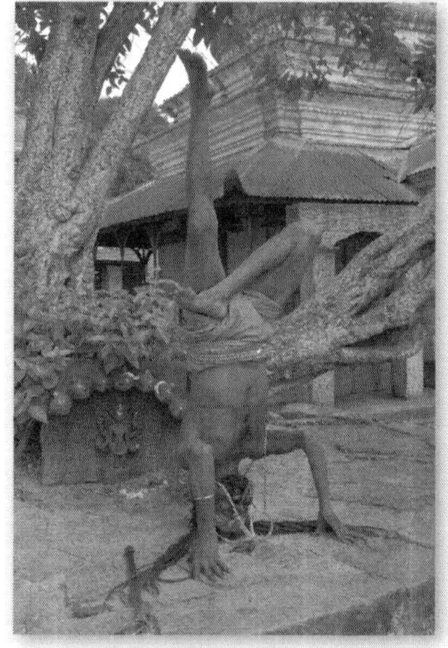

Es würde manche Seite füllen, um auf all die positiven Auswirkungen dieser wahrhaft „königlichen" Übung einzugehen, profitiert doch wirklich der gesamte Körper – vom Scheitel bis zur Sohle – in vielfältiger Weise von dieser Haltung. So bieten denn auch die nachfolgend aufgeführten Wirkungen nur einen kleinen Überblick.

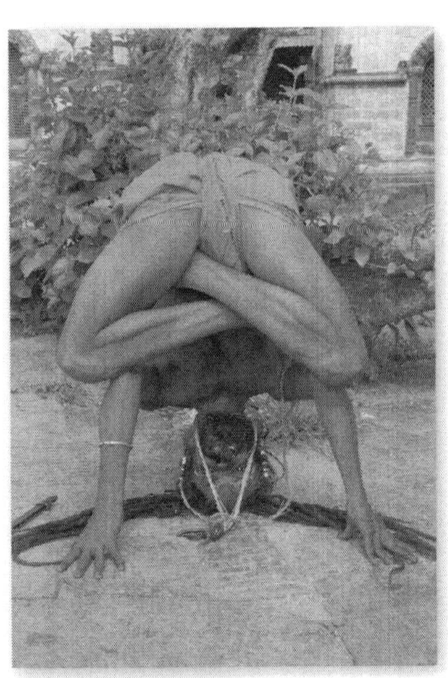

Der „Kopfstand" verstärkt die Blutzufuhr zu **Gehirn**, **Hirnanhangdrüse**, **Zirbeldrüse**, **Schilddrüse** und **Nebenschilddrüse**. Diese Übung kehrt den Blutstrom um und beseitigt so **Krampfadern**, **Hämorrhoiden**, **Kopfschmerzen**, **Rückenschmerzen**, **Asthma**, **Heufieber**, etc. Auch alle **Organe des Bauchraumes** profitieren von dieser Übung, werden sanft massiert, besser **durchblutet** und **entschlackt**. Der **Gleichgewichtssinn** wird verbessert, **Schlaflosigkeit** und **nervöse Erschöpfungszustande** verschwinden. Die **Lungenkapazität** wird erhöht, die Widerstandsfähigkeit der **Atemwege** gegenüber Infektionskrankheiten wie **Laryngitis**, **Schnupfen**, **Angina** und **Entzündungen der Luftröhre** (Tracheitis) gesteigert. Diese Übung verbessert die **Verdauung**; die Neigung zu **Herzflattern** und anderen **Herzrhythmusstörungen** wie **Extrasystolen** nimmt ab. Körper und Geist werden vollständig **verjüngt** und **revitalisiert**.

- Setzen Sie sich in den „Diamantsitz“, schließen Sie die Augen, und entspannen Sie sich.
- Beugen Sie sich nach vorn, verschränken Sie die Finger, und bilden Sie mit den Ellbogen und den verschränkten Händen ein gleichseitiges Dreieck auf dem Boden.
- Setzen Sie den Scheitel in die verschränkten Hände, und geben Sie dem Kopf dadurch Halt.
- Heben Sie nun Knie und Gesäß vom Boden, bis die Beine gestreckt sind.
- Gehen Sie mit den Füßen langsam zum Oberkörper, bis der Rücken aufrecht und gerade ist.
- Atmen Sie ein, verlagern Sie das Gewicht Ihres Körpers langsam von den Fußspitzen auf Kopf und Hände, und heben Sie zunächst einen Fuß langsam etwas vom Boden, dann den anderen (mit fortschreitender Übung heben Sie beide Füße gleichzeitig vom Boden).
- Balancieren Sie den Körper in dieser Stellung gut aus. Wenn Sie eine sichere Position haben, heben Sie Hüfte und Oberschenkel nach oben.
- Strecken Sie die – bisher abgewinkelten – Beine nach oben, bis der Körper völlig gestreckt ist.
- Verharren Sie in dieser Position mit ruhiger, tiefer Atmung, so lange Ihnen dies anstrengungslos und bequem möglich ist, zu Beginn nicht mehr als ca. 30 Sekunden (die *Hatha Yoga Pradipika* empfiehlt sogar nur 1 Sekunde am ersten Tag), schließlich drei bis fünf Minuten oder mehr.
- Beugen Sie die Knie und kehren Sie einatmend langsam in die Ausgangsposition zurück.
- Atmen Sie aus, stellen Sie die geballte rechte Hand auf die auf den Boden gesetzte ebenfalls geballt linke, strecken Sie den rechten Daumen und legen Sie Ihren Kopf mit der Einbuchtung zwischen den Augenbrauen und der Nasenwurzel auf die Daumenspitze.

- Lassen Sie den Nacken gut durchhängen, um die Nackenwirbel zu entlasten. Verharren Sie längere Zeit in dieser Position, richten Sie sich auf, und entspannen Sie sich im „Diamantsitz".

Führen Sie nach dem Kopfstand noch einmal die „Aufrechte Stellung" (*Tadasana*) aus, oder stehen Sie zumindest längere Zeit aufrecht (*Samasthiti*), um den Blutstrom zu normalisieren. Auch einige Zeit der Entspannung in der „Totenstellung"(*Shavasana*) ist – vor allem bei längerem Üben – empfehlenswert.

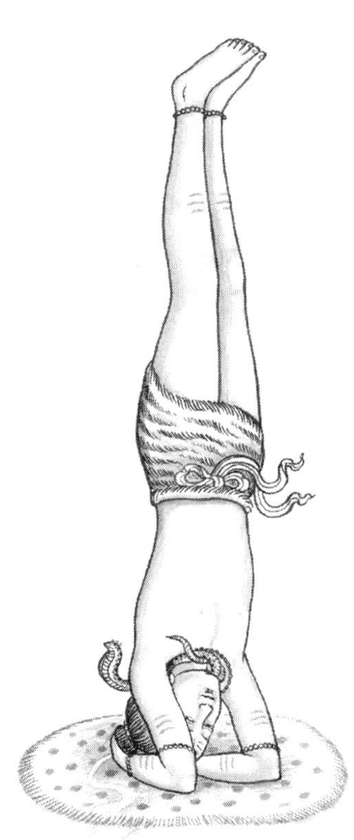

Von dieser Haltung ausgehend, sind natürlich eine ganze Reihe weiterer Übung möglich – Verschränken der Beine (*Parshva-Shirshasana),* Beine in der Lotushaltung (*Urdhva Padmasana*), abwechselndes Schlagen der Füße gegen das Gesäß, Spreizen der Beine, abwechselnd mit jeweils einem Bein zum Boden gehend (*Eka Pada Shirshasana*) usw. – so dass ein ganzer **Kopfstand-Zyklus** entsteht.

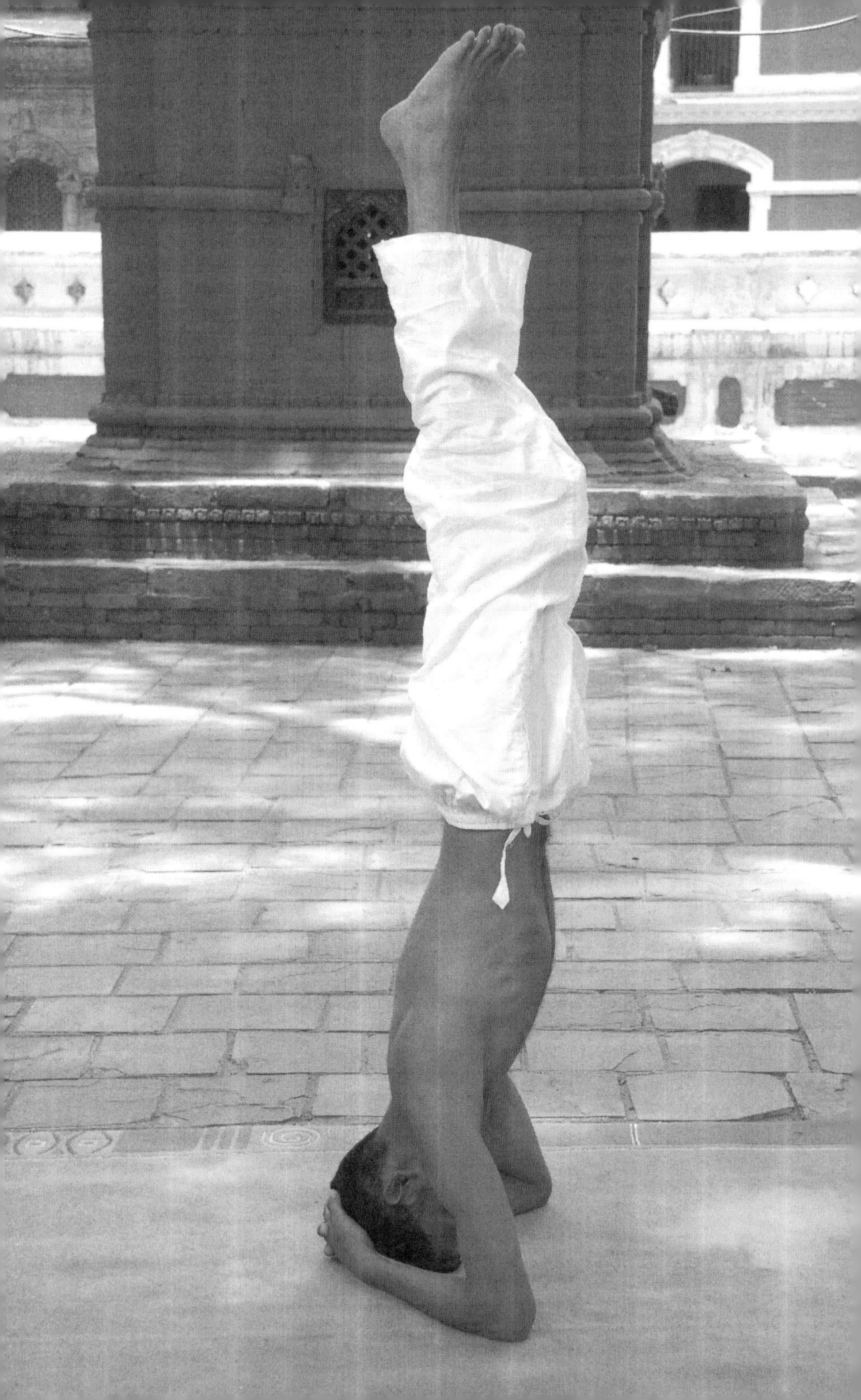

20. *Shavasanana / Mritasana,* die Totenstellung

Shava bedeutet „Leichnam, Kadaver", *mrtta* „tot", und ruhig und bewegungslos liegt unser Körper in dieser Haltung, wie ein Leichnam. Die „Totenstellung" ist **die** Entspannungshaltung schlechthin. Die *Hatha Yoga Pradipika* schreibt zu dieser Übung:

> *„Wie ein Leichnam auf dem Boden zu liegen, bezeichnet man als* Shavasana. *Diese Übung vertreibt Müdigkeit und beruhigt den Geist."*
>
> **Hatha Yoga Pradipika I/34**

Und beinahe gleich vermerkt die *Gheranda Samhita*:

> *„Flach auf dem Boden zu liegen wie ein Leichnam, wird* Mritasana *genannt. Diese Haltung vertreibt Müdigkeit und beruhigt die Ruhelosigkeit des Geistes."*
>
> **Gheranda Samhita II/11**

Die „Totenstellung" als solche ist äußerst einfach: „Legen Sie sich auf den Rücken wie ein Leichnam!" Ihren wahren Segen erfahren wir jedoch erst, wenn wir uns in dieser *Asana* **entspannen** können! Die Entspannung ist der zentrale Dreh- und Angelpunkt dieser Übung. Ohne Entspannung ist *Shavasana* eine Körperhaltung unter anderen, mit Entspannung wird sie zu einer der zentralen Übungen, die in allen Lehr-Systemen des Yoga, allen Überlieferungslinien höchste Wertschätzung erfährt. Sie können diese Entspannungsübung selbstverständlich jederzeit ausführen – auch außerhalb Ihrer *Yoga*-Runde.

Es gibt zwei Varianten von *Shavasana*. Welche Variante Sie wählen, hängt weitgehend davon ab, welche Erfahrung(en) mit Entspannung und Entspannungstechniken Sie haben und wie viel Entspannung Sie gerade brauchen.

Diese Übung **entspannt Körper, Gehirn, Geist** und **Seele.** Sie fördert das **Konzentrationsvermögen** und ist hilfreich bei **Bluthochdruck**, **Stress**, **Depressionen**, **Herzkrankheiten** und **Schlaflosigkeit**. Sie heilt **Müdigkeit** und **Nervosität** und **erfrischt** den Körper innerhalb kurzer Zeit.

Variante 1 – Kurzentspannung

Wenn Sie mit Entspannung keine Probleme haben, sich spontan entspannen können, wählen sie diese Variante:

- Legen Sie sich flach auf den Rücken, die Fersen einander zugekehrt, die Zehen zeigen auseinander. Die Arme ruhen leicht gespreizt völlig entspannt neben dem Körper, die Handflächen zeigen nach oben.
- Schließen Sie die Augen, und
- Atmen Sie langsam und ruhig tief ein und aus.
- Lockern und entspannen Sie Körper und Geist.
- Verharren Sie in dieser Körper- und Geisteshaltung fünf bis zehn Minuten.

Dies ist *Shavasana* als Übung innerhalb oder am Ende jeder *Yoga*-Runde.

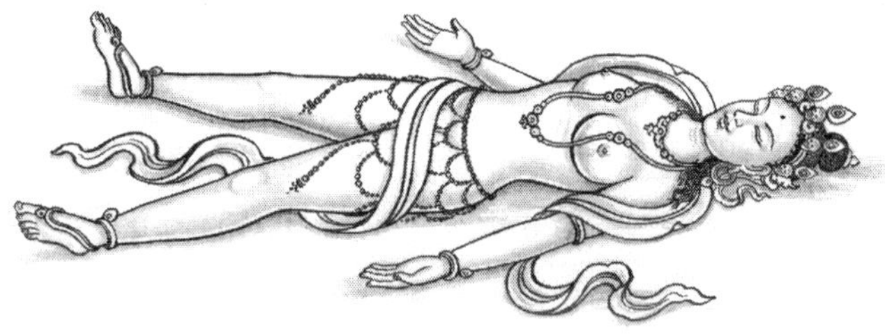

Wer auf dem Gebiet der Entspannung allerdings noch keine Erfahrung hat oder tiefere Zustände der Entspannung – bis hin zu meditativen Erlebnissen – erreichen will, braucht häufig eine etwas „aufwändigere" Vorgehensweise. Die „reine *Asana*", die Körperhaltung, bleibt dieselbe:

Variante 2 – Ausführliche Entspannung / *Yoga Nidra*

Nidra bedeutet „Schlaf", *Yoga Nidra* ist also der „*Yoga*-Schlaf", der „Schlaf des *Yogin*" – eine sehr tiefe Form der Entspannung.

- Begeben Sie sich in die „Totenstellung", schließen Sie die Augen und „entspannen sie sich". Bewusst zu entspannen bedeutet, bewusst loszulassen. Was immer zuvor angespannt war, ob Körper, Geist oder Seele, muss nun bewusst losgelassen werden, jedes einzelne Glied.
- Wenden Sie sich zunächst – von unten nach oben – dem äußeren Körper zu. Richten Sie Ihre gesamte Achtsamkeit auf jedes einzelne Glied. Spannen Sie das jeweilige Glied zunächst an, um es dann vollkommen loszulassen:
  - Rechte Zehen, Fußsohlen, Fersen, Knöchel, Waden, Knie, Schenkel, Hüfte;
  - dann dasselbe auf der linken Seiten bis zur Hüfte,
  - Unterleib, Bauch, Brust, Rücken bis zu den Schultern;
  - rechte Schulter, Oberarme, Ellbogen, Unterarme, Handgelenk, Handflächen, Handrücken, Daumen, Finger;
  - dasselbe auf der linken Seite bis in die Fingerspitzen;
  - Hals, Nacken, Kinn, Mund, Nase, Wangen, Ohren, Augen, Stirn und Kopfhaut bis der gesamte äußere Körper entspannt ist, von den Zehenspitzen bis zum Scheitel.
- Entspannen Sie nun in derselben Art Ihre inneren Organe, richten Sie Ihre volle Achtsamkeit auf jedes von ihnen, eins nach dem anderen, von unten nach oben: Die Unterleibsorgane, Gedärme, Bauchspeicheldrüse, Magen, Galle, Leber, Nieren, Lunge, Herz, Schilddrüse, Kehlkopf, Gehirn, bis Ihr ganzer Körper – innerlich und äußerlich – völlig entspannt ist.

- Entspannen Sie nun Seele und Geist. Bedienen Sie sich hierzu der engen Beziehung zwischen Atmung und Geist: Ziehen Sie Ihre Sinne zurück, und konzentrieren Sie sich auf Ihren Atem. Dies ist der beste Weg, Seele und Geist zu entspannen. Richten Sie also Ihre gesamte Aufmerksamkeit auf den Atem, ohne ihn zu beeinflussen, auf sein Kommen und Gehen, anstrengungslos, ohne Absicht. Gedanken, die auftauchen, werden nicht verdrängt; Sie schenken ihnen aber auch keinerlei Beachtung, bis sie von selbst verschwinden wie ungebetene Gäste, bis Sie vollkommen entspannt sind, äußerer und innerer Körper, Seele und Geist …

Auch eine Reihe meditativer Praktiken könnte sich hier anschließen, z. B. ***Panch-Koshas***, eine „Reise" durch die fünf Hüllen, mit denen sich ein Wesen im Laufe seiner Inkarnation umgibt, um schließlich zum „Kern" zu gelangen – dem eigenen Sein (Vgl. hierzu Kapitel 9 Meditation S. 318 ff).

21. *Simhasana,* der Löwe

Simha ist der „Löwe", *Simhasana* daher die „Löwenstellung", und diese Übung ahmt einen zum Sprung bereiten Löwen nach. Nach Meinung einiger Yogis ist diese Übung *Narasimha* gewidmet, einer Inkarnation Vishnus, die den übermächtigen, scheinbar unbesiegbaren Dämon *Hiranyakashipu* besiegte.

Narasimha symbolisiert somit die Wende zur Herrschaft des Bewusstseins über die animalischen Triebe, die von nun an erwacht. Laut der *Gheranda Samhita* gehört der „Löwe" zu den 32 wesentlichen *Asanas*, die *Hatha Yoga Pradipika* ordnet sie gar den vier wichtigsten Übungen überhaupt zu.

Hiranyakashipu, ein Dämonenkönig, hatte sich die Gunst Brahmas erschlichen und wurde von ihm mit der Gabe der Unverwundbarkeit ausgestattet: Weder Mensch noch Tier, weder bei Tag noch bei Nacht, weder drinnen noch draußen sollte er durch irgendeine Waffe getötet

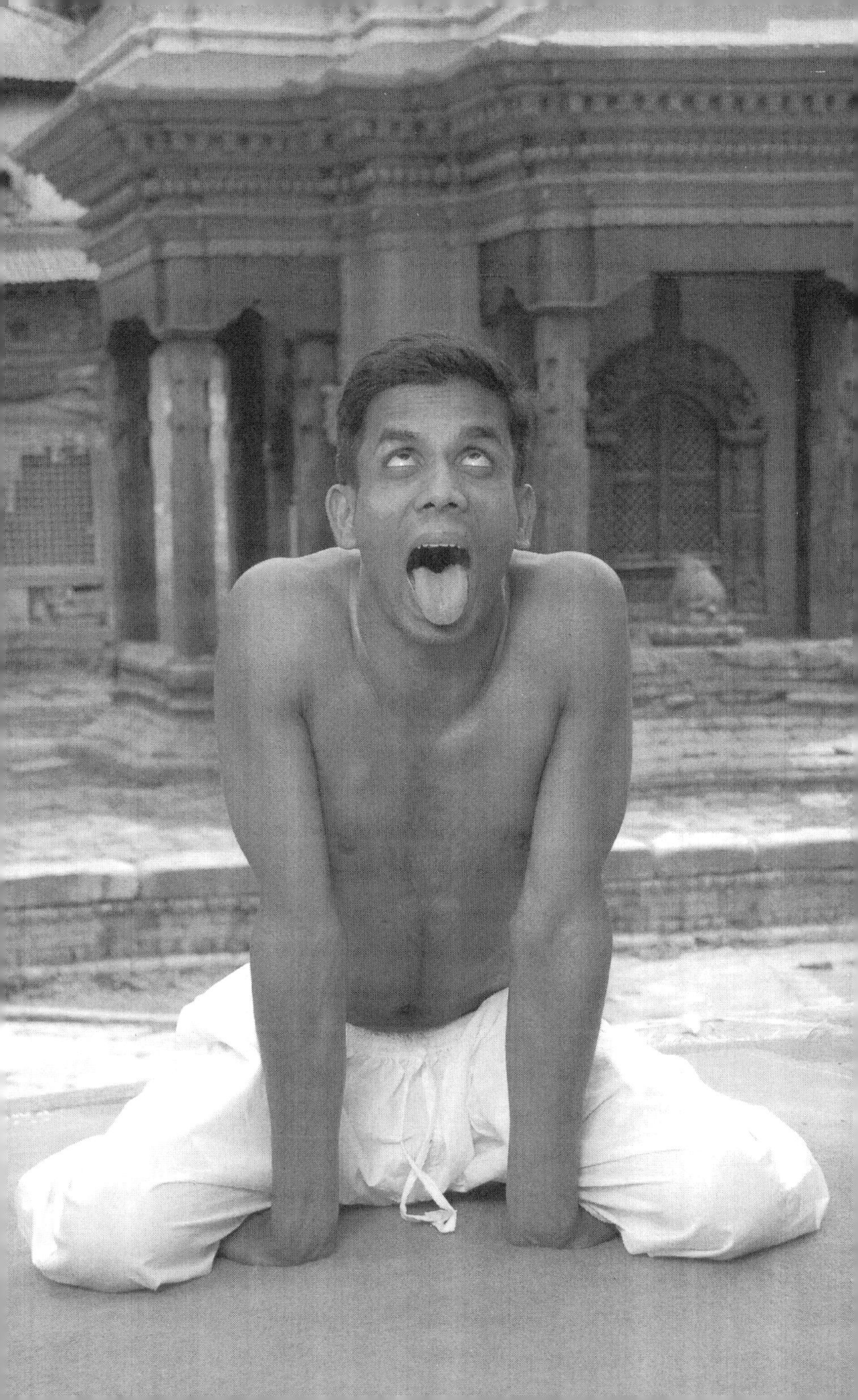

werden können. So ausgestattet, begann *Hiranyakashipu* sich gegen die Götter aufzulehnen und ihre Macht zu untergraben. Da erschien Vishnu, der Erhalter, um die Schöpfung zu bewahren. Er inkarnierte sich in Gestalt eines Menschlöwen – also weder Mensch noch Tier – und als *Hiranyakashipu* in der Dämmerung – also weder bei Tag noch bei Nacht – seinen Palast verlassen wollte, zerfleischte er ihn auf der Schwelle – weder drinnen noch draußen – mit seinen Klauen, tötete ihn also ohne Waffe …

Gheranda schreibt zu dieser Übung:

> *„Dies ist Simhasana, der Löwe, Zerstörer aller Krankheiten."*
>
> **Gheranda Samhita II/15**

Und *Svatmarama Suri* schreibt in der *Hatha Yoga Pradipika*:

> *„Dies ist* Simhasana, *der Löwe, heilig gehalten von den besten der Yogin. Diese exzellente* Asana *bewirkt die Vollendung der drei Verschlüsse (*Mula Bandha, Jalandhara Bandha *und* Uddiyana Bandha*)."*
>
> **Hatha Yoga Pradipika I/54**

Diese Übung kann aus dem „Lotussitz" (*Padmasana*), der „Segensreichen Stellung" (*Bhadrasana*) oder dem „Diamantsitz" (*Vajrasana*) ausgeführt werden.

Diese Übung ist heilsam bei allen **Hals-, Nasen-, Ohren- und Augenerkrankungen**, da sie Spannungen und „Knoten" (*Granthis*) in diesen Bereichen löst. Sie ist heilsam bei „**Stottern**" und hilft bei der Entwicklung einer kräftigen und wohlklingenden **Stimme**. Sie beseitigt **Mundgeruch**, reinigt die **Zunge**, stimuliert die **Leber**, kontrolliert den **Gallenfluss**, heilt Schmerzen des **Steißbeins**, ja, renkt es sogar ein, wenn es sich leicht verschoben hat. Diese *Asana* hilft bei der **Meisterung der drei Verschlüsse** (*Bandhas*), sie versorgt Kopf, Augen, Kehle und das Verdauungssystem mit frischer Energie, **dämpft**

Kapha* und *Vata und **stärkt *Agni*** auf allen Ebenen. Sie kräftigt die **Gesichtsmuskulatur** und ist daher gut gegen **Falten** und reguliert die Aktivität der **Schilddrüse** und der **Nebenschilddrüsen**.

Der Diamantsitz sollte nur unter kompetenter Anleitung und ärztlicher Betreuung oder überhaupt nicht ausgeführt werden, wenn eine krankhafte **Kniegelenksschwäche** oder eine Schädigung des **Meniskus** vorliegen.

- Setzen Sie sich in den „Diamantsitz" (*Vajrasana*, siehe S. 214 ff) oder in *Bhadrasana*, die „Segensreiche Stellung". Ich bevorzuge – wie meine Lehrer – seit mehreren Jahren den Löwen aus der „Segensreichen Stellung" (*Bhadrasana*), bei der man zwischen den weit geöffneten Knien sitzt (s. u.).
- Schließen Sie die Augen, und entspannen Sie sich.

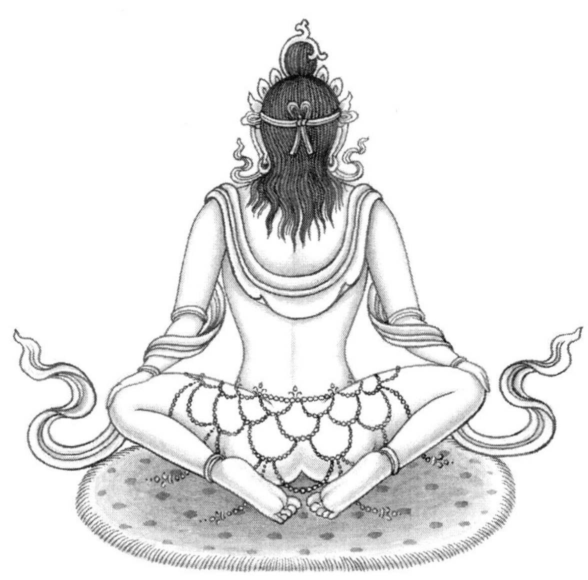

- Schnellen Sie ruckartig ausatmend mit dem Oberkörper nach vorne wie ein zum Sprung ansetzender Löwe. Die Ausatmung erfolgt mit einem laut und deutlich hörbaren *Aaah* wie bei einem brüllenden Löwen. Strecken Sie gleichzeitig die Zunge heraus, möglichst weit dem Kinn zu. Reißen Sie die Augen weit auf, und starren Sie auf die Stelle zwischen den Augenbrauen. Spreizen Sie die Finger vor den Knien (bei *Bhadrasana* die rückwärts gewandten Finger zwischen den Knien). Der ganze Körper ist nun vollkommen angespannt.
- Kehren Sie einatmend in die Ausgangsposition („Diamantsitz", „Segensreiche Stellung" oder „Lotus") zurück.
- Schöpfen Sie – falls notwendig – etwas Atem; wiederholen Sie diese Übung zwei weitere Male.

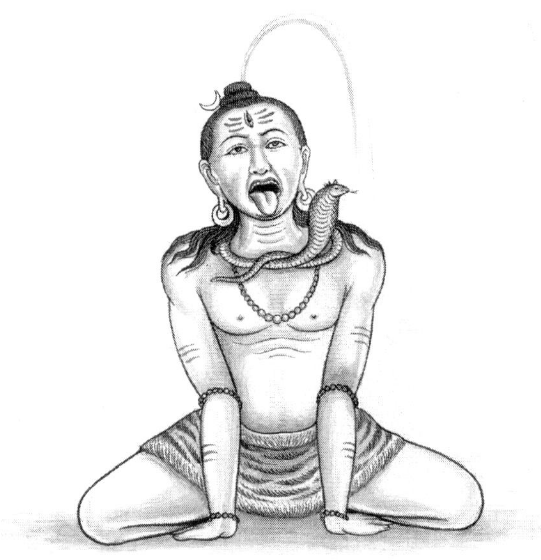

Diese Übung – nach *Shavasana*, der Totenstellung, angewandt – beendet Ihre tägliche *Yoga-Karana*, führt Sie sanft ins „tägliche Leben" zurück.

Pranayamas

Atemübungen

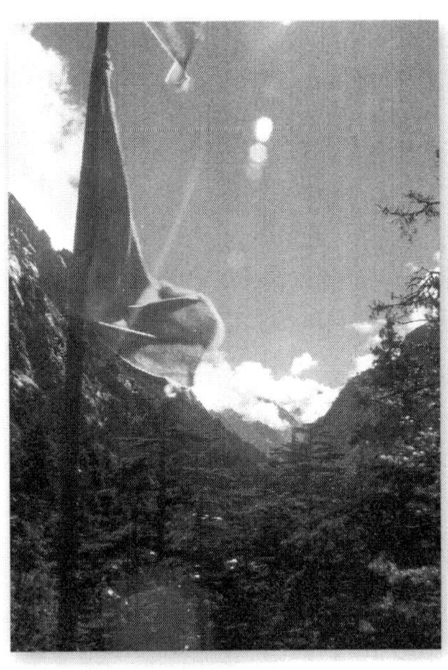

Nebel über der *Ganga* und weicher Regen. Wir verließen Muniki-Reti mit dem ersten Dämmer des Morgens. Auf holpriger Piste zunächst durch den Dschungel. Elefantenspuren, Affen und Pfaue. Ein verendeter Wasserbüffel auf einer Lichtung. Geifernde Geier, zornig über die frühe Störung. Höher und immer höher. Der Wohnstätte des Schnees zu, den *Himalayas.* Die feuchte Hitze der Ebene blieb bald schon zurück. Grüne Reisfelder im Tal. Ab und zu das Glitzern von *Ganga-Ma* tief unter uns. Dann wieder nur Bergwald, Dschungel. Manchmal dann abwärts, zurück ins Tal. Einsame Hütten, Wasserbüffel und Kinder in einem schlammigen Tümpel. Höher dann wieder. Stunde um Stunde. Bergauf, bergab auf dem Weg nach Gangotri, zur Quelle des Ganges. Kühler wurde es und schließlich kalt, und die *Ganga* fraß sich durch Millionen Jahre junges Gestein.

Gegen Mittag erreichten wir *Uttar Kashi*, das Benares (*Kashi*) des Nordens (*Uttar*) an den Ufern des Bhagirathi. Alle die Tempel dieser heiligsten aller Städte sollen auch hier erbaut worden sein. Ich war mit Pratap unterwegs, dem „*Tantra-Yogin*", der sie alle zu kennen schien, die seltsamen Heiligen nah und fern. Bis nach Nepal hin kannte er die Einsiedler und Bettelmönche, die *Swamis* und *Sadhus* und *Yogis,* und auch sie schienen ihn alle zu kennen.

Von *Uttar Kashi* aus hieß es zu Fuß weiter zu wandern. Bergwald auch hier. Rhododendren mit mannsdickem Stamm. Haushoch. Farne und Hanf. Kleinblättriger Bambus und Kiefern und *Deodars*, die Zedern des Himalaya, und Wacholder. Stunden stiegen wir so, dem Gipfel entgegen. Endlich dann: eine kleine Einsiedelei, aus Bruchsteinen erbaut. Die rote Fahne der heiligen Männer auf steinernem Dach. Eine kleine Umfriedung. Der Blick ins Tal: grüne Matten, von riesigen Findlingen übersät, zur anderen Seite hin der Gipfel, von Adlern umkreist im Blau, und in der Ferne leuchteten die ewigen Schneefelder der heiligen Berge. Nur Stille und Wind und Frieden. Beinahe hörbar.

Während ich – an die Umfriedung gelehnt – wartete und lauschte, ging Pratap ins Innere, kam bald schon darauf mit einem kleinen Jungen zurück, im Rot der Entsager auch er. Sie baten mich hereinzukommen, und im Innern der Klause saß er, dessentwegen wir hierher gekommen waren: Swami Advaitananda. Zwei Monate – Dezember und Januar – verbringe er in tiefer Meditation auf einem Schneefeld unweit eines Armeecamps, so hatte mir Pratap erzählt. Einzig mit seiner roten Robe bekleidet. Ohne zu essen oder zu trinken. Die Armee bürge dafür, dass er sich nicht heimlich des Nachts entferne! Nicht heimlich esse oder trinke. Ein wirklich großer Heiliger! Swami Advaitananda. Schädelglatze und langes Haar. Korpulent, ohne doch fett zu wirken. Zwei Schüler saßen neben ihm. Und während der eine ihm frische Luft zufächelte, las der andere aus den Veden. Ein Bild aus alter Zeit.

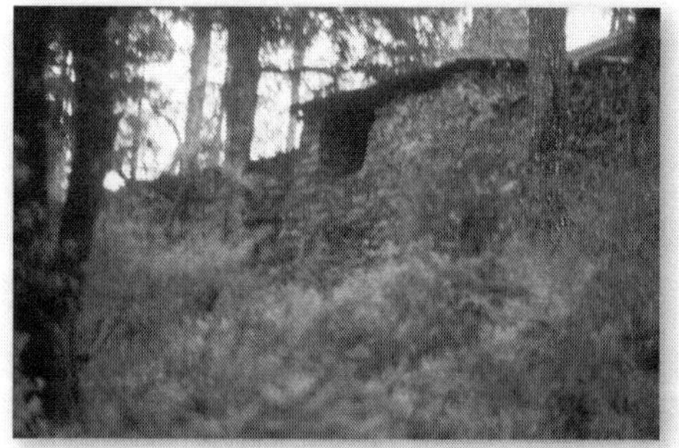

Warum ich gekommen sei, wollte er wissen. Was mich zu ihm geführt habe. Und als Pratap an meiner Statt geantwortet hatte, dass ich unterwegs sei, auf der Suche nach *Yoga* und Meditation, Schüler einiger *Yogis* im Tal, begann er mit seltsam hoher Stimme: „Schau auf den Baum, dort vor dem Fenster.

Warum bewegt er sich? Weil der Wind ihn berührt. Hört der Wind auf, steht der Baum völlig still! Und warum bewegen wir uns, bewegen sich unsere Gedanken? – Es ist der Wind unserer Wünsche, der sie bewegt. Keine Wünsche – keine Bewegung. *Yoga.*" Lange schwieg er. „Meditation. Was ist das? Wem kannst du da trauen? Deinen Augen? – Sie wandern hierhin und dorthin! Den Ohren? – Das gleiche! Der Nase? Der Zunge? Den Beinen etwa? – Sie werden müde, wollen ihre Ruhe. Aber gibt es nicht einen Freund, auf den du dich immer verlassen kannst? Der nicht müde wird, selbst dann nicht, wenn du schläfst? – Es ist dein Atem! Er kommt und geht, kommt und geht. Unaufhörlich. Er ist dein vertrauenswürdigster Freund! Wenn er geht, gehst auch du! Beobachte also ihn. Konzentriere deinen Geist vollkommen auf dieses Kommen und Gehen des Atems – und du wirst Frieden erlangen. *Shanti. Shanti. Shanti.*" „Der Gebrauch von *Mantras*? – Wenn eine Tasse voll Tee ist, kannst du sie nicht mit Milch füllen. Zuerst musst du die Tasse leeren, erst dann kann du sie mit etwas Neuem füllen! Konzentriere dich auf deinen Atem ..."

Noch manches erklärte mir Advaitananda in jenen Tagen, als wir auf dem Weg nach Gangotri waren, zur Quelle des Ganges. Später dann, als ich zurück war in „meinem *Ashram*" in Muni-ki-Reti, lernte ich Brahmanada kennen, den man den „Professor des *Pranayama*" nannte, lernte von ihm und mit ihm. Aber dies – ist eine andere Geschichte ...

Prana ist „Atem", aber auch Lebenskraft. Am ehesten also vielleicht dem christlichen „Odem" vergleichbar, dem „Hauch Allahs". Alles, was Leben enthält, alle Lebe-Wesen, Mensch und Tier, werden im Indischen als *Prani* bezeichnet; in toten, leblosen Dingen kann *Prana* nicht gefunden werden. *Yamana* bedeutet „beherrschen, kontrollieren". *Ayama* bedeutet aber auch „ausdehnen, strecken, verlängern". Erneut diese geniale Mehrdeutigkeit der Sprache: hier *Prana yama*, die Kontrolle der Atmung, dort *Pran ayama,* das Ausdehnen, Verlängern der Lebenskraft ...

Pranayama ist also die Kontrolle und/oder die Ausdehnung jener Kraft, die uns leben lässt, *Pranayamas* sind einzelne Atemübungen, die dazu dienen. Atem ist Leben! Und wie wenig achten wir im Alltag auf dieses höchste Gut! Wenn der Atem erlischt, erlischt das Leben. Ohne *Prana* ist der Körper nichts anderes als ein toter Klumpen Lehm. Erst durch *Prana*, den göttlichen Hauch, entsteht beseeltes Leben. *Prana* ist die Energie, die alles durchdringt. *Prana* ist Licht und Wärme, Schwerkraft und Elektrizität. Der Atem ist unser engster Freund (wie Swami Advaitananda sagte), und wie wenig danken wir ihm diese Freundschaft – so lange alles funktioniert! Doch der *Yoga* misst ihm jene Bedeutung bei, die ihm zukommt.

„Wenn die Atmung gestört ist, ist auch der Geist gestört.
Durch das Bändigen des Atems erreicht der Yogi die Festigkeit des Geistes.
So lange der Atem im Körper weilt, nennen wir dies Leben.
Der Tod hingegen besteht aus der Abwesenheit der Atmung.
Deshalb sollte der Atem beherrscht werden."

Hatha Yoga Pradipika II/2,3

„Wenn das gesamte System der Nadis, *das voller Unreinheiten ist, gereinigt ist, ist der Yogi in der Lage,* Prana *zu kontrollieren.*
Deshalb sollte Pranayama *täglich mit sattvaischem Geist – frei von* Rajas *und* Tamas *– praktiziert werden, um die Unreinheiten aus der* Shushumna *zu treiben."*

Hatha Yoga Pradipika II/5,6

„Wenn Pranayama *praktiziert wird, nachdem man durch die sechs* Kriyas *von Fettleibigkeit, die aus einer Störung* Kaphas *herrührt, befreit wurde, führt dies rasch zum Erfolg.*
Einige Lehrer empfehlen keine andere Übung, da sie der Meinung sind, dass durch die Praxis des Pranayama *alle Unreinheiten ausgetrocknet werden."*

Hatha Yoga Pradipika II/36, 37

„Lass den Yogin zu einem schönen, ruhigen Platz oder in eine Klause gehen und den Lotussitz einnehmen.

Dort, auf einem Sitz aus (Kas)-Gras sitzend, sollte er damit beginnen, den Atem zu zügeln.

Diese Übungen sollten viermal täglich praktiziert werden:

Erstens früh am Morgen bei Sonnenaufgang, zweitens um die Mittagszeit, drittens bei Sonnenuntergang und viertens um Mitternacht."

Shiva Samhita III/20; 25

„Gheranda sagt: Nun werde ich euch die Regeln des Pranayama *erläutern, der Regulierung des Atems, durch dessen Praktizieren der Mensch wie Gott wird.*

Vier Dinge sind notwendig, um Pranayama *zu praktizieren:*

Erstens ein geeigneter Platz, zweitens eine passende Zeit, drittens maßvolle Ernährung und schließlich viertens die Reinigung der Nadis."

Gheranda Samhita V/1,2

„Wer Pranayama *übt, sollte auf einem Sitz von Kas-Gras (Süßgras) sitzen oder einem Antilopenfell oder einem Tigerfell oder einer Decke oder auf dem Boden, ruhig und still, das Gesicht nach Osten gewandt oder nach Norden.*

Wenn man die Nadis *gereinigt hat, sollte man mit* Pranayama *beginnen."*

Gheranda Samhita V/33

„Durch Pranayama *wird die Kraft der Levitation erreicht, durch* Pranayama *werden Krankheiten geheilt, durch* Pranayama *wird die spirituelle Energie (*Shakti*) erweckt, durch* Pranayama *wird die Ruhe des Geistes erreicht und das Erwachen geistiger Kräfte wie Hellsichtigkeit etc.*

Durch Pranayama *wird der Geist voller Glück; Wahrlich, wer* Pranayama *praktiziert, ist glücklich."*

Gheranda Samhita V/57

„Es gibt nichts in den drei Welten, das zu erreichen für den schwierig wäre, der in der Lage ist, den Atem zu zügeln."

Hatha Yoga Pradipika II/74

Und was sagt Patanjali über die „Beherrschung des Atems"?

„Wenn man darin feststeht (den Asanas, siehe S. 214 ff), folgt die Atemregelung, die ein Innehalten im Rhythmus von Ein- und Ausatmen ist.

Sie besteht aus den Vorgängen des Ausatmens, Einatmens und Anhaltens und ist lang oder subtil, wenn Ort, Dauer und Zählung beachtet werden.

Die vierte Form der Atemregelung übersteigt die äußeren und inneren Gegenstände.

Dadurch wird der Schleier, der die innere Erleuchtung bedeckt, entfernt ..."

Yoga Sutras (100-103) II/49-52

Die fünf Pranas

„Auge und Stimme und Ohr, Verstand und Hauch gingen dereinst zu Prajapati, *dem Schöpfer, und fragten, wer von ihnen der Wichtigste sei.*

Prajapati, *der Schöpfer, erwiderte ihnen:*

„Der, bei dessen Auszug der Körper sich am übelsten befindet, der von euch ist der Beste."

Prashna Upanishad

Da zog die Stimme aus und blieb ein ganzes Jahr lang fort, doch der Körper lebte weiter, wenn auch stumm. Dann verließ das Auge den Körper, doch der Körper lebte weiter, wenn auch blind. Das Ohr verließ den Körper, und der nun taube Körper existierte weiter. Auch als der Verstand den Körper verlassen hatte, lebte dieser in einem unbewussten Zustand weiter. Erst als *Prana*, der Hauch, den Körper verließ, begann dieser zu sterben und die anderen Sinne erkannten seine Vorherrschaft an; denn:

„Der Hauch ist es, der alles an sich zieht. Wenn einer schläft, so geht die Stimme ein in den Hauch. In den Hauch geht das Auge, das Ohr, der Geist (Manas).

Das sind die zwei, die alles an sich ziehen, der Wind unter den Göttern, der Hauch unter allen lebenden Wesen."

Chandogya Upanishad

„Aus dem Selbst entsteht der Prana.
Wie an einem Menschen der Schatten haftet, so haftet am Prana *der Geist.*
Durch ihn als Boten gelangt er in den Leib.
Und wie ein Fürst seine Diener beauftragt, dieses oder jenes Dorf zu verwalten,
so stellt der Prana *die einzelnen Hauche an ihren Platz.*

Über After und Schoß stellt er Apana, *den Abhauch, in Auge und Ohr, Nase und Mund nimmt er selbst seinen Standort.*
Über die Mitte herrscht Samana, *der die Speisen verdaut mit siebenfacher Glut.*
Im Herzen aber wohnt der Atman.
Daselbst sind hundert und eine Ader und wieder hundert bei einer jeden von ihnen.
Je zweiundsiebzigtausend an Zahl sind die Zweigadern; in diesen wandelt Vyana, *der „Durchhauch".*
Nun führt auf einer von ihnen Udana, *der „Aufhauch", für gute Taten zur guten Welt aufwärts, für böse zur bösen, für beiderlei Taten zur Menschenwelt."*

Prashna Upanishad

„Prana *ist der Lebenshauch aller Wesen im Universum.*
Er ist die Nabe im Rad des Lebens.
In ihm hat alles seinen Grund.
Er ist Sein und Nichtsein und die Quelle aller Erkenntnis …
Daher sucht der Yogi sein Heil in Prana."

B.K.S. Iyengar

Dieser Lebenshauch teilt sich im Körper in fünf Arten oder „Winde" (*Vayus*) der Lebensenergie (s.o.): *Prana, Apana, Samana, Udana* und *Vyana*. ***Prana***, der „nach vorne strebende Hauch", **strömt nach innen** und **regelt die Atmung**. Er bewegt sich vor allem im Brust- und Kopfbereich und steuert die Nahrungsaufnahme und die Aufnahme der Luft und der Sinneseindrücke. ***Apana***, der „sich entfernende Hauch", **fließt nach unten** und nach außen und regelt die **Abgabe von Urin, Samen** und **Kot** und **Kohlendioxid**. Er wirkt bei der Verdauung mit und harmonisiert die unteren Organe. ***Udana***, „der aufsteigende Hauch", ist die **vitale Energie im Kehlkopf- und Rachenbereich**. Er steuert die **Sprache** und die Entwicklung der **drei Körper**. ***Samana***, „der ausgleichende Hauch", fließt **von außen zur Mitte**. Er ist die vitale Energie im **Nabelzentrum** und **unterstützt die Verdauung** und die Sauerstoffaufnahme. ***Vyana***, „der nach außen fließende Hauch", strebt **von der Mitte nach außen**. Er ist die **vitale Energie in der Lunge und im Herzen** und **steuert den Kreislauf**. Er transportiert **Nährstoffe**, **Wasser** und **Sauerstoff** durch den Körper:

> *„Das Herz ist der Sitz* Pranas, Apanas *Sitz ist der Anus, von* Samana *die Region um den Nabel;* Udana *sitzt in der Kehle, während* Vyana *sich im gesamten Körper bewegt."*
>
> **Shiva Samhita III/7**

Mit Hilfe des *Pranayama* harmonisieren wir diese fünf „Hauche", reinigen die *Nadis*, so dass die Lebensenergie ungehindert von „Hemmnissen", sogenannten *Granthis* (Knoten), fließen kann. In seinem natürlichen Fluss strömt *Apana* nach unten und außen und erzeugt Alter und Krankheit und Tod, *Prana* fließt in entgegengesetzter Richtung. Durch *Pranayama* erreichen wir es nun, dass sich nach innen und nach außen strömender Hauch, *Prana* und *Apana*, im Nabelzentrum (*Manipura Chakra*), dem „kostbaren Edelstein", vereinigen. Solare und lunare Energien verschmelzen; unser männlicher und unser weiblicher Teil, *Yin* und *Yang*, *Ha* und *Tha* werden zur *unio mystica* – zu *Yoga* (Vereinigung).

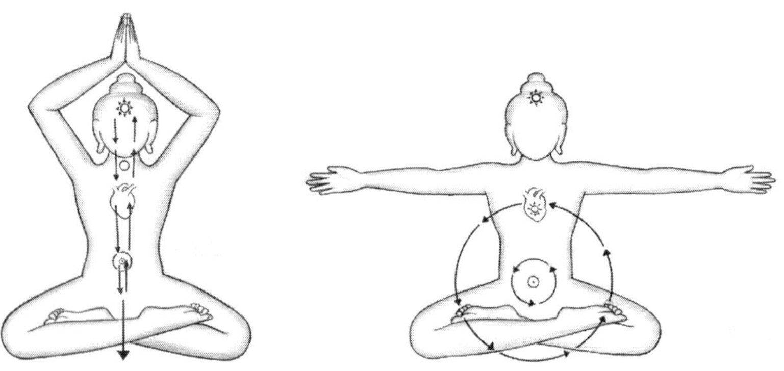

Vier Grundlagen - *Pratishthana*

Es war bei einer meiner Morgensessions. Rising Sun in Nepal, hoch über den Dächern der Stadt, wenn noch Kühle herrscht und die Morgensonne im Dunst verschwimmt: „Vier Dinge musst du beachten, damit *Pranayama* wirklich wirkt: *Vidhi, Samayavadhi, Nirantarata* und *Shivasankalpa.* – die Technik, die Zeitdauer, die Kontinuität und die positive Einstellung zu deinem Tun – *Vidhi, Samayavadhi, Nirantarata* und *Shivasankalpa*!"

Eigentlich selbstverständlich. Doch wir sollten – im Laufe der Zeit – immer wieder prüfen, ob wir *Pranayama* – um all seine segensreichen Wirkungen voll entfalten zu können – auch wirklich korrekt ausführen:

Vidhi

Vidhi bedeutet Technik, Methode, und es ist wohl jedem klar, dass zunächst einmal – wie bei allem, was wir tun, unsere Technik, die Methode, die wir anwenden, korrekt sein muss. Stimmt die Technik nicht, werden wir höchste unbefriedigende Resultate erzielen, ja vielleicht sogar das Gegenteil von dem erreichen, was wir erreichen wollen, und uns letztendlich sogar Schaden zufügen. Und es gibt nur allzu viele selbsternannte „*Gurus*", die ein höchst suspektes Elaborat an Übungen parat halten. Lassen Sie also alles, was man Ihnen rät, die **drei Filter** passieren, am besten gleich zweifach: den westlichen Filter des **Sokrates** und den östlichen Filter des **Vedanta**:

Von Sokrates (469 – 399 v. Chr.) geht folgende Parabel:

„Weißt du, was ich gerade über einen deiner Freunde hörte?", fragte ihn ein Bekannter. „Moment", sagte Sokrates. „Bevor du mir irgendetwas sagst, möchte ich mit dir einen kleinen Test machen. Er wird „d*reifacher Filter*" genannt." „Dreifacher Filter?", fragte der Mann. „Ja", sagte Sokrates, „so heißt dieser Test. Bevor du mir über meinen Freund etwas sagst, möchte ich, dass du das, was du sagen willst, drei Mal filterst. Der erste Filter ist der der **Wahrheit**. Bist du dir wirklich sicher, dass das, was du mir erzählen willst, wahr ist?" – „Nein", sagte der Mann, „ich habe das gerade gehört und wollte es dir einfach weitergeben." – „Gut", sagte Sokrates. „Du weißt also nicht, ob es wirklich wahr ist. Lass uns nun den zweiten Filter anwenden, den der Güte, der Qualität. Ist das, was du mir über meinen Freund sagen willst, etwas **Gutes, qualitativ Hochwertiges**?" – „Nein, im Gegenteil", sagte der Mann, „es ist etwas Schlechtes." – „Also", fuhr Sokrates fort, „du willst mir über ihn etwas Schlechtes erzählen, und du bist dir nicht sicher, ob es wahr ist. Du kannst den Test trotzdem noch bestehen, denn es gibt noch einen dritten Filter, den des **Nutzens**: Ist das, was du mir über meinen Freund erzählen willst, für mich nützlich?" – „Nein, nicht wirklich", antwortete der Mann." – „Dann", schloss Sokrates, „wenn das, was du mir sagen willst, nicht unbedingt wahr, nicht gut und auch nicht nützlich ist, dann sage es mir lieber nicht!"

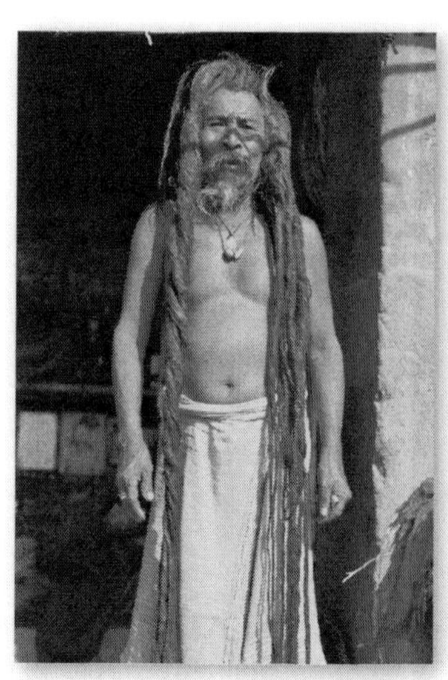

Der *Vedanta*[53] kennt einen recht ähnlichen Ratschlag: Jede Wahrheit gründet auf drei Grundpfeilern: **autoritativen Schriften**, **Vernunft** und **eigener spiritueller Erfahrung** (manchmal wird die individuelle Vernunft – der man wohl nicht immer trauen mag – auch durch den geistigen Führer *[Guru]* – ersetzt).

Samayavadhi

Samaya ist die Zeit, *Avadhi* die Dauer; *Samayavadhi* daher die Zeitdauer. Und natürlich wirkt eine Medizin nur dann wirklich, wenn wir sie in der richtigen Dosis verwenden, unseren „Atemübungen" die entsprechende Zeitdauer angedeihen lassen.

53 Vedanta (*Veda anta* = Ende der Veden), eines der sechs orthodoxen Systeme indischer Philosophie.

Nirantarata

Nirantaram bedeutet regelmäßig, *Nirantarata* ist die Regelmäßigkeit, die Kontinuität. Um eine höchstmögliche Wirkung zu erzielen, sollte *Pranayama* natürlich möglichst regelmäßig praktiziert werden. Einmaliges Üben bewirkt so gut wie nichts – tägliches Üben nahezu alles. Führen Sie Ihre *Pranayamas* mindestens einmal täglich aus. *Hatha Yoga Pradipika* und *Shiva Samhita* fordern vom „wirklichen Adepten" sogar ein viermaliges Üben pro Tag (*Hatha Yoga Pradipika* II/11; *Shiva Samhita* III/25):

1. Am frühen Morgen bei Sonnenaufgang,

2. in der Mitte des Tages,

3. bei Sonnenuntergang und

4. um Mitternacht.

Shivasankalpa

Shiva bedeutet glückverheißend, freundlich (der hinduistische Gott *Shiva*, der Ahnherr allen *Yogas*, ist also der „Freundliche, Glückverheißende" …), *Sankalpa* ist die Bestimmung, der Gedanke, *Samkalpa* der Wille, der Wunsch … *Shivasan/mkalpas* sind also glückverheißende Gedanken, denen der Wunsch nach ihrer Erfüllung und ihre tatsächliche Erfüllung innewohnt. Wir erinnern uns: auf der *Ritam-Bhara-Pragya*-Ebene wird das Wort wahr! Das korrekt intonierte Wort (vgl. Kapitel 2 *Mantras*) wird zu dem ihm innewohnenden Begriff, das Wort Apfel wird zum Apfel selbst …

Ihre „Atemübungen" sollten also stets – etwas prosaischer ausgedrückt – von positivem Denken begleitet sein.

Die Vier Stufen – *Avasthas*

„*Diese* Kumbhakas *sollten viermal täglich ausgeführt werden:*
einmal am frühen Morgen bei Sonnenaufgang,
dann in der Tagesmitte,
das dritte Mal bei Sonnenuntergang
und das vierte Mal um Mitternacht.
Wenn dies regelmäßig täglich drei Monate lang praktiziert wurde, sind die Nadis *sicherlich gänzlich gereinigt.*
Wenn so die Nadis *des nach Wahrheit strebenden Yogis gereinigt sind, sind all seine Mängel beseitigt und er kommt in das erste Stadium in der Yoga-Praxis, das man* Arambha *(Anfang) nennt.*
Bestimmte Zeichen werden im Körper des Yogis sichtbar, dessen Nadis *gereinigt wurden.*
Ich werde nun kurz all diese unterschiedlichen Zeichen beschreiben.
Der Körper eines Menschen, der sich in der Atemkontrolle übt, entwickelt sich harmonisch, strömt süßen Duft aus, und sieht schön und lieblich aus.
Bei allen Arten von Yoga gibt es vier Stadien des Pranayama*:*
1. Arambha-Avastha *(das Stadium des Beginnens),*
2. Gatha-Avastha *(das Stadium der „Zusammenarbeit von individuellem und höherem Selbst"),*
3. Parichaya-Avastha *(das Stadium der Erkenntnis),*
4. Nishpatti-Avastha *(das Stadium der Erfüllung).*"

Shiva Samhita III/25-29

Vier Stadien (*Avasthas*) erläutert die *Shiva Samhita* bei der Praxis des *Pranayama*: *Arambha Avastha, Ghata Avastha, Parichaya Avastha und Nishpatti Avastha.*

In ***Arambhavastha***, dem **Zustand des Anfangs**, erwacht im Schüler das Interesse an *Pranayama*. Beim Üben beginnt der Körper zu schwitzen. Dieser Schweiß sollte gut eingerieben werden, sonst wird das „Gewebe" (*Dhatu*[54]) des Körpers, seine einzelnen Bestandteile, gestört (*Shiva Samhita* III/40).

---

54 Vedanta (*Veda anta* = Ende der Veden), eines der sechs orthodoxen Systeme indischer Philosophie.

Im **zweiten Stadium**, dem ***Ghatavastha***, dem Stadium des „Füllens des Kruges", (*Ghata* = Krug), dem Stadium der Zusammenarbeit zwischen individuellem Selbst und Höherem Selbst, hört das Schwitzen auf und der Körper beginnt zu zittern (*Shiva Samhita* III/41).

„*Wenn der Yogi durch die Praxis des* Pranayama *das Stadium des* Ghata-Avastha *erreicht, gibt es nichts mehr in diesem Universum, das er nicht erreichen könnte.*

Man sagt, Gatha *sei das Stadium, in dem sich* Prana *und* Apana, Nada *(Klang) und* Bindu *(„Samen"),* Jivatman *(individuelles Selbst) und* Paramatman *(Höheres/Transzendentes Selbst) verbinden und zusammenarbeiten.*"

Shiva Samhita III/55, 56

Schreitet der Schüler mit seiner Praxis des *Pranayama* fort, erreicht er die **dritte Stufe**, ***Parichayavastha***, die Stufe der „Erkenntnis (*Parichaya*) des *Pranayama*"; das Zittern geht in ein froschähnliches Hüpfen über (*Shiva Samhita* III/41).

„*Danach erreicht der Yogi durch Übung das Stadium des* Parichaya-Avastha. *Wenn die Luft Sonne und Mond (linkes und rechtes Nasenloch) verlässt und bewegungslos und fest in der* Shushumna *verweilt, dann ist das Stadium des* Parichaya-Avastha *erreicht.*

Wenn er durch die Praxis des Yoga die Kraft der Handlungen (Kriya-Shakti) *erreicht, die sechs* Chakras *durchstößt und das echte Stadium des* Parichaya *erreicht, dann sieht der Yogi wahrlich die dreifachen Auswirkungen des* Karma.

Lass den Yogi dann die vielfältigen Konsequenzen des Karma *durch die Kraft des* Pranava[55] *vernichten …*"

Shiva Samhita III/60-62

Mit zunehmender Praxis erreicht der Schüler die **vierte Stufe**, ***Nishpattiyavastha***, die Stufe der Reife und Erfüllung (*nishpaditta* = erfüllt), und er ist in der Lage, sich im Luftraum zu bewegen (*Shiva Samhita* III/41, 42).

55 *Pranava* = „Summen"; der heiligen Silbe OM (siehe S. 395).

„Durch stufenweises Üben erreicht der Yogi danach das Nishpatti-Avastha-Stadium. *Nun hat der Yogin alle Samen des* Karma, *die von Anbeginn an existierten, vernichtet und trinkt das Wasser der Unsterblichkeit.“*

Shiva Samhita III/66

Pranayama harmonisiert die fünf *Pranas* und führt zur Vereinigung von aufwärts- und abwärtsstrebender Lebensenergie (*Prana* und *Apana*). *Pranayama* kräftigt die Lungen und beseitigt Schlacken, fördert die Durchblutung und „durchlüftet“ die inneren Organe. Es hilft gegen Depressionen, Stress und Verspannungen und macht den Geist ruhig und klar. Durch *Pranayama* entwickeln sich zielstrebiges Denken, Willenskraft und Urteilsvermögen.

Die vollständige Yoga-Atmung

Wir unterscheiden grundsätzlich d**rei Arten der Atmung**:

- Bauchatmung,
- Brustkorbatmung und
- Schlüsselbeinatmung.

Die **Vollständige Yoga-Atmung** verbindet diese drei Atmungsarten zu einem harmonischen Ganzen, einer einzigen gleichförmig fließenden Bewegung. Um diese drei Atmungsarten bewusst zu empfinden und miteinander zu verbinden, empfiehlt sich zu Beginn folgende Übung:

- Legen Sie sich in *Shavasana* auf den Boden und entspannen Sie sich.
- Entleeren Sie die Lunge gründlich, indem Sie am Ende der Ausatmung den Bauch möglichst weit nach hinten ziehen (*Uddiyana Bandha*).

- Lassen Sie nun – unhörbar, langsam – Luft in die Lunge strömen, bis sich der Bauch nach außen wölbt und die Lungenbasis gefüllt ist (Bauchatmung).
- Dehnen Sie Rippen und Brustkorb (Brustkorbatmung).
- Heben Sie nun die eingeatmete Luft in die Schlüsselbeinregion an (Schlüsselbeinatmung).
- Atmen Sie möglichst vollständig aus. Kontrahieren Sie am Ende der Ausatmung die Bauchmuskulatur, so dass auch der letzte Rest verbrauchter Luft ausgestoßen wird.

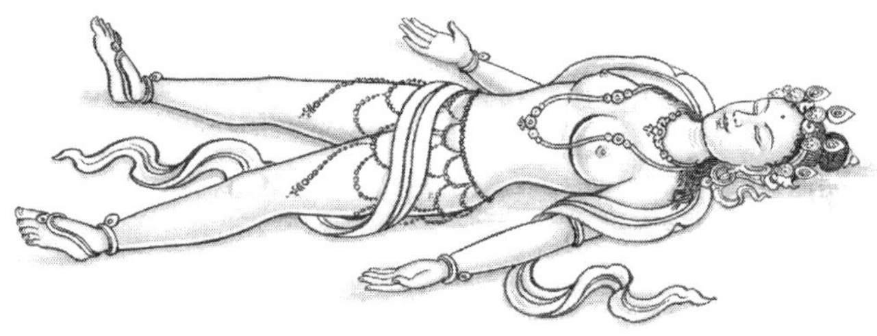

Wenn Ihnen diese Form der Atmung erst einmal vertraut ist, können Sie sie in jeder „Lebenslage“ einsetzen: im Gehen, Sitzen und Liegen. Wann immer Ihnen ihr Atmen bewusst wird, praktizieren Sie die vollständige Yoga-Atmung zur Harmonisierung von Körper, Geist und Seele!

Setzen Sie sich, wenn Ihnen die vollständige Yoga-Atmungerst einmal vollständig vertraut ist, zu Ihren *Pranayama*-Übungen in eine **Meditationshaltung Ihrer Wahl**. Insbesondere Lotussitz (*Padmasana*), Vollkommene Stellung (*Siddhasana*) oder Diamantsitz (*Vajrasana*) sind hierfür geeignet. Selbstverständlich können Sie – vor allem zu Beginn, wenn Ihr Körper diese „fremdartigen“ Sitzhaltungen noch nicht gewöhnt ist – auch in der Leichten Stellung (*Sukkhasana*) ihre Atemübungen durchführen. Sollte Ihnen auch diese Sitzhaltung nicht möglich sein, setzen

Sie sich auf einen Stuhl. Allerdings sollten Sie sich auch dann nicht anlehnen, sollte die Sitzhaltung aufrecht und gerade sein. Der Blick (der **geschlossenen Augen**) ist traditionellerweise nach Osten oder Norden gerichtet. Üben Sie *Pranayama* im Anschluss an Ihre *Asanas* in einem gut gelüfteten, zugfreien Raum oder im Freien. Schließen Sie die Augen, und richten Sie Ihre Achtsamkeit einzig und allein auf den Atem.

Wir unterscheiden drei verschiedene Phasen der Atmung:

- Einatmung (*Puraka*),
- Ausatmung (*Rechaka*) und das
- Anhalten des Atems (*Kumbhaka*).

Wird der Atem nach der Einatmung angehalten, bezeichnen wir dies als *Antara Kumbhaka*, wird er in ausgeatmetem Zustand angehalten als *Bahya Kumbhaka*.

„BRAHMA ist die Einatmung, VISHNU das Anhalten, RUDRA (SHIVA) die Ausatmung."

Dhyanabindu Upanishad

Wir sehen, selbst die indische Göttertrias des Schöpfers (*BRAHMA*), Erhalters (*VISHNU*) und Zerstörers (*SHIVA*) wird zur Erläuterung der Atmung herangezogen.

Die Techniken – *Vidhis*

Vor allem **neun „*Pranayamas*"** sollten Sie in Ihrer täglichen Praxis anwenden:

1. ***Bhastrika***, die Blasebalgatmung

2. ***Kapala Bhati***, der „scheinende Schädel"

3. ***Bahya Pranayama/Maha Bandha***, der Große Verschluss

4. ***Agnisara Kriya***, die Feuerreinigung

5. ***Anuloma Viloma***, die Wechselatmung

6. ***Brahmari***, die Hummel

7. ***Omkara Dhwani/Udgeet,*** das Singen des OM-Lautes

8. ***Pranav Pranayama,*** das „Summen" des OM-Lautes

9. ***Ujjayi***, die Siegreiche

Darüber hinaus werden im Anschluss noch einige nützliche *Pranayamas* für „besondere Fälle" dargestellt werden.

Wenn Sie die einzelnen Übungen beherrschen, sollten sie **am besten in Verbindung mit *Shukshma Vyayamas*** und einigen kleineren **ayurvedischen Massagen** durchgeführt werden.

Einige dieser *Pranayamas* weisen leichte Unterschiede zu anderen *Pranayama*-Systemen auf. Ich gebe sie so wieder, wie sie mir von Dr. Ram Narayan Sah und Deep Sharan Shah – beides Mediziner östlicher und westlicher Provenienz und *Yoga*-Lehrer – gelehrt wurden. Ich selbst habe seit mehr als vier Jahrzehnten mit den unterschiedlichsten Lehrern in Ost und West, in Indien und Sri Lanka, Thailand und Nepal mit *Pranayamas* gearbeitet, doch scheint mir dieses System das wirkungsvollste. Zwar sind es nur Nuancen, die dieses System von anderen unterscheiden, doch werden die einzelnen Übungen – meiner Ansicht nach – dadurch geschmeidiger, praktikabler, effizienter …

Nehmen Sie für alle *Pranayamas* eine für Sie **angenehme Sitzhaltung** ein (z. B. *Padmasana*, *Vajrasana*, *Siddhasana*), oder setzen Sie sich aufrecht auf einen Stuhl, ohne sich anzulehnen. Schließen Sie die Augen und entspannen Sie sich.

1. *Bhastrika,* der Blasebalgatem

Bhastrika bedeutet „Blasebalg", und wie bei einem Blasebalg ist der Ton, der bei dieser Atemtechnik entsteht. Dies ist einer der Gründe für den Namen dieser Übung, ein anderer ist ihre Wirkung auf das Verdauungsfeuer (*Agni*): Wie ein Blasebalg facht diese Übung das Feuer der Verdauung an, hilft bei einer rückstandslosen Verbrennung.

„Dieses Bhastrika *zerstört alle Sünden."*

Hatha-Yoga Pradipika II/59

„Lass den Weisen dieses Bhastrika *dreimal üben: Er wird niemals erkranken und immer gesund sein."*

Gheranda Samhita V/76,77

Diese Übung, die „**Mutter aller *Pranayamas***", fasst eigentlich nur zwei Dinge ins Auge: **Luft und Lunge**. Sie hat damit vor allem drei Hauptwirkungen:

1. eine adäquate Versorgung des gesamten Körpers mit Sauerstoff,
2. die Reinigung und Übung der Lunge,
3. die Erhöhung der Konzentration durch die Kontrolle unnützer Gedanken.

Diese Übung ist hervorragend geeignet, um die **Lungen** zu reinigen. Sie ist ein ausgezeichnetes Heilmittel gegen **Asthma**, **Tuberkulose** und **Pleuritis**. Sie heilt **Rachenentzündungen** und **Verschleimungen** und stärkt die **Verdauung**. Die Funktion von **Leber**, **Milz**, **Galle** und **Bauchspeicheldrüse** wird verbessert, die **Bauchmuskulatur** gekräftigt, die **Nebenhöhlen** gesäubert, **Unreinheiten** aus dem Körper entfernt, die Blutzufuhr zum **Gehirn** verbessert. *Bhastrika* lindert den **Blutandrang in den Augen,** regt das **Nervensystem** an und vertreibt **Müdigkeit**. Sie beseitigt **Husten, Erkältungen**, **Allergien** und allerlei **Erkrankungen der Atemwege.** Sie heilt Erkrankungen der **Kehle**, der **Schilddrüse** und der **Mandeln**. Sie sorgt für ein ausgewogenes **Gleichgewicht der drei *Doshas*** und **reinigt** und **entgiftet** das **Blut.**

Diese Übung **energetisiert den gesamten Körper**, „lädt ihn wieder auf", **erhöht die Lungenkapazität, kräftigt das Herz**, **erhöht den Sauerstoffgehalt des Blutes, kräftigt das Immunsystem** und **steigert** dadurch **Vitalität**, **Gesundheit** und **allgemeines Wohlbefinden.**

Vorsicht bei Bluthochdruck und Erkrankungen des Herz-Kreislauf-Systems !!!

Diese Übung kann – abhängig von der körperlichen Verfassung des Übenden – auf dreierlei Arten geübt werden:

- langsam,
- mittel,
- schnell.

Personen mit – noch – schwacher Lunge und/oder schwachem Herzen sollten die Übung langsam ausführen. Mit zunehmender Gesundung können Tempo und Intensität – mittel, schnell – gesteigert werden. Ein besonders kräftiges und geräuschvolles „Pumpen", wie in anderen Systemen teilweise gefordert – ist nicht erforderlich, nicht besonders sinnvoll, ja, nach Meinung meiner Lehrer, eher schädlich.

Stufe 1

- Setzen Sie sich in eine Ihnen angenehme **Meditationshaltung** – am besten ***Siddhasana*** – oder aufrecht auf einen Stuhl. Formen Sie mit den Händen ***Jnana Mudra*,** die Geste der Weisheit und des Wissens (siehe S. 206), **schließen Sie die Augen** und **entspannen Sie sich**.
- Atmen Sie **kräftig** und zunächst **langsam** durch **beide Nasenlöcher aus** *(Rechaka)* **und ein** *(Puraka)*, atmen Sie mit **leichtem Klang** vor allem **in die Lunge**, so dass das **Zwerchfell gespannt,** die **Bauchhöhle nicht** durch die eingeatmete Luft **aufgebläht** wird.

Führen Sie diese Übung **fünf bis zehn Minuten** durch.

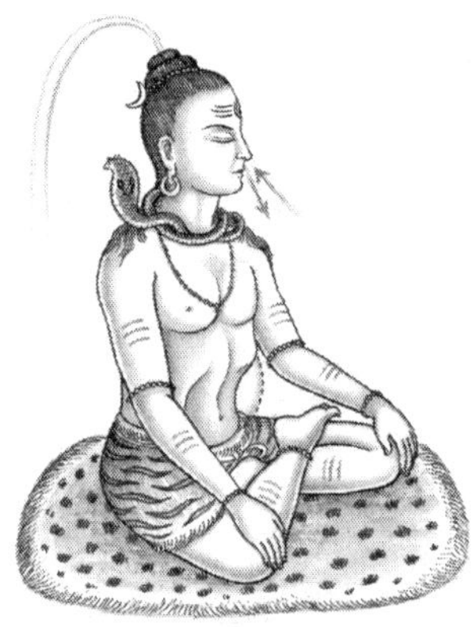

Wenn Sie diese Übung zu Ihrer Zufriedenheit gemeistert haben wechseln Sie zu

Stufe 2

- Setzen Sie sich in eine Ihnen angenehme **Meditationshaltung** – am besten ***Siddhasana*** – oder aufrecht auf einen Stuhl. Formen Sie mit den Händen ***Jnana Mudra***, **schließen Sie die Augen** und **entspannen Sie sich**.

- Führen Sie nun für eine **kürzere Zeit – zwei bis drei Minuten** sollten genügen – **Stufe 1 von Bhastrika** aus.
- Wechseln Sie dann zu **Stufe 2**, indem Sie **nach jeder Einatmung *Jalandhara Bandha,*** den Halsverschluss (siehe S. 168 ff) anwenden.
- Halten Sie die eingeatmete Luft einige Augenblicke, so lange Sie dies mühelos können (*Antara Kumbhaka*).
- Atmen Sie dann wieder aus.

Führen Sie diese Übung **fünf bis zehn Minuten** durch.

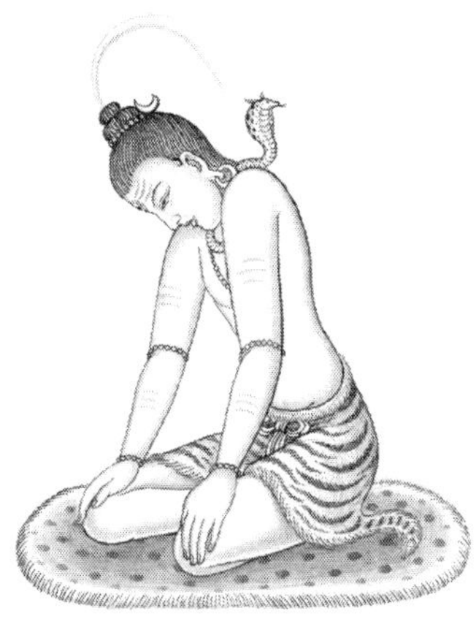

Wenn Sie diese Übung zu Ihrer Zufriedenheit gemeistert haben wechseln Sie zu

Stufe 3

- Setzen Sie sich in eine Ihnen angenehme **Meditationshaltung** – am besten ***Siddhasana*** – oder aufrecht auf einen Stuhl. Formen Sie mit den Händen ***Jnana Mudra***, die Geste des Bewusstseins, **schließen Sie die Augen** und **entspannen Sie sich**.
- Führen Sie nun für eine **kürzere Zeit – zwei bis drei Minuten – Stufe 1 von Bhastrika** aus.

- Wechseln Sie dann zu **Stufe 3**, indem Sie **nach jeder Einatmung** die **Luft anhalten** und ***Jalandhara Bandha,*** den Halsverschluss, anwenden.
- Atmen Sie sodann **aus**, und halten Sie in **ausgeatmetem Zustand** ebenfalls die Luft an, so lange Ihnen dies anstrengungslos möglich ist (*Bahya Kumbhaka*). Wenden Sie hierbei ***Jalandhara Bandha, Uddiyana Bandha***, den Verschluss des Bauchraumes (siehe S. 168 ff) und ***Mula Bandha***, den Wurzel-/Unterleibsverschluss (siehe S. 168 ff), an.
- **Lösen** Sie die Verschlüsse **in umgekehrter Reihenfolge** und atmen Sie wieder ein.

Führen Sie diese Übung **fünf bis zehn Minuten** durch.

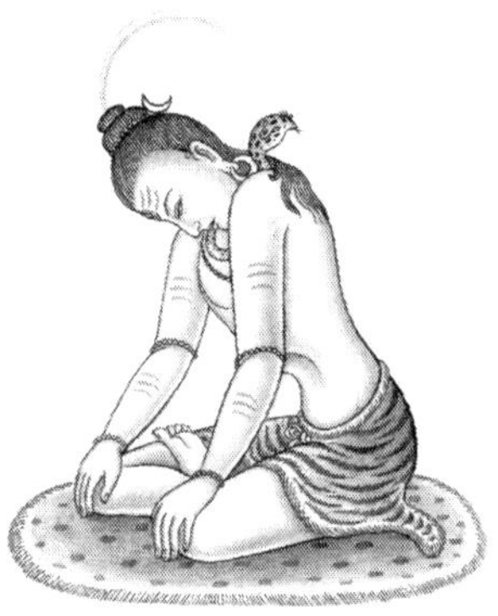

Wenn Sie auch diese Übung zu Ihrer Zufriedenheit gemeistert haben, führen Sie nur noch diese Form von *Bhastrika* (Stufe 1 + Stufe 3) durch.

> Wenn sie aber auch die anderen *Pranayama*-Übungen mit ihrer Vielzahl an *Kumbhakas* ausführen, ist meiner Erfahrung nach das **beste *Bhastrika* die ganz einfache, simple Stufe 1 …**

Verbinden Sie *Pranayamas* mit ***Shukshma Vyayamas***:

- Setzen Sie sich in die „**Grundhaltung der *Shukshma Vyayama***" (*Prarambhik Shthiti*), und **entspannen Sie sich** mit geschlossenen Augen einige Augenblicke.
- **Reiben** Sie schnell die **über den Kopf erhobenen Hände**, bis diese heiß sind, und legen Sie die **Handflächen an die Augen**, bis die Augen diese Wärme weitgehend absorbiert haben (Vgl. S. 147 ff).
- **Massieren Sie die Augen** mit den Mittelfingern (siehe S. 147 ff).
- Führen Sie nun – wenn Sie möchten und wenn Sie Zeit haben – die ***Shukshma Vyayama* hüftabwärts 1 – 3** vom „Beugen der Zehen" bis zum „Beugen der Knie" (siehe S. 147 ff) durch.

2. *Kapala Bhati*, der „Scheinende Schädel"

Kapala bedeutet „Schädel", *bhati* „scheinen, leuchten". Diese Übung gehört auch zu den *Shatkarmas*, den sechs (*shat*) Reinigungstechniken (*Karmas* = Handlungen) des klassischen *Hatha Yoga* (siehe S. 91 ff). Hier dient die Übung zur Reinigung des Vorderhirns und der Nebenhöhlen.

„*Wenn Einatmung und Ausatmung schnell durchgeführt werden wie beim Blasebalg eines Schmieds, werden alle Störungen, die aus einem Übermaß von Schleim* (Kapha) *herrühren, ausgetrocknet.*

Dies ist als Kapalabathi *bekannt.*

Wenn Pranayama *praktiziert wird, nachdem man durch die sechs* Kriyas *von Fettleibigkeit, die aus einem* Kapha-Defekt *herrührt, befreit wurde, führt dies rasch zum Erfolg.*

Einige Lehrer (Acharyas) *empfehlen keine andere Übung, da sie der Meinung sind, dass alle Unreinheiten durch das Praktizieren dieses* Pranayama *ausgetrocknet werden.*"

Hatha Yoga Pradipika II/ 35-37

„Wer diese Übung ausführt, den sucht das Alter niemals heimnund der Zerfall entstellt ihn nie.
Der Körper wird gesund und elastisch und Störungen des Kapha-Dosha *werden beseitigt.“*

Gheranda Samhita I/60

Diese Übung massiert sanft den **Herzmuskel** und verbessert die **Verdauung**. Sie wirkt **gehirnreinigend** und erhöht die **Klarheit des Geistes** (daher der Name), **lindert den Blutandrang in den Augen, strafft die Gesichtshaut**, mildert **Falten** und bringt das Gesicht zum Strahlen. Die **Bauchmuskulatur** wird gekräftigt, das gesamte **Atmungs-, Kreislauf- und Verdauungssystem** gereinigt. *Kapala Bhati* erhöht die **Sauerstoffzufuhr** und die **Durchblutung**. Es **revitalisiert Körper und Geist** und gilt als ausgezeichnetes Mittel gegen **Zerebralthrombosen,** Erkrankungen der **Koronar-Arterien, Angina Pectoris** und **Herzinfarkt**. *Kapala Bathi* hilft beim Abbau von überschüssigem **Cholesterin** und **Cholesterol**. **Fettleibigkeit**, **Diabetes**, **Übersäuerung**, **Blähungen. Verstopfung**, **Nierenerkrankungen** und **Prostataprobleme** werden geheilt, die Funktion von **Magen**, **Bauchspeicheldrüse, Leber**, **Milz, Prostata, Nieren** und **Darm** wird verbessert.

Auch bei dieser Übung gibt es **drei Varianten**:

- **Langsam,** bei Krankheiten oder für Ungeübte,
- **Mittel,** 1 Mal pro Sekunde, das übliches „Maß“,
- **Schnell,** für geübte Yogin zur Erweckung der Kundalini.

Die Übung besteht aus einer **kräftigen stoßweisen Ausatmung** mit Hilfe der Bauchmuskulatur und einer damit verbundenen **passiven Einatmung**. Ein- und Ausatmung erfolgen durch die Nase. Beginnen Sie mit ca. 10 dieser kräftigen Atemstöße, und steigern Sie eine solche „Runde“ im Laufe der Zeit auf bis zu **120 Atemstöße**.

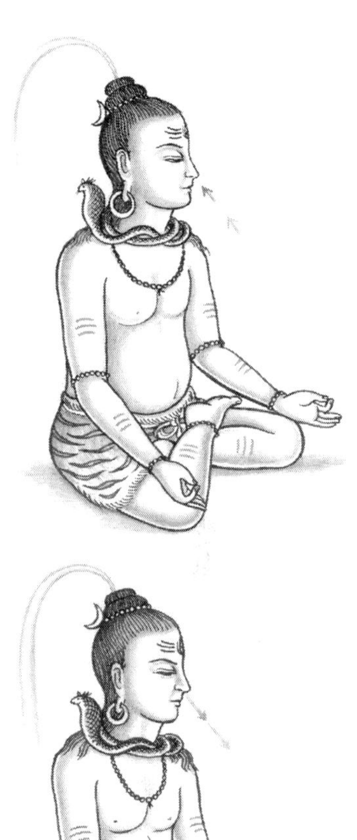

- Setzen Sie sich in eine Ihnen angenehme **Meditationshaltung** – am besten ***Siddhasana*** – oder aufrecht auf einen Stuhl. Formen Sie mit den Händen ***Jnana Mudra,*** die Geste der Weisheit und des Wissens, **schließen Sie die Augen** und **entspannen Sie sich**.
- Lenken Sie Ihre **Achtsamkeit** während der gesamten Übung auf das **Nabelzentrum** (*Manipura Chakra*).
- Führen Sie nun die gewünschte Zahl von Aus- und Einatmungen durch, indem Sie zur **Ausatmung** die **Bauchmuskeln kontrahieren** und anschließend die **Luft spontan**, ohne nachzuhelfen, **in die Lunge strömen** lassen.
- Atmen Sie nach der von Ihnen gewählten Anzahl von Aus- und Einatmungen vollständig aus, und führen Sie die drei Verschlüsse (*Bandhas*) durch, zuerst *Jalandhara Bandha* dann *Uddiyana Bandha*, schließlich *Mula Bandha*.
- Lösen Sie die Verschlüsse in umgekehrter Reihenfolge, zuerst *Mula Bandha*, dann *Uddiyana Bandha*, zuletzt *Jalandhara Bandha*, atmen Sie ruhig und tief mit einem leichten „Seufzen“ wie bei *Ujjayi* (vgl. hierzu S. 269 ff) ein und entspannen Sie sich.

Verbinden Sie *Pranayamas* mit ***Shukshma Vyayamas***:

- **Massieren** Sie sanft einige Augenblicke Ihren **Bauch**.
- Führen Sie nun – wenn Sie möchten und wenn Sie Zeit haben – *die* ***Shukshma Vyayama*** **hüftabwärts 4 – 6** von *Titali*, dem „Schmetterling", bis zu *Chakki Chalana*, dem „Mahlen", (siehe S. 147 ff) durch.

3. *Bahya Pranayama/Bahiram,* die „äußere" Atmung

Bahya bedeutet „außen, äußerlich"; bei dieser Übung wird die Luft „außen" gehalten. Hierbei werden die drei Verschlüsse (siehe hierzu Kapitel 6 *Mudras* S. 168 ff) angewandt.

> Diese Übung fördert die **Verdauung**. Sie ist hilfreich bei **allen Erkrankungen im Bereich des Unterleibs**, insbesondere auch bei **Nierensteinen**, **Hernie** (Eingeweidebruch), **Diabetes**, **Gebärmutter-**, **Prostata- und Menstruationsbeschwerden** (Vgl. hierzu auch Kapitel 6 *Mudras* S. 168 ff). Darüber hinaus schärft *Bahya Pranayama* den Geist und reinigt den gesamten inneren Körper.
>
> **Diese Übung sollte nicht während der Schwangerschaft durchgeführt werden.**

- Setzen Sie sich in eine Ihnen angenehme Meditationshaltung – am besten ***Siddhasana*** – oder aufrecht auf einen Stuhl. Formen Sie mit den Händen ***Jnana Mudra***, die Geste der Weisheit und des Wissens, schließen Sie die Augen und entspannen Sie sich.
- Atmen Sie tief ein, dann möglichst vollständig aus.
- Führen Sie die drei Verschlüsse aus, zuerst ***Jalandhara Bandha***, dann ***Uddiyana Bandha***, zuletzt ***Mula Bandha.***

- Verharren Sie in ausgeatmetem Zustand (*Bahya Kumbhaka*) so lange Ihnen dies anstrengungslos möglich ist.
- Atmen Sie tief ein und wiederholen Sie diese Übung weitere vier Mal.

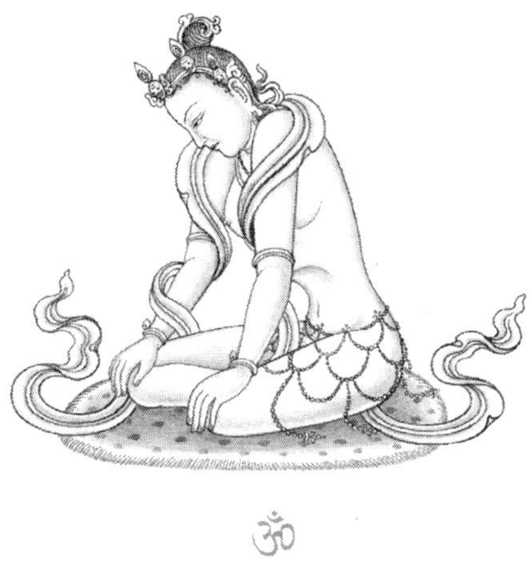

ॐ

4. *Agnisara Kriya,* die Feuerreinigung

„*Agnisara* verleiht Erfolg in der Praxis des *Yoga*, heilt alle Erkrankungen des Magens und stärkt das Verdauungsfeuer."

Gheranda Samhita 1/20

Diese Übung regt den **Appetit** an und beseitigt **Verdauungsstörungen**, **Darmträgheit**, **Verstopfung** und Erkrankungen von **Leber** und **Nieren.** Diese Übung kräftigt die **Bauchmuskulatur** und massiert alle **Organe des Bauchraums**. Sie **baut Fett ab** und kräftigt das **Peritoneum** (Bauchfell). Auch **Trägheit**, **Lethargie** und **Depressionen** verschwinden. *Agnisara* regt alle fünf *Vayus* an, insbesondere *Samana*.

Diese Übung ist auch eine der Reinigungsübungen (*Kriyas*) des *Yoga* (siehe S. 91 ff).

- Atmen Sie tief **ein**, dann möglichst **vollständig aus**.
- Pressen Sie das Kinn gegen das Brustbein (***Jalandhara Bandha***), und bewegen Sie den **Bauch** – in ausgeatmetem Zustand – zwanzig bis dreißig Mal möglichst rasch rhythmisch **vor und zurück**.
- Atmen Sie **ein**, dann wieder **aus**, und wiederholen Sie diese Übung **vier Mal**.
- Massieren Sie sanft den Bauch, die Augen.

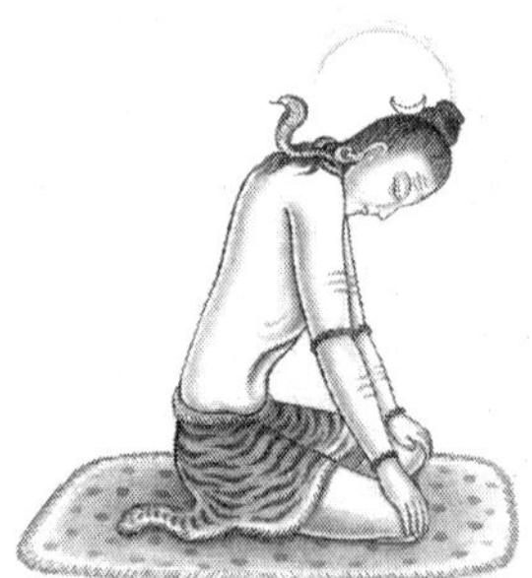

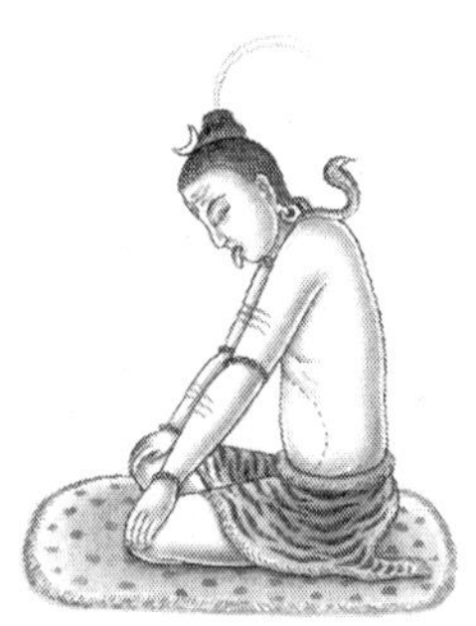

Verbinden Sie die *Pranayamas* mit ***Shukshma Vyayamas***:

- Führen Sie die ersten drei *Shukshma Vyayama* für den Oberkörper – von *Mushtika Bandhana,* dem Ballen der Finger, bis zu *Kehuni Naman*, dem Beugen der Ellbogen – durch.

5. *Anuloma-Viloma,* die Wechselatmung

„Dann lass den weisen Übenden mit seinem rechten Daumen die Pingala *(rechtes Nasenloch) schließen und die Luft durch* Ida *(linkes Nasenloch) einatmen, dann die Luft anhalten so lange er kann; danach lass ihn langsam und sanft durch das rechte Nasenloch ausatmen.*

Dann lass ihn durch Luft durch das rechte Nasenloch einatmen, die Luft anhalten, so lange es seine Möglichleiten zulassen, und die Luft durch das linke Nasenloch wieder ausatmen, nicht kräftig, sondern langsam und sanft."

Shiva Samhita III/22, 23

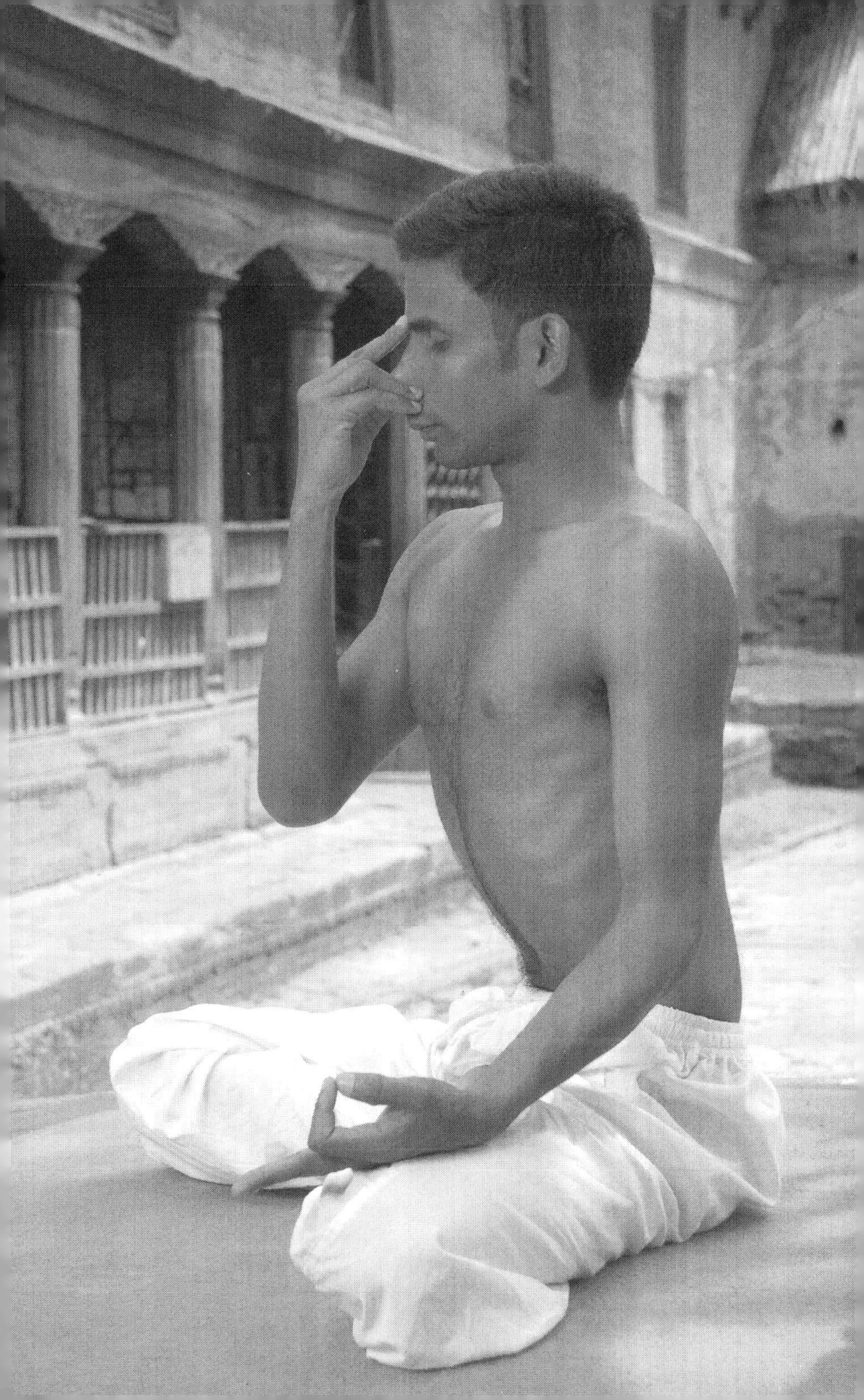

„… Durch das Üben in dieser Art – abwechselnd durch den rechten und linken Nasengang – wird das gesamte System des Nadis *des Übenden* (Yamis) *gereinigt, d.h. es wird frei von Unreinheiten nach drei Monaten oder mehr.*

Hatha Yoga Pradipika II/10

Diese Übung **reinigt alle *Nadis*** und verleiht dem Körper dadurch **Gesundheit** und Stärke. Sie beseitigt alle Erkrankungen, die auf eine **Störung des *Vata*-Haushaltes** zurückzuführen sind, wie **Rheuma** und **Gicht**. Probleme des **Urinsystems** und der **Fortpflanzungsorgane** werden beseitigt. Darüber hinaus heilt diese Übung **Erkältungskrankheiten** und **Nebenhöhlenerkrankungen**. Blockaden der **Herzarterien** werden beseitigt, **Cholesterinhaushalt** und **Kreislauf** normalisieren sich, einem **Herzinfarkt** wird vorgebeugt. Diese Übung beseitigt viele **Erkrankungen des Gehirns –** nach indischer Lesart selbst **Gehirntumore –** und Erkrankungen der **Augen** (z.B. **Grauen Star**), **Ohren** und **Zähne.** Vor allem aber harmonisiert diese Übung Körper und Geist. Sie führt zu Ruhe und Gedankenklarheit und erhöht die Konzentration

Zur **Heilung schwerwiegender Erkrankungen** sollte *Anuloma-Viloma* allerdings – mit kleinen Pausen – mindestens **20 bis 30 Minuten** durchgeführt werden.

Stufe 1

- Legen Sie die **linke Hand** in der ***Jnana-Mudra*** (Siehe S. 168 ff) auf das linke Knie; schließen Sie den **rechten Nasenflügel** mit dem **Daumen** – die restlichen Finger sind sanft gestreckt – , und atmen Sie durch das **linke Nasenloch** langsam und tief **aus**, dann wieder ein. Verschließen Sie **nach abgeschlossener Einatmung** die **linke Nasenseite** unmittelbar unter dem Nasenrücken mit **Mittelfinger** und **Ringfinger** (***Apana-Mudra***, siehe S. 168 ff), **öffnen** Sie die **rechte Nasenöffnung**, und atmen Sie durch das **rechte Nasenloch aus**, dann wieder **ein**.

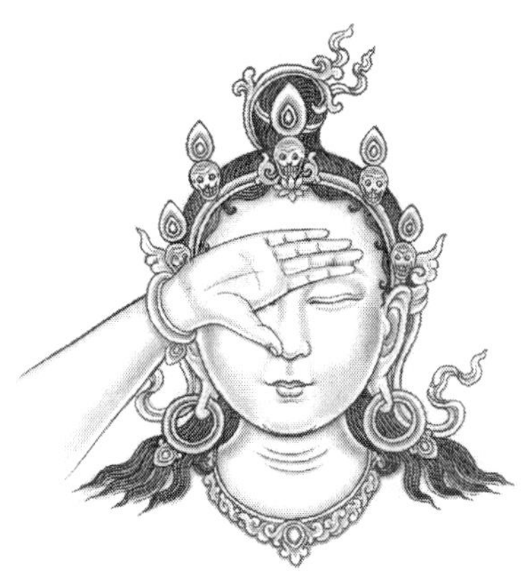

Führen Sie diese Übung **fünf Minuten** aus. Wenn Ihnen die Übung geläufig ist, gehen Sie zur **Stufe 2** – mit ***Kumbhakas*** (Anhalten des Atems) über.

Stufe 2

- Legen Sie die **linke Hand** in der ***Jnana-Mudra*** auf das linke Knie; bilden Sie mit der **rechten Hand** *Apana-Mudra.*
- Schließen Sie den **rechten Nasenflügel** mit dem **Daumen**, und atmen Sie durch das **linke Nasenloch** langsam und tief **aus.**
- Schließen Sie nun auch das **linke Nasenloch** mit **Mittelfinger und Ringfinger** (***Apana-Mudra,*** *S. 211*)
- Wenden Sie die drei Verschlüsse an – zunächst ***Jalandhara Bandha***, dann ***Uddiyana Bandha***, dann ***Mula Bandha***.
- Halten Sie die Luft an (***Bahya Kumbhaka***), so lange es Ihre Möglichkeiten anstrengungslos zulassen.
- **Lösen** Sie die **Verschlüsse** in umgekehrter Reihenfolge – zunächst *Mula Bandha*, dann ***Uddiyana Bandha***, dann ***Jalandhara Bandha*** – **lösen** Sie **Ringfinger** und **Mittelfinger** von der Nase und atmen Sie durch das **linke Nasenloch** wieder **ein.**
- Schließen Sie das nun auch das **linke Nasenloch** wieder mit **Ringfinger und Mittelfinger**, wenden Sie ***Jalandhara Bandha*** und ***Mula Bandha*** – **nicht *Uddiyana Bandha*!** – an, und halten Sie die **Luft an** (***Antara Kumbhaka***), so lange Ihnen dies anstrengungslos möglich ist.

- **Lösen** Sie die **Verschlüsse** in umgekehrter Reihenfolge, zunächst ***Mula Bandha*** dann ***Jalandhara Bandha***.
- **Lösen** Sie den **Daumen** von der Nase und atmen Sie durch das **rechte Nasenloch** möglichst vollständig wieder **aus**.
- **Schließen** Sie wieder **beide Nasenlöcher** (s. o.), wenden Sie die **drei Verschlüsse** an und halten Sie den **Atem an**.
- Führen Sie diese Übung **fünf Minuten** durch.
- Massieren Sie sanft **Augen** und **Bauch**.
- Führen Sie nun die ***Shukshma Vyayama*** **für den Oberköper 4 – 6** (*Skandha Chakra,* das Schulterkreisen; *Griva Sanchalana,* das Nackenkreisen, *Griva samutsahayati,* das Kräftigen der Nacken- und Schulterregion) durch.

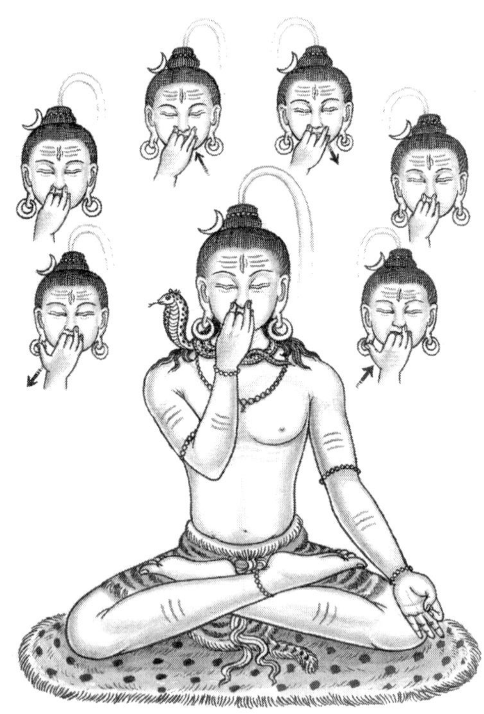

Die folgenden drei Übungen – *Brahmari, Utgeet* und *Pranava* – bilden eine Einheit, den Stufen einer Leiter gleich, die schnurgerade zur Meditation (siehe S. 318 ff) hinführt. Mit ihnen betreten wir die „Innere Disziplin des Yoga". Hier wird *Pranayama* zu *Pratyahara, Dharana* und *Dhyana* und führt letztendlich zu *Samadhi* – wenn die Zeit reif ist.

Die folgenden Übungen beseitigen Spannungen im **Gehirn** und senken **erhöhten Blutdruck**. Sie erhöhen die **Lungenkapazität, erleichtern das Einschlafen** und fördern einen **erholsamen Schlaf**. Sie **kräftigen die Stimme**, heilen **Halsbeschwerden**, stärken **Augen, Nase** und **Ohren, beleben den gesamten Organismus** und wirken **beruhigend** auf das **Nervensystem**. Darüber hinaus entwickelt sich durch diese Übungen die **Wahrnehmung der Nada-Klänge** (mystische Töne, die in tiefer Meditation zu vernehmen sind).

Die Vibrationen, die durch diese Rezitationen hervorgerufen werden, haben eine äußerst **subtile Wirkung auf den gesamten Körper**: der **Gasaustausch in der Lunge** wird angeregt und verbessert, auch noch die tiefsten Gewebeschichten und Nervenzellen in sämtlichen Organen werden in Schwingung versetzt, die **Blutzirkulation** wird angeregt, die **Drüsen der inneren Sekretion** wie **Hypophyse, Schilddrüse, Zirbeldrüse, Thymusdrüse** und **Nebennieren** werden stimuliert. Die **Muskulatur des Atmungsapparates** wird entspannt und sanft massiert, die **Sauerstoffzufuhr** erhöht. Durch die intensive Ausatmung wird der Körper vollständig **von verbrauchter Atemluft befreit.**

Diese Übungen sind heilsam für **Augen, Ohren** und **Gehirn**, sie erhöhen die **Endorphin-Ausschüttung** und lindern **Stress**. Vor allem aber bieten diese Rezitationen einen ausgezeichneten **Einstieg in die Meditation.**

6. *Brahm(a)ri / Brahma Gunjar,* die „Hummel"

„Dies Übung ruft eine Art Ekstase im Geist des Yogin hervor."

Hatha Yoga Pradipika II/68

„Lass den Yogin Pranayama *üben, nach Mitternacht, an einem Ort, wo keine Geräusche von Tieren oder Ähnlichem zu hören sind, indem er die Ohren mit den Händen verschließt.*

Er wird dann verschiedene innere Töne in seinem rechten Ohr hören.

Der erste Ton wird wie der von Grillen sein, dann wie der einer Laute, dann der des Donners, dann der einer Trommel, eines Käfers, von Glocken, von metallenen Gongs, Trompeten, dann von Kesselpauken, Kriegstrommeln, Mridanga- *und* Dundubhi-Trommeln *etc.*

Diese unterschiedlichen Töne werden durch tägliche Praxis dieses Pranayama *erfahren.*

Schließlich hört man den Anahata-Klang, *den nicht-angeschlagenen Ton, der vom Herzen ausgeht.*

Dieser Klang hat eine Schwingung, in der ein Licht erscheint.

In dieses Licht sollte der Geist eintauchen.

*Wenn der Geist völlig absorbiert ist, erreicht er den höchsten Sitz VISHNUS, die höchste Stufe der Glückseligkeit (*Paramapada*).*

Durch Erfolg in Brahmari *erreicht man Erfolg in* Samadhi *(Überbewusstsein)."*

Gheranda Samhita V/78-82

Bhramara ist die große schwarze indische Biene, die im Aussehen unserer Hummel ähnelt, *gunj* bedeutet „Summen"; daher die beiden Sanskritname dieser Übung: *Brahmari*, die „Hummel", und *Bhramar Gunjar*, das „Bienensummen", da man bei dieser Übung den Klang einer Hummel/ Biene immitiert.

- Atmen Sie tief ein, bis Ihre Lungen vollständig gefüllt sind. Schließen Sie die Ohren mit den Daumen. Legen Sie die Zeigefinger – links und rechts des Ajna-Chakra – mit leichtem Druck an die Stirn. Schließen Sie Augen und Nasenrücken mit Mittelfinger, Ringfinger und Kleinem Finger. Produzieren Sie beim langsamen Ausatmen mit – geschlossenem Mund – den Klang einer Hummel (Uuhm).

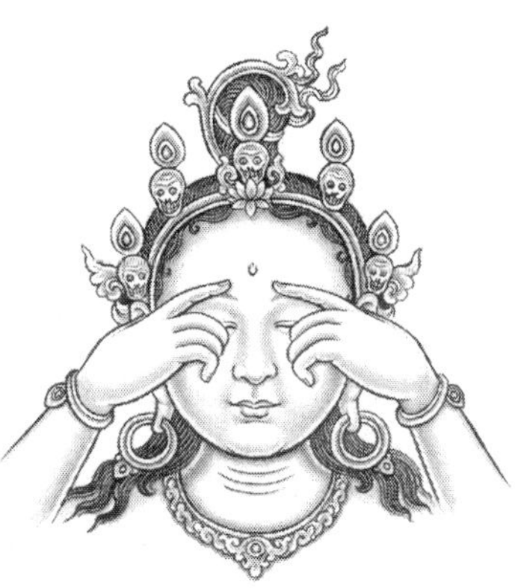

Führen Sie diese Übung fünf- bis zehnmal aus.

Diese Übung kann natürlich auch mit der traditionellen Fingerhaltung der ***Yoni Mudra*** durchgeführt werden. Bei dieser ***Mudra*** werden alle Körperöffnungen am Kopf mit den Fingern verschlossen:

- die **Ohren** mit den **Daumen**,
- die **Augen** mit den **Zeigefingern**,
- die **Nasenlöcher** mit den **Mittelfingern**,
- der **Mund** mit den **Ringfingern** an der **Oberlippe**, den **Kleinen Fingern** an der **Unterlippe**.

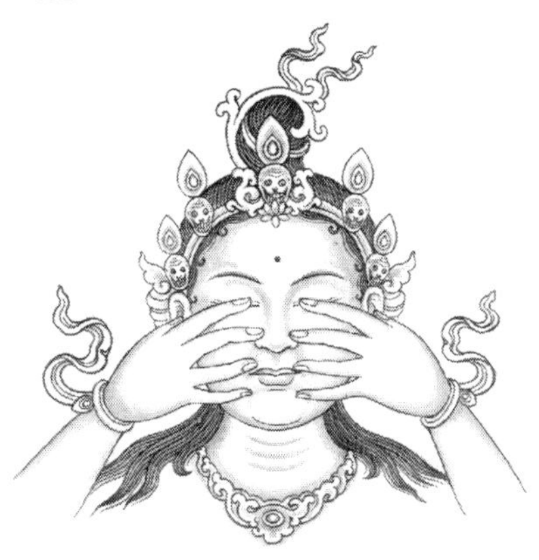

7. *Omkara Dhwani / Udgeet,* das Singen des *OM*-Lautes

Ich glaube, die „schriftstellerischen Ergüsse“ über diesen Laut umfassen hunderte, ja, tausende von Seiten. Ganze *Upanishaden* wurden diesem Laut zu Ehren verfasst (Vgl. hierzu auch Kapitel 2 *Mantras* S. 57 ff). Natürlich haben wir „modernen westlichen“ Menschen damit ein Problem. Mich hat sie allerdings immer wieder beeindruckt, diese Ehrfurcht vor der Kraft des Wortes … (Vgl. hierzu Kapitel 1 S. 57 ff). In Indien gibt es spezielle Verbrennungsplätze für bedrucktes Papier – der „Wohnsitz der Götter“ (siehe Kapitel 2 *Mantras* S. 57 ff) soll selbst als „Müll“ nicht beschmutzt werden.

Es war an „jenem typisch deutschen Herbsttag Ende Oktober mit regenverhangenem Himmel“ (siehe Kapitel 3 *Kriyas* S. 91 ff). Lalji lebte schon ein paar Tage bei mir, und wir bereiteten uns gemeinsam auf die Video-Aufnahmen für unsere Yoga-CD-ROM vor. Nach einem Spaziergang durch die nahen Wiesen trieften wir knieabwärts vor Nässe – und Lalji hatte nur ein einziges Paar Schule mit, wollte auch kein zweites Paar kaufen. Also brachte ich ihm ein paar alte Zeitungen, um die Schuhe damit auszustopfen, ihnen die Feuchte zu entziehen. Doch er sperrte sich. „Hast du nichts anderes? – Ein paar Lumpen vielleicht? Wir können doch nicht das geschrieben Wort …“ Immer wieder war mir diese Wertschätzung des Wortes begegnet. Einst hatte ich eine junge Inderin, die mir ein paar Worte Hindi beibrachte, gefragt, was denn „Auf Wiedersehen“ in Hindi heiße. Nach längerem Hin und Her gab sie schließlich ihr Wissen preis: „Aber verwende es äußerst sparsam. Wir Inder verwenden diesen Ausspruch eigentlich nie, denn wenn du ihn aussprichst wirst du den anderen unzweifelhaft wieder sehen, ob du willst oder nicht!“ *Ritam Bhara Prajna* die „Ebene ewiger Wahrheit …

„Mit Hilfe des OM-Lautes gelangt der Wissende zu IHM, *zu dem, was frei von Leidenschaft, Alter und Tod und Gefahr und das Höchste ist.“*

Prashna Upanishad

„Denn diese Silbe ist das Brahman, *denn diese Silbe ist das Höchste.*
Wer sie begriffen hat, erreicht jeglichen Wunsch.
Sie ist die beste Stütze, die höchste Stütze.
Wer sie begriffen hat, wird erhöht in Brahmans *Welt.“*

Kathaka Upanishad

- Atmen Sie tief ein.
- Atmen Sie dann in einem möglichst gleichmäßigen Strom durch den Mund aus, während Sie – möglichst tief – den „O (AU)“-Laut rezitieren. (Für besonders „Musikalische“: Beginnen Sie mit a und gehen Sie dann nach c).
- Im letzten Drittel der Ausatmung werden die Lippen geschlossen, um die Restluft mit einem vibrierenden „MMM …“ auszustoßen.
- Wiederholen Sie diese Übung so oft Sie wollen, mindesten jedoch drei bis fünf Mal.

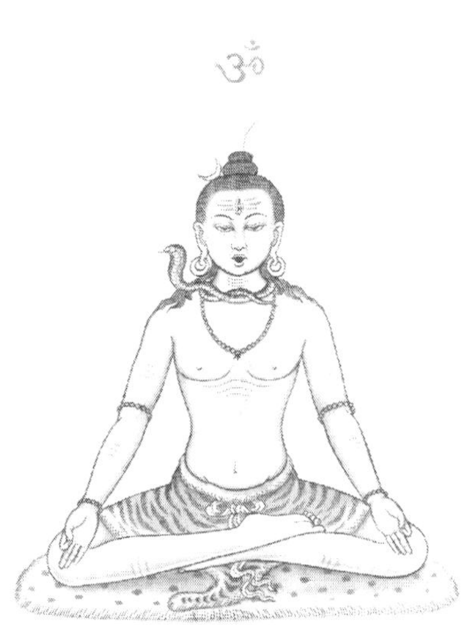

8. ***Pranava Pranayama,*** der innere Klang

Pranavah *bezeichnet den Klang der drei Buchstaben* A-U-M, *der mystischen Silbe* OM *(ॐ).*

„Wirklich es gibt große und nahezu unüberwindliche Hindernisse im Yoga; Doch gerade dann sollte der Yogin – trotz aller Gefahren – in seiner Praxis fortfahren, selbst wenn sich sein Leben seinem Ende nähert.

Lass den Praktizierenden nun, an einem ruhigen Platz mit zurückgezogenen Sinnen sitzend, unhörbar das große Mantra OM *summen, um alle Schwierigkeiten zu überwinden.*

Der weise Übende zerstört sicher sein gesamtes Karma[56]*, gleichgültig ob in diesem Leben erworben oder in der Vergangenheit, durch die Regulierung des Atems.*

Der große Yogi zerstört durch sechzehn Pranayamas *die unterschiedlichen Tugenden und Laster, die er in seinem letzten Leben angehäuft hat.*

Dieses Pranayama *zerstört Sünden, so wie Feuer ein Stück Baumwolle verbrennt. Es befreit den Yogi von Sünde und zerstört die Bindungen an alle guten Taten. Der mächtige Yogin, der mittels* Pranayama *die acht Arten psychischer Kräfte erreicht und den Ozean von Tugend und Laster überquert hat, bewegt sich frei durch die drei Welten.*"

Shiva Samhita III/47-52

- Lauschen Sie dem inneren Klang des OM-Lautes. Richten Sie Ihre Aufmerksamkeit hierzu auf das ständige Kommen und Gehen des Atems. In jeder Einatmung, jeder Ausatmung schwingt der heilige Klang, der Ur-Klang des Universums. Werden Sie eins mit diesem Klang, eins mit Ihrem eigentlichen Selbst:

Tat tvam asi,
Ayam Atman Brahman,
Aham Brahmasmi,
Prajnanam Brahman.

9. *Ujjayi,* die „Siegreiche"

Jayati bedeutet „gewinnen, siegen", die Vorsilbe *ud* bedeutet „von, aus, Fessel". *Ujjayi* ist daher die „Siegreiche", die „von Fesseln befreit".

„Ujjayi *sollte in allen Lebenslagen ausgeübt werden, selbst wenn man geht oder sitzt. Es beseitigt alle Schäden der* Nadis, *Wassersucht und die Störungen der Körpersäfte.*"

Hatha-Yoga Pradipika II/53

56 *Karma* = „Handlung, Tat"; Konsequenzen all unserer Handlungen.

„Alle Werke werden durch Ujjayi *getan.*
Wer diese Übung ausführt, wird nie von Nervenerkrankungen oder Störungen von Kapha[57] *heimgesucht.*
Er wird nie an Verstopfung oder Durchfallerkrankungen, Schwindsucht, Husten, Fieber oder Erkrankungen der Milz leiden.
Übt Ujjayi, *um Tod und Verfall zu besiegen!"*

Gheranda Samhita V/71,72

Ujjayi **beseitigt Schleim** und Absonderungen in der Kehle, **regt** den **Appetit an, belebt** den ganzen Organismus und gilt in Indien als Heilmittel **gegen Ruhr, Verdauungsstörungen** aller Art, **Husten, Bronchitis, Halsentzündungen, Mandelentzündungen, Schilddrüsenerkrankungen, Schlaflosigkeit** und **Tuberkulose**. Diese Übung wirkt **beruhigend** auf **Nerven** und **Geist**. Da sie den Herzschlag reduziert, ist sie besonders für Menschen mit **Bluthochdruck** oder **Herzbeschwerden** zu empfehlen. *Ujjayi* erhöht die **Lungenkapazität** und entwickelt einen zu schwach ausgeprägten **Brustkorb,** sie vertreibt **Müdigkeit** und **stärkt den gesamten Organismus**.

Stufe 1 – Ohne *Kumbhakas*

- Atmen Sie gleichmäßig und sanft durch beide Nasenlöcher ein und aus. Schließen Sie hierbei die Stimmritze, so dass ein gleichmäßiger, „schnarchender" Ton erzeugt wird. Dieser Ton ähnelt dem einer fernen Meeresbrandung, daher auch ein weiterer Name dieser Übung: Ozeanische Atmung.

Stufe 2 – Mit *Kumbhakas*

- Atmen Sie – durch beide Nasenlöcher – tief aus, dann tief ein.
- Wenden Sie *Jalandhara Bandha* und *Mula Bandha* an, so lange Ihnen dies anstrengungslos möglich ist.

57 „Schleim"; eine der drei Körperkonstitutionen (*Doshas*).

- Lösen Sie die Verschlüsse in umgekehrter Reihenfolge, zunächst *Mula Bandha*, dann *Jalandhara Bandha*, und atmen Sie aus. Führen Sie *Jalandhara Bandha, Uddiyana Bandha* und *Mula Bandha* aus.
- Wiederholen Sie diese Übung, so lange Sie mögen.
- Massieren Sie die Augen (siehe Kapital 5 *Shukshma Vyayama* S. 147 ff).
- Recken Sie Arme und Hände weit über den Kopf, reiben Sie die Handflächen aneinander, bis sie heiß sind, und bedecken Sie mit den Handflächen die Augen, bis diese die gesamte Wärme absorbiert haben.
- Nehmen Sie nochmals die Stellungen des **Frosches** (siehe S. 214 ff), der **Verneigung** (siehe S. 214 ff) und des **Löwen** (siehe S. 214 ff) und *Yoga Mudra* ein.
- Reiben Sie Ihre über den Kopf gereckten Handflächen, bis diese heiß sind, und massieren Sie sanft den Kehlkopfbereich (Schilddrüse/*Vishuddhi Chakra*).

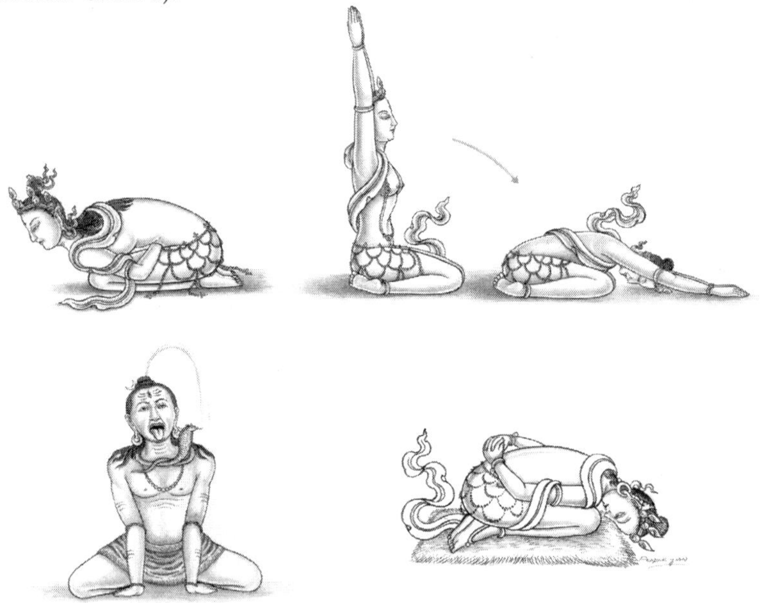

Dies ist ein vollständiger *Pranayama*-Zyklus für Ihre tägliche Praxis.

Ergänzungsübungen – Für besondere Gelegenheiten

Surya Bhedana, die Sonnenatmung

Surya ist der altindische Sonnengott, die „Sonne". In der Anatomie des Yoga steht dieser Begriff für den feinstofflichen Energiekanal, der im rechten Nasenloch (*Pingala/Surya*) endet. *Bhedana* bedeutet „durchstoßen, durchdringen, durchziehen, reinigen". *Surya Bhedana* ist also eine Atemtechnik, bei der die Einatmung stets durch *Surya/Pingala Nadi* geleitet wird, um die *Pingala Nadi* zu öffnen und zu reinigen und den Körper zu erwärmen.

„In irgendeiner bequemen Sitzhaltung sollte ein Yogi die Luft langsam durch das rechte Nasenloch einziehen.

Die Luft sollte dann angehalten werden, bis sie den Körper von den Haarspitzen bis zu den Nägeln füllt.

Dann atmet man durch das linke Nasenloch wieder aus.

Diese ausgezeichnete Surya Bhedana *reinigt die Stirnhöhle, beseitigt alle Krankheiten, die aus einem Ungleichgewicht* Vatas *resultieren, und Würmer und sollte deshalb wieder und wieder praktiziert werden."*

Hatha Yoga Pradipika II/48 -50

„Gheranda sagt: Chanda, *ich habe dir die* Sahita Kumbhaka[58] *erklärt.*

Hör nun von Surya Bhedana.

Atme mit aller Eurer Kraft die Außenluft durch das rechte Nasenloch (Surya Nadi).

Halte die Luft mit größter Sorgfalt an, indem du Jalandhara Bandha *ausübt.*

Halte den Atem so lange an, bis dir der Schweiß aus Nagelspitzen und den Haarwurzeln bricht."

Gheranda Samhita V/58, 59

---

58 „Willentliches Anhalten des Atems.

„Zieh nun alle Vayus[59]*, durch die* Surya Nadi *abgesondert, von der Nabelwurzel nach oben.*

Atme durch das linke Nasenloch (Ida Nadi) *langsam, ununterbrochen, mit gleichmäßiger Kraft wieder aus.*

Zieh die Luft wieder durch das rechte Nasenloch ein, halte sie an, wie oben beschrieben, atme wieder aus.

Führe dies wieder und wieder aus.

In diesem Prozess wird die Luft immer durch das rechte Nasenloch (Surya Nadi) *eingezogen.*

Surya Bhedana *vertreibt Verfall und Tod, erweckt die* Kundalini *und regt das Verdauungsfeuer an.*

Oh Chanda[60]*, deshalb habe ich dich* Surya Bhedana *gelehrt.“*

Gheranda Samhita V/ 66-68

Diese Übung **wärmt** den Körper und gleicht Unregelmäßigkeiten im Bereich von ***Vata*** und ***Kapha*** aus. Sie lindert **Depressionen** und ist hilfreich bei **Schläfrigkeit**, **Trägheit**, **Antriebslosigkeit**, **niederem Blutdruck**, **Unfruchtbarkeit**, **Würmern**. Sie kräftigt die **Verdauung**, reinigt die **Stirnhöhlen** und stärkt die **Nerven**. Sie heilt Erkrankungen des **Herzens** und der **Lunge**, versorgt den Körper mit dynamischer **Energie** und gilt als ausgezeichnetes Mittel gegen **körperlichen Verfall** und **frühzeitigen Tod**.

- Setzen Sie sich aufrecht in eine Ihnen angenehme Meditationshaltung. Legen Sie die Hände auf die Knie. Schließen Sie die Augen, und entspannen Sie sich.
- Legen Sie die rechte Hand in der *Apana Mudra* (siehe S. 168 ff) oder *Prana Mudra* (siehe S. 168 ff) an die Nase.

---

59 Vgl Die fünf *Vayus* S. 275

60 Mythischer Schüler Gherandas, dem dieser in der Gheranda Samhita die Grundprinzipien des Hatha Yoga erläutert.

- Schließen Sie das linke Nasenloch, und atmen Sie langsam und tief durch das rechte Nasenloch ein.
- Schließen Sie beide Nasenlöcher, halten Sie die Luft an (*Antara Kumbhaka*), und führen Sie den „Verschluss der Kehle" (*Jalandhara Bandha*) und den „Verschluss des Perineums" (*Mula Bandha*) aus.
- Verharren Sie in dieser Position, so lange Ihnen dies anstrengungslos möglich ist.
- Lösen Sie den „Verschluss des Perineums", dann den „Verschluss der Kehle".
- Öffnen Sie das linke Nasenloch leicht, und atmen Sie langsam und tief aus.
- Wiederholen Sie diese Übung in gleichmäßigem, langsamem Rhythmus, so lange Ihnen dies möglich ist (fünf bis zehn Minuten).

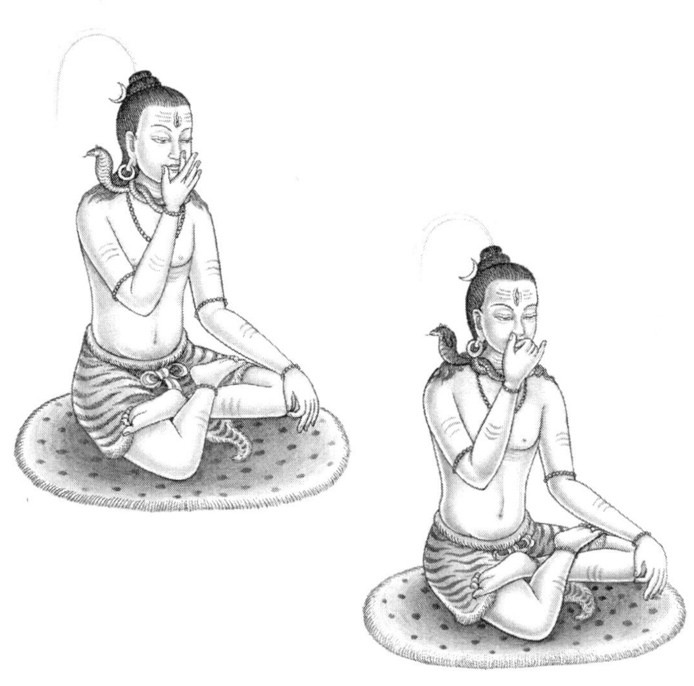

Chandra Bhedana, die Mondatmung

Chandra ist der „Mond", *bhedana* bedeutet „durchstoßen, durchdringen, durchziehen, reinigen"; *Chandra Bhedana* ist also eine Atemtechnik, bei der die Einatmung stets durch die *Chandra/Ida Nadi* geleitet wird und so diesen Energiekanal reinigt und den Körper kühlt. Die *Chandra Bhedana* wird in keiner der autoritativen Schriften gesondert erwähnt, sie stellt das natürlich Pendant zur vorangegangenen Übung – *Surya Bhedana* – dar.

> *Chandra Bhedana* **kühlt** den gesamten Organismus, **beruhigt** und **stärkt die Nerven**, reinigt die **Nebenhöhlen** und fördert die **Meditationspraxis**. Sie wirkt äußerst wohltuend bei **Nervosität** und **Gereiztheit**, innerer **Hitze** (z.B. in den **Wechseljahren** oder bei **Fieber**), **Schlaflosigkeit** und **Bluthochdruck**.
>
> Bei **niederem Blutdruck** und **schwachem Kreislauf** sollte *Chandra Bhedana* **nicht ausgeführt werden.** Außerdem sollten *Chandra Bhedana* und *Surya Bhedana* (siehe S. 269 ff) niemals am gleichen Tag praktiziert werden!

- Setzen Sie sich in eine Ihnen angenehme Meditationshaltung (z.B. Diamantsitz, Lotus oder Vollkommene Stellung), schließen Sie die Augen, und entspannen Sie sich.
- Schließen Sie mit den Fingern der rechten Hand, wie zuvor beschrieben, das rechte Nasenloch, die linke Hand liegt in der *Jnana-Mudra* auf dem linken Knie.
- Atmen Sie tief durch das linke Nasenloch (*Ida/Chandra*) ein.
- Schließen Sie beide Nasenlöcher, halten Sie die Luft an (*Antara Kumbhaka*), und führen Sie den „Verschluss der Kehle" (*Jalandhara Bandha*) und den „Verschluss des Perineums" (*Mula Bandha*) aus.
- Verharren Sie in dieser Position, so lange Ihnen dies anstrengungslos möglich ist.

- Lösen Sie den „Verschluss des Perineums", dann den „Verschluss der Kehle".
- Schließen Sie das linke Nasenloch und atmen Sie durch das rechte Nasenloch aus.
- Führen Sie zunächst zehn solcher „Runden" aus. Mit der Zeit können Sie diese Atemtechnik auf 10 bis 15 Minuten erhöhen.

Shitkari, die „zischende" Atmung

Der Name *Shitkari* kommt zum einen – lautmalerisch – von dem Ton, der bei dieser Atemtechnik erzeugt wird, zum anderen bedeutet *shita* „kühlen", *Kara* „Abgabe, Tribut", aber auch „Strahlen" (eines Himmelskörpers).

„Shitkari *wird ausgeführt, indem man die Luft durch den Mund einsaugt und dabei den Laut „Shit" erzeugt.*
Die so eingesaugte Luft sollte nicht durch den Mund wieder ausgestoßen werden.
Wer solcherart übt, wird schön wie Kama, *der Gott der Liebe.*

Er wird von den Yoginis[61] *verehrt, und wird zum Zerstörer des Kreislaufs von Geburt und Tod.*
Er wird nicht mehr von Hunger, Durst, Schlaf oder Trägheit geplagt.

Das Sattva[62] *seines Körpers wird frei von allen Störungen.*
Er wird wahrhaftig der Herr der Yogis dieser Welt."

Hatha Yoga Pradipika II/54-56

---

61 Weibliche Yogin.

62 Eine der drei Grundeigenschaften (*Gunas*) der Natur, das „Lichtvolle, Reine".

Shitkari wirkt **kühlend** (da die Luft unerwärmt in den Mund strömt) und **durstlöschend**, da die **Speicheldrüsen** angeregt werden und hält **Zähne** und **Gaumen** gesund. Diese Atemtechnik hilft bei leichtem **Fieber, Gallenbeschwerden** und **Bluthochdruck.** Sie aktiviert **Leber** und **Milz**, regt die **Verdauung** an, beseitigt **Mundgeruch** und wirkt beruhigend auf **Augen** und **Ohren**.

Shitkari sollte bei **kaltem Wetter**, (zu) **trockener Luft, Mandel – oder Halsentzündungen, Asthma, Bronchitis** und zu **niederem Blutdruck nicht praktiziert** werden.

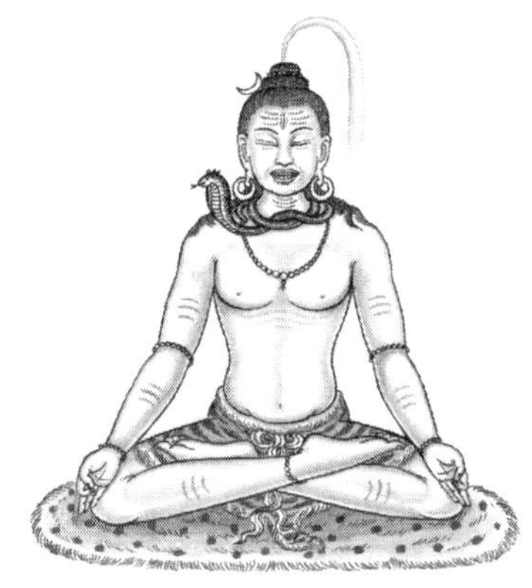

- Setzen Sie sich in eine Ihnen angenehme Meditationshaltung (z.B. Diamantsitz, Lotus oder Vollkommene Stellung), schließen Sie die Augen, und entspannen Sie sich.
- Halten Sie die Zähne sanft zusammen, und legen Sie die Zungenspitze leicht hinter die oberen Schneidezähne.
- Öffnen Sie die Lippen, so dass die Zähne möglichst weit sichtbar sind.
- Atmen Sie nun mit einem zischenden Laut („Shiiit") langsam und tief durch die geschlossenen Zähne ein.
- Schließen Sie am Ende der Einatmung den Mund, und atmen Sie durch die Nase wieder aus.
- Beginnen Sie mit 10 bis 15 solcher „Runden". Bei sehr großer Hitze können Sie die Anzahl der Runden auch auf 50 bis 60 erhöhen.

Sie können diese Atemtechnik auch durch *Jalandhara Bandha* und *Mula Bandha* nach erfolgter Einatmung (*Antara Kumbhaka*) ergänzen.

Shitali, Die kühlende Atmung

Shitalikaroti bedeutet „kühlen, erfrischen". Es handelt sich hierbei also – wie bei *Chandra Bhedana* und *Shitkari* – um eine kühlende Atemtechnik.

„Zieh die Luft durch den Mund ein, die Zunge leicht herausgestreckt, die Lippen sanft geschlossen, und fülle langsam den Bauch.
Halte die Luft hier eine kurze Weile, und atme dann durch beide Nasenlöcher wieder aus.
Ein Yogin sollte stets Shitali, den Wonnebringer, praktizieren.
Wer dies tut, wird frei sein von Verdauungsproblemen und Störungen im Kapha- *und* Pittabereich."

Gheranda Samhita V/73, 74

„Shitali *heilt Koliken, Schwellungen der Milz und Erkrankungen der Galle, beseitigt Fieber, Hunger und Durst und neutralisiert Gifte."*

Hatha Yoga Pradipika II/58

Die Wirkungen von *Shitali* sind denen von *Shitkari* gleich

- Setzen Sie sich in eine Ihnen angenehme Meditationshaltung (z.B. Diamantsitz, Lotus oder Vollkommene Stellung), schließen Sie die Augen, und entspannen Sie sich.
- Strecken Sie die Zunge heraus, und bilden Sie mit der Zunge ein „Röhrchen", indem Sie die Zungenränder leicht nach oben biegen. Hierzu sind allerdings – genetisch bedingt – viele nicht in der Lage. Sollten Sie zu diesem Personenkreis gehören, lassen Sie sich dadurch nicht entmutigen. Auch mit „flacher" Zunge behält diese Übung den größten Teil seiner Wirksamkeit, und *Shitkari* ersetzt gegebenenfalls *Shitali* vollständig.
- Atmen Sie durch dieses Zungenröhrchen langsam und tief ein. Das Geräusch des Atems ähnelt einem Windhauch.

- Ziehen Sie die Zunge zurück, schließen Sie den Mund, und atmen Sie durch die Nase wieder aus.
- Führen Sie zehn bis fünfzehn solcher Runden aus. Bei sehr großer Hitze können Sie die Anzahl der Runden auch auf 50 bis 60 erhöhen.
- Sie können auch diese Atemtechnik durch *Jalandhara Bandha* und *Mula Bandha* nach erfolgter Einatmung (*Antara Kum*bhaka) ergänzen.

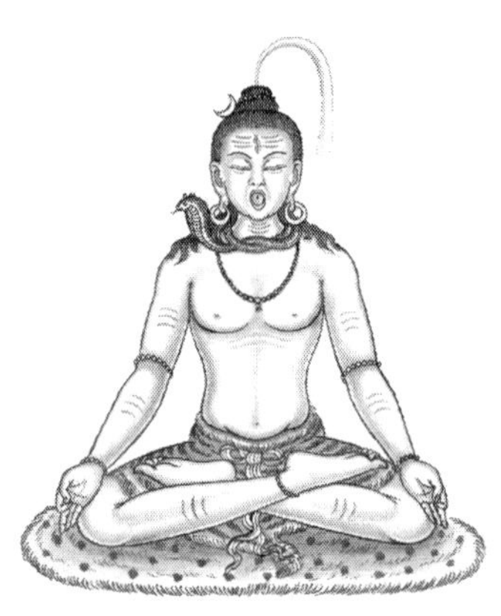

Karna Rogantak

Karna bedeutet „Ohr", *Roga* „Krankheit" und *antakara* „beenden"; *Karna Rogantak* ist also eine Atemtechnik, die die Krankheiten der Ohren beseitigt.

Diese Atemtechnik beseitigt viele Erkrankungen der **Ohren** und der **Nebenhöhlen**, selbst **Taubheit** soll mit ihrer Hilfe beseitigt, mindestens aber gelindert werden. Diese Übung sollte **„nur bei Bedarf"** praktiziert werden.

- Setzen Sie sich in eine Ihnen angenehme Meditationshaltung (z.B. Diamantsitz, Lotus oder Vollkommene Stellung), schließen Sie die Augen, und entspannen Sie sich.
- Atmen Sie kräftig durch beide Nasenlöcher ein.
- Schließen Sie die Nase mit Daumen und Ringfinger, Zeigefinger und Mittelfinger liegen auf dem Nasenrücken.

- Senken Sie das Kinn auf die Brust (*Jalandhara Bandha*) und versuchen Sie vier- bis fünfmal, die Luft sanft nach außen zu pressen, als wollten Sie durch die Ohren ausatmen.
- Richten Sie sich wieder auf, öffnen Sie das linke Nasenloch und atmen Sie links wieder aus.
- Wiederholen Sie diese Übung drei Mal.

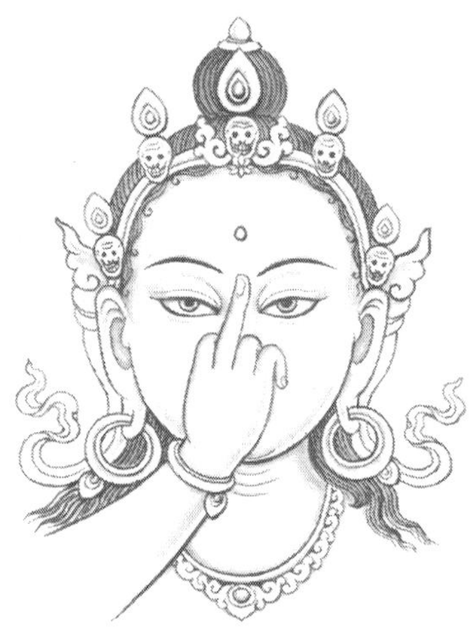

Meditation

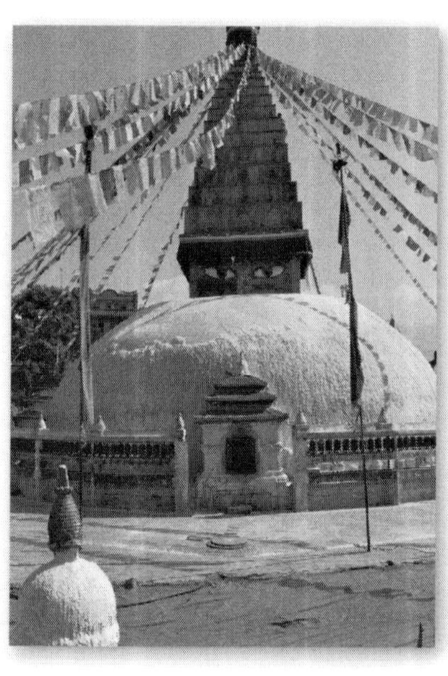

„Dieses Mal sollten wir uns mehr der Spiritualität zuwenden. Bis hierher hast du eine Leiter gebraucht, nun klettern wir ohne. *Asanas* und *Pranayama* sind nichts als Präliminarien. Die Essenz aber von allem ist Meditation. *Dharana*, *Dhyana* und *Samadhi* sind unser Ziel; die Brücke aber ist *Pratyahara*. Ohne *Pratyahara* sind die anderen Zweige des *Yoga* sinnlos. *Yama, Niyama, Asanas, Pranayama* – ohne *Pratyahara* sind sie sinnlos! *Dharana, Dhyana* und *Samadhi* – ohne *Pratyahara* nicht zu erreichen. *Pratyahara* erfordert die totale Änderung deines Lebensentwurfs (concept), die völlige Beherrschung der Sinne, *Indriyanam* (siehe Kapitel 1 *Ashtanga Yoga* S. 21 ff). *Dharana* ist wie tropfendes Wasser, *Dhyana* ein gleichmäßiges Strömen, *Samadhi* ist der Ozean, der diesem Strömen entspringt. Die Wurzel aber von all dem ist *Pratyahara*."

Es war sehr klar am Morgen und irgendwie kalt. Schnee auf den Bergen der Langtang-Range. Doch das Tal: sonnendurchflutet. Hupen von weither. Ein paar Kuhreiher auf dem Weg nach Nagarjun. Ein Pfingstmorgen, wie er sein sollte. *Vaisakh.* Maivollmond. Erinnerung an den Tag der Geburt, der Erleuchtung und des Eingehens ins *Parinirvana*[63] des historischen Buddha in einem.

Gibt es das? Orte mit magischer Kraft? Wenn ja, dann ist Kathmandu ein solcher Ort. Ruhig und erhaben trotz aller Hektik, die im Laufe des Tages in den Straßen und Gassen aufkommt. Aber jetzt am Morgen?

63 Vollständiges Erlöschen eines Heiligen.

Es ging auf sechs und wir tranken unseren Zitronentee auf der Dachterrasse von *Gauris Apartmenthouse* hoch über den Dächern Thamels. Wir wollten nach Lumbini, dem Geburtsort Buddhas, um den Tag und die Nacht dort zu verbringen. Schon Jahre zuvor hatte ich mit Dr. Sah diesen Ort besucht, das nahe Kapilavasthu, den Palast des jungen Prinzen aus dem Geschlecht der *Shakya*, der später zum Buddha werden sollte, dem Erwachten. Und seither verbrachte ich, wann immer es möglich war, ein paar Stunden oder Tage in diesem verwunschenen Dorf in der Ebene des Terai. Gab es einen anderen Ort, der so geschaffen war zur Meditation. Einst, vor vielen Jahren, hatte ich ein paar Tage an einem ganz ähnlichen Ort verbracht, auf den Spuren des Buddha; in Bodh Gaya unter dem Bodhi-Tree, dem Ort seiner Erleuchtung, aber das – ist eine andere Geschichte …

Endlich, nach mancherlei Telefonat und zwei Stunden Verspätung, kam der Wagen, der uns nach Lumbini bringen sollte, und noch eine weitere Stunde, bis wir die Weichteile Kathmandus endlich verlassen hatten.

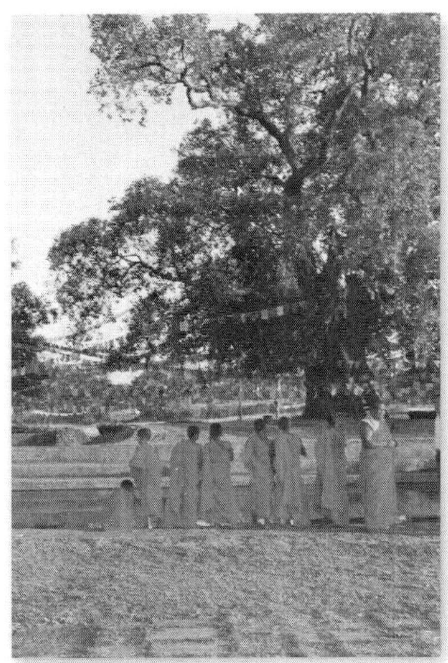

Bananen und Hanf und Reis. Viele aufgegebene Felder an den Hängen. Landflucht auch hier in der Nähe der Stadt. Der Urwald kehrt zurück. Der Trishuli tief unten im Tal und Fischer mit ihren Netzen über der Schulter. In Mugling, wo sich die Wege trennen nach Pokhara mit seinen Seen und dem Terai, ein plötzlicher Stopp. Eine Autoschlange. Kilometerweit. Busse vor allem und LKWs. Picknick am Straßenrand. Ein Streik. Einer von vielen. Zwei Busse quergestellt, so dass kein Durchkommen ist. Warum? –Nobody knows. Also zurück. Vorbei am Chitwan Nationalpark. Wasserbüffel und Zebus zunächst in der Ebene. Lichter Dschungel. Tiger-Land. Ein Tümpel hier und da. Verbrannte Erde. Und dann, in sinkender Nacht, Lumbini mit seiner Ashoka-Säule, 245 v. Christus von König Ashoka errichtet, den Geburtsort des späteren Buddha dokumentierend, der Geburtsteich, der große Bodhi-Baum. Auch viel Neues, Angelegtes. Der ursprüngliche Charme ging verloren … Doch noch immer: ein Platz wie geschaffen zur Meditation.

Das Ziel aller Meditation ist die Erkenntnis des eigenen Selbst; des „wahren Gesichts vor deiner Geburt“, wie dies ein *Zen-Koan*[64] apostrophiert, die letztmögliche Befreiung. Gleichzeitig ist Meditation der Urzustand des menschlichen Geistes – und doch meist meilenweit entfernt. Und so ist der „Weg zurück“ nicht ganz einfach, gilt es doch, den gesamten „Sozialisations- und Erziehungsmüll“, alle Konvention, abzubauen, bis wir schließlich unser wahres Selbst erfahren, den *Atman*, „der im Inneren des Herzens wohnt, kleiner als eines Hirsekorns Kern und größer als alle Welten …“

Auch wenn man sich nicht dem Zen[65] oder dem Buddhismus insgesamt zuwendet, lohnt es sich, wenn man sich mit Meditation beschäftigt, sich der berühmten „Geschichte vom Ochsen und seinem Hirten“ einmal zu nähern. Es ist dies eine chinesisch-japanische Bildergeschichte, die den spirituellen Weg beschreibt[66]:

64 Jap. „Öffentlicher Aushang“; Paradoxon einer Meditationserfahrung.

65 Eine meditative – heute – vor allem in Japan geprägte Linie des Mahayana Buddhismus.

66 Die zehn Ochsenbilder des Kuo-an Shi-yuan um 1 150 n. Chr.

Beginn der Suche, der Suche nach dem eigenen Selbst:

Trostlos in endloser Weite
bahnt er sich auf und ab den Weg
in wucherndem Gras
und sucht seinen Ochsen.
Weites Wasser, ferne Berge,
und der Weg zieht sich endlos dahin.

Völlig erschöpft ist der Körper,
verzweifelt ermattet das Herz;
wo nur soll er suchen?
Im Abendnebel hört er einzig
Zikaden im Ahorn zirpen.

Der „Ochse" ist unser Wesenskern, unser wahres Selbst. Und die erste Stufe auf der Suche nach dem eigenen Selbst beginnt damit, mit der Suche zu beginnen.

Wie der Hirte ***die ersten Spuren*** seines Ochsen entdeckt:

„Im Wald und am Gestade des Wassers
finden sich unzählige Fußspuren;
sieht er wohl das zerteilte Gras?
Selbst die tiefsten Schluchten der höchsten Berge
können des Ochsen Nase nicht verbergen,
reicht sie doch bis in den Himmel."

Ein erster Blick. Zum ersten Mal erhascht man einen Blick auf das Selbst, doch es ist ein „höchst flüchtig Ding“:

„Eine Nachtigall schlägt auf einem Zweig,
warm scheint die Sonne, sanft weht der Wind,
die Weiden grünen.
Dort steht der Ochse, wo könnt´ er sich verbergen?
Das herrliche Haupt, die stattlichen Hörner,
kein Maler kann solches je malen“.

Der Ochse wird gefangen. Schwer ist es, das („völlig verwilderte“) Selbst zu zähmen:

„Fest muss der Hirt das Leitseil packen,
darf es nicht loslassen,
denn noch hat der Ochse schlimme Neigungen und wilde Kraft.
Bald rennt er ins Hochland hinauf,
bald läuft er tief in Stätten voller Dunst und Nebel
und verweilt dort.“

Die Zähmung des Ochsen. Nach langem Hin und Her, vielen Irrungen und Wirrungen ist es uns schließlich gelungen, in ständigen Kontakt mit unserem wahren Selbst zu treten, der „Ochse“ ist „gezähmt“:

„Der Hirte darf Peitsche und Leitseil
keinen Augenblick aus der Hand lassen,
sonst läuft der Ochse davon in den Staub.
Recht gezähmt jedoch, wird er sauber und sanft,
gelöst vom Seil, folgt er willig dem Hirten.“

Heimritt auf dem Ochsen. Die Machtspiele zwischen Ego und wahrem Selbst haben ein Ende, wandeln sich zu spielerischer Harmonie:

„Er reitet auf dem Ochsen heim
in heiterer Gelassenheit.
Den fernhinziehenden Abendnebel
begleitet weithin der Klang seiner Flöte.
Ein Klatschen, der Takt eines Liedes
ist von unumschränktem Sinn.
Wer diesen Sinn kennt,
braucht der denn noch Worte?"

Der Ochse ist vergessen – Der Mensch bleibt.

Alles strömt. Die Mühsal des Weges ist vergessen. Unser ureigenstes Wesen – *Atman/Brahman* – ist erkannt:

„Heimkehren konnte er nur auf dem Ochsen,
nun gibt es den Ochsen nicht mehr.
Allein sitzt der Hirte, heiter und ruhig.
Die rote Sonne steht schon hoch am Himmel,
doch er träumt friedlich weiter.
Unter dem Strohdach liegen nun
Peitsche und Leitseil nutzlos herum".

Kein Ochse, kein Mensch. Die Erfahrung der Leere – und der Fülle:

„Peitsche und Leitseil, Ochse und Hirte
gehören gleichermaßen der Leere an.
Der blaue Himmel ist so allumfassend weit,
dass alles Mitteilen in ihm beinahe endet.
Über loderndem Feuer kann keine Schneeflocke bestehen.
Ist die Geistesverfassung erreicht,
begegnet er endlich
dem Geist der Patriarchen alter Zeit."

Rückkehr zum Ursprung. Bambus, Pflaumenblüten und Felsen symbolisieren die „Drei Reinen". Der Hirte betrachtet das ewige Werden und Vergehen der Natur als unbeteiligter Zeuge – *Samadhi*:

„Er ist zum Ursprung zurückgekehrt,
doch waren seine Schritte umsonst.
Besser ist es für ihn, wie blind und taub zu sein.
In seiner Hütte sitzt er,
sieht von all dem da draußen nichts.
Die Ströme fließen, wie sie fließen,
und rote Blumen blühen von selber rot."

Auf den Markt mit helfender Hand. Das Selbst ist verwirklicht, und man kehrt zurück in den Alltag – mit helfender Hand:

„Mit entblößter Brust kommt er barfuß zum Markte.
Schmutzbedeckt und mit Asche beschmiert,
lacht er doch breit übers ganze Gesicht.
Ohne Zuflucht zu mystischen Kräften
bringt er verdorrte Bäume schnell zum Blühen."

Was sagt nun aber Patanjali zu dem Phänomen Meditation?

„Das Festhalten des Bewusstseins in der Leere des Raumes ist Konzentration (Dharana).
Dort (in dieser Meditation) ist das Einstimmen in einen einzigen Erfahrungsakt Meditation (Dhyana).
Nur die Meditation, die den Gegenstand allein zum Leuchten bringt, wobei man sozusagen der eigenen Identität entblößt ist, ist Versenkung (Samadhi).
Diese drei (Dharana, Dhyana, Samadhi) werden zusammen als Sammlung (Samyama) bezeichnet.
Deren Meisterung führt zur Weisheitsschau.
Sie wird auf die verschiedenen Bereiche (der Meditation) angewendet.
Diese drei sind der innere Kern der früheren Aspekte des Yoga (d. h. Yama, Niyama, Asana, Pranayama und Pratyahara)."

Yoga Sutras (107-113), III/1-7

In der Philosophie des Ostens existiert eigentlich kein adäquater Begriff für den christlich-abendländisch geprägten Ausdruck „Meditation". Der westlich-klösterliche Weg der Meditation wurde im Laufe der Zeit zu einem Nachsinnen über die *lectio*, die Lesungen der Heiligen Schrift. Im Vierschritt *lectio* (Lesung), *meditatio* (Nachdenken), *oratio* (Gebet) und *contemplatio* (Versenkung) nahm die Meditation im Abendland ihren Ausgang beim Text, betrachtete diesen, mündete ins innere Gebet und schließlich in die innere Schau.

In der Philosophie des Ostens sucht man einen direkteren Zugang, ohne alle intellektuelle Spielerei. Im Yoga entspricht dem Begriff „Meditation" wohl am ehesten der Begriff *Samyama* (Sanskrit „Zügelung, Kontrolle") und umfasst die drei Stufen *Dharana*, *Dhyana* und *Samadhi.*

Dharana („Konzentration", sechstes der acht Glieder in Patanjalis Yoga-System)	Das Fokusieren des Geistes auf ein einziges (Meditations-)objekt (*ekagrata*).
Dhyana („Versenkung", siebtes Glied der acht Glieder in Patanjalis Yoga-System)	Versenkung, Erfahrungsakt der „reinen Beobachtung".
Samadhi („Fixieren, Festmachen", achtes Glied der acht Glieder in Patanjalis Yoga-System)	Völliges Aufgehen in dem Meditationsobjekt, Erreichen des „Überbewusstseins".

Dharana („sich konzentrieren", aber auch „etwas ausüben, ertragen") ist der letzte Schritt, den Sie willentlich tun können; der Rest kommt – wenn die Zeit reif ist …

Einst, nach längerer Abwesenheit, fragte ich Brahmananda, meinen „*Pujari* of *Ahimsa* (siehe hierzu Kapitel 1 *Ashtanga Yoga* S. 21 ff), ob ich vielleicht etwas falsch machte, bei meinen Meditationen, da ich jetzt schon so viele Jahre meditierte und noch immer nicht angekommen sei. „Kümmere dich nicht um richtig oder falsch", sagte er. „Mach einfach weiter. Das Samenkorn fragt nicht nach richtig oder falsch, wenn es in die Erde gelegt wurde, es wächst einfach. Du hast den Samen in die Erde gelegt, nun musst du ihm Zeit geben zu wachsen …"

Zehn Prinzipien der Meditation

1. Denken Sie immer daran, dass dies die wichtigste Verabredung des Tages für Sie ist: die Verabredung mit Ihrem eigenen Selbst!

2. Versuchen Sie – vor allem am Anfang – Körper und Geist zu konditionieren, auf die Meditation einzustimmen, so dass er ganz von selbst ohne allzu große Verzögerung zur Ruhe kommt. Setzen Sie sich deshalb regelmäßig zur selben Zeit aufrecht in einer der Meditationsstellungen (Lotussitz, Vollkommene Stellung, Diamantsitz o. Ä.) an denselben Platz. Auch jede andere Körperhaltung, die anstrengungslos über einen längeren Zeitraum hinweg eingehalten werden kann, eignet sich für die Versenkung, solange der Oberkörper aufrecht und gerade ist.

3. Die beste Zeit für die Versenkung ist die Zeit der Morgen- und Abenddämmerung (Skrt. *Sandhya*). Allerdings gilt diese Forderung vor allem für Indien, da dort der Tagesrhythmus wesentlich gleichmäßiger ist als im Westen (Tag- und Nachtwechsel entsprechen in etwa unserem Frühlings- und Herbstverlauf). Der Meditierende des Westens sollte seine Meditationszeit in seinen individuellen Tagesablauf einbauen. Am besten hierfür geeignet ist die Zeit nach der Morgentoilette und am Abend vor der Abendmahlzeit.

4. Stille und Abgeschiedenheit erleichtern einem – vor allem zu Anfang – den Einstieg in die Meditation Ein separates Zimmer oder ein abgeschirmter Raum sind daher recht hilfreich.

5. Auch Dunkelheit oder das Schließen der Augen erleichtern einem am Anfang, in den Zustand der Versenkung einzutauchen, da sie die Abkehr von den Außenreizen erleichtern.

6. Vorangegangene Körper- und Atemübungen (*Asanas* und *Pranayamas)* tun ein Übriges, um Körper und Geist auf die Meditation vorzubereiten.

7. Viele buddhistische Meister empfehlen, sich bei der Meditation – wenn möglich – mit dem Gesicht nach Norden oder Osten zu setzen – die erste Ausfahrt des späteren *Buddha* führte den jungen Prinzen durch das *östliche* Stadttor hinaus, seine vierte Ausfahrt, bei der er dem Einsiedler begegnete, der ihn an seine wahre Bestimmung erinnerte, führte durch das *nördliche* Tor.

8. Lassen Sie zunächst für einige Minuten Ihren Gedanken „freien Lauf" – wenn Sie „den Geist" zu früh zur Ruhe bringen wollen, sträubt „er" sich nur noch mehr.

9. Wenden Sie sich nun der von Ihnen gewählten Meditationstechnik zu.

10. Beginnen Sie mit fünf bis zehn Minuten je Meditationssitzung, und steigern Sie die Meditationsdauer mit zunehmender Praxis. Der Ehrwürdige Meister Ajahn Chah wurde einmal gefragt, ob es notwendig sei, lange Zeit in der Meditation zu sitzen. „Stundenlanges, ununterbrochenes Sitzen ist nicht notwendig", sagte er. „Manche Leute glauben, je länger sie sitzen können, um so weiser müssten sie sein. Ich habe Hühner tagelang auf ihrem Nest sitzen sehen …"

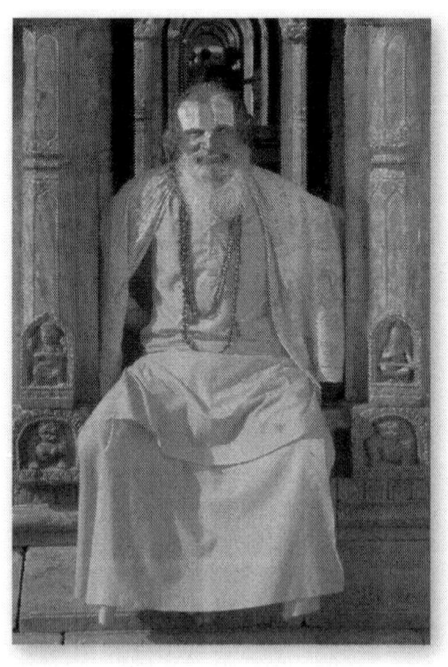

Einige ausgewählte Meditationsansätze

Natürlich gibt es unzählige Meditationsarten, Legionen von Meditationsobjekten. Wir haben einige von ihnen schon zuvor (vgl. Kapitel 2 *Mantras* S. 57 ff und Kapitel 8 *Pranayama* S. 269 ff) kennengelernt. Die folgenden Hinweise sollen diese Ausführungen ergänzen. Folgen Sie bei der Auswahl des für Sie geeigneten Meditationsansatzes Ihrer Intuition. Sie wird Ihnen sicher den richtigen Weg weisen. Haben Sie sich aber einmal entschieden, bleiben Sie bei der einmal gewählten Technik …

Trikaya und Panch Koshas

– Die Lehre von den drei Körpern und den fünf Hüllen

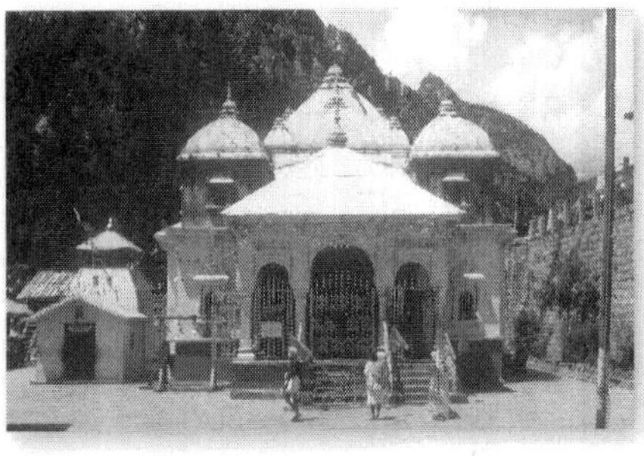

Nach indischer Lehre umgibt sich der *Atman*, das Selbst, der Wesenskern des Menschen, bei jeder Inkarnation mit Hilfe des *Ahamkara*, des „Ich-Machers", mit drei Körpern, die sich – Zwiebelschalen gleich – vom feinstofflichen zum grobstofflichen Körper hin aus fünf „Hüllen", sogenannten *Koshas*, konstituieren. Zunächst bildet sich auf Grund des angesammelten *Karmas* ein Kausalkörper, der sich dann einen feinstofflichen Körper schafft, der sich wiederum mit einem grobstofflichen Körper umgibt. Dadurch entsteht der – fälschliche – Eindruck einer vom restlichen Sein losgelösten Individualität. Dabei ist unsere *Individualseele* (*Atman*) ihrem Ursprung nach identisch mit *Brahman*, der *Allseele*. *Yoga* dient nun dazu, Unreinheiten aus den drei Körpern zu entfernen, den Spiegel der Unwissenheit zu reinigen, bis schließlich *Atman/Brahman* strahlend und klar zum Vorschein kommt.

Selbstverständlich sind die Komponenten dieses Wirkungskontinuum aufs engste miteinander verknüpft, ineinander verwoben, so dass sie sich gegenseitig beeinflussen und bedingen.

Die äußere Hülle ist – ***Annamaya-Kosha*** (*Annamaya* = „aus Nahrung gemacht", *Kosha* = „Gefäß, Tasche") – ist identisch mit unserem grobstofflichen Körper – aus Nahrung entstanden, durch Nahrung erhalten, zu Nahrung zurückkehrend dereinst, am Ende ihrer Tage. Sie setzt sich aus den fünf Elementen – Wasser (*Jala*), Erde (*Prithvi*), Raum/Äther (*Akasha*), Wind/Luft (*Vayu*) und Feuer (*Agni*) – zusammen und wird durch richtige Ernährung, Entspannung und ***Asanas*** gereinigt und gesund erhalten.

„Aus Nahrung (Annarasha) *geboren sind die Geschöpfe alle,*
Durch Nahrung haben sie ihr Leben,
In diese gehen sie ein zuletzt.
Nahrung ist der Wesen ältestes,
Drum wird allheilend sie genannt."

Taittiriya Upanishad

Die zweite, weitaus subtilere Hülle, ist die mit dem Atem verbundene Hülle der Lebenskraft (*Prana*), die Vitalhülle – ***Pranamaya-Kosha*** – aus *Prana* entstanden, durch *Prana* erhalten zu *Prana* zurückkehrend dereinst, am Ende ihrer Tage. Sie setzt sich aus den fünf *Pranas – Prana, Apana, Samana, Udana und Vyana* – zusammen und wird gereinigt durch ***Pranayama***. Hier befinden sich auch die *Nadis* und *Chakras*.

„Dem Lebensodem (Prana) *nachatmen Götter,*
Auch die Menschen und Tiere all',
Odem ist ja der Wesen Leben,
Drum wird All-Leben er genannt."

Taittiriya Upanishad

Die dritte Hülle ist die mentale „Denkhülle" ***Manomaya-Kosha***, die die Sinnseindrücke empfängt, aus Geist entstanden, durch Geist erhalten, zu Geist zurückkehrend dereinst, am Ende ihrer Tage. Ihre Bestandteile sind Denken (*Manas*) und Geist (*Chitta*) sowie die fünf Sinnesorgane (*Idriyas*) Augen, Ohren, Nase, Zunge und Haut. Sie wird gereinigt durch ***Mantras*** und ***Pratyahara*** und ***Dharana***.

„Von diesem aus Lebenshauch bestehenden verschieden,
Ist der aus Manas *bestehende,*
Mit dem ist jener gefüllt,
Jener nun ist menschengestaltig."

Taittiriya Upanishad

Daraufhin folgt ***Vijnanamaya-Kosha***, die „Intellektuelle Hülle", die Hülle kosmischer Intelligenz, aus Intelligenz entstanden, durch Intelligenz erhalten, zu kosmischer Intelligenz zurückkehrend dereinst, am Ende ihrer Tage.

„Von diesem aus Manas *bestehenden verschieden,*
Ist der aus Erkenntnis (Vijnana) *bestehende,*
Mit dem ist jener gefüllt,
Jener nun ist menschengestaltig.

Wer das Brahman *als Erkenntnis weiß*
Und nicht von ihm weichet ab,
Der lässt im Leibe die Übel
Und erlangt alles, was er wünscht."

Taittiriya Upanishad

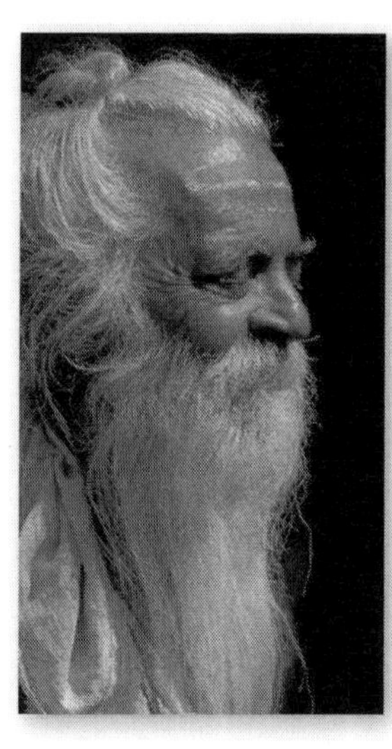

Auf dieser Ebene wirken vor allem Erkenntnis (*Buddhi*) und „Ego“ (*Ahamkara*). *Buddhi* – eng verwandt mit der männlichen Form *Buddha* = der Erwachte – bezeichnet den „höheren Verstand“, das Erkenntnisvermögen; *Ahamkara* ist das Ich-Bewusstsein, das Bewusstsein der eigenen Person, der „Ich-Macher“ – die illusionäre Identifikation mit einem eigenständigen, separaten Dasein, das es zu transzendieren gilt. Diese Hülle wird vor allem durch ***Dhyana*** gereinigt.

Die fünfte Hülle schließlich, dem *Atman* am nächsten, ist die „Glückseligkeitshülle“, ***Anandamaya-Kosha,*** aus Glückseligkeit entstanden, durch Glückseligkeit erhalten, zu Glückseligkeit zurückkehrend dereinst, am Ende ihrer Tage. Sie wird gereinigt durch ***Samadhi***.

„Von diesem aus Erkenntnis bestehenden verschieden,
Ist der aus Wonne (Ananda) *bestehende,*
Mit dem ist jener gefüllt,
Jener nun ist menschengestaltig.

Taittiriya Upanishad

Doch auch diese Hülle höchsten Glückes muss transzendiert werden, um einzutauchen in die Wirklichkeit wahren Seins –*Atman Brahman:*

„Dieses Selbst, das im Innern des Herzens wohnt,
Ist kleiner als ein Reiskorn oder ein Gerstenkorn oder ein Senfkorn
Oder ein Hirsekorn oder eines Hirsekorns Kern.
„Dieses Selbst, das im Innern des Herzens wohnt,
Ist größer als die Erde,
Größer als das Zwischenreich,
Größer als der Himmel,
Größer als alle Welten.“

Chandogya Upanishad

„Nicht wird er jemals geboren, noch stirbt er jemals.
Nicht ist er je entstanden, noch wird er je wiedererstehen.
Er, der Ungeborene, Ewige, Ständige, Uralte,
Wird nicht erschlagen, wenn der Körper erschlagen wird."

Kathaka Upanishad

Diesen Weg zum *Atman* geht die *Panch-Kosha-Meditation*: von der Nahrungshülle, dem grobstofflichen Körper ausgehend und Schritt für Schritt feinere Bereiche erfahrend, bis wir uns schließlich – wenn die Zeit reif ist – unseres wahren Selbstes (*Atman/Brahman*) bewusst werden.

Trikaya – Die drei Körper	**Panchkoshas** – Die fünf Hüllen	**Beeinflussung durch:**
Grobstofflicher, elementarer **Körper**. (*Sthula Sharira*).	**„Nahrungshülle"** (*Annamaya-Kosha*).	Reinigungsübungen (*Kriyas*), Körperhaltungen (Asanas).
Feinstofflicher, subtiler **Körper** (*Linga Sharira* oder *Sukshma Sharira*)	**„Vitalhülle"** (*Pranamaya-Kosha*),	Atemübungen (*Pranayama*),
	„Denkhülle" (*Manomaya-Kosha*) und	Zurückziehen der Sinne und Fokusieren des Geistes (*Pratyahara*, *Dharana*)
	„Intelligenzhülle" (*Vijnanamaya-Kosha*).	Meditation (*Dhyana*.)
Der **Kausalkörper** (*Karana Sharira*)	**„Glückseligkeits-hülle"** (*Anandamaya-Kosha*).	Überbewusstsein (*Samadhi*).

- Setzen Sie sich in eine Ihnen angenehme Meditationsstellung oder legen Sie sich in *Shavasana*, der Totenstellung auf den Boden. Schließen Sie die Augen und entspannen Sie sich.
- Werden Sie sich zunächst Ihres grobstofflichen Körpers bewusst, der Nahrungshülle (***Annamaya-Kosha***). Wenden Sie hierzu – sollte der Weg zunächst noch nicht so einfach sein – die Vorgehensweise der Tiefentspannung (siehe Kapitel 7 *Asanas, Shavasana*, S. 214 ff) an. Richten Sie Ihre gesamte Achtsamkeit – von unten nach oben – auf jedes einzelne Glied. Spannen Sie das jeweilige Glied zunächst an, um es dann vollkommen loszulassen:
    - Rechte Zehen, Fußsohlen, Fersen, Knöchel, Waden, Knie, Schenkel, Hüfte;
    - dann dasselbe auf der linken Seiten bis zur Hüfte;
    - dann Unterleib, Bauch, Brust, Rücken bis zu den Schultern;
    - dann rechte Schulter, Oberarme, Ellbogen, Unterarme, Handgelenk, Handflächen, Handrücken, Daumen, Finger;
    - dann dasselbe auf der linken Seite bis in die Fingerspitzen;
    - dann Hals, Nacken, Kinn, Mund, Nase, Wangen, Ohren, Augen, Stirn und Kopfhaut bis der gesamte äußere Körper entspannt ist, von den Zehenspitzen bis zum Scheitel.

Entspannen Sie nun in derselben Art Ihre inneren Organe, richten Sie Ihre volle Achtsamkeit auf jedes von ihnen, eins nach dem anderen, von unten nach oben: Die Unterleibsorgane, Gedärme, Bauchspeicheldrüse, Magen, Galle, Leber, Nieren, Lunge, Herz, Schilddrüse, Kehlkopf, Gehirn, bis Ihr ganzer (grobstofflicher) Körper – innerlich und äußerlich – völlig entspannt ist.

- Bleiben Sie völlig ruhig und entspannt und „lauschen" Sie Ihrem Körper. Mit der Zeit werden Sie ein sanftes, lichtes Strömen wahrnehmen, den Fluss *Pranas* in den *Nadis* (siehe Kapitel 8 *Pranayamas* S. 269 ff und Kapitel 10 Kurze Yoga-Anatomie S. 342 ff), ***Pranamaya-Kosha***, die Vitalhülle, die Hülle der Lebensenergie.

- Verharren Sie in diesem Zustand, bis Sie eines noch feineren Strömens gewahr werden, dem Strömen ihres Denkens, Fühlens und Wollens, ***Manomaya-Kosha***. Hier, auf dieser Ebene/Hülle, liegt in Wahrheit die Ursache von Gesundheit und einer Vielzahl von Erkrankungen: Bewirkt eine Störung der Verstandestätigkeit („Denkhülle"/*Manomaya-Kosha*) Ungleichgewichte in der „Vitalhülle" (*Pranamaya-Kosha*), so wirkt sich dies auf die Ebene der „Nahrungshülle" (*Annamaya-Kosha*) aus und ruft dadurch körperliche Beschwerden hervor …
- Verharren Sie in diesem sanften Strömen, das den gesamte Körper durchzieht, bis Sie eine noch subtilere Energie spüren, ***Vijnanamaya-Kosha***, die Intelligenzhülle. So wie *Pranamaya-Kosha* die Pflanze vom Mineral unterscheidet und *Manomaya-Kosha* das Tier von der Pflanze, so unterscheidet *Vijnanamaya-Kosha* den Menschen vom Tier.
- Verharren Sie in diesem Zustand, bis Sie schließlich auch diesen Zustand des bewussten Gewahrseins der *Vijnanamaya Kosha* transzendieren und eintauchen in eine Welt des „reinen Glücks" und der „Wonne", ***Anandamaya-Kosha***.. Spontan, außerhalb der Meditation, wird diese Ebene stellenweise im Tiefschlaf oder im Orgasmus erlebt.
- Verharren Sie in diesem Zustand, bis Sie – wenn die Zeit reif ist – ihr wahres Selbst jenseits aller Hüllen erfahren – *Atman/Brahman.*

Mantra-Meditation

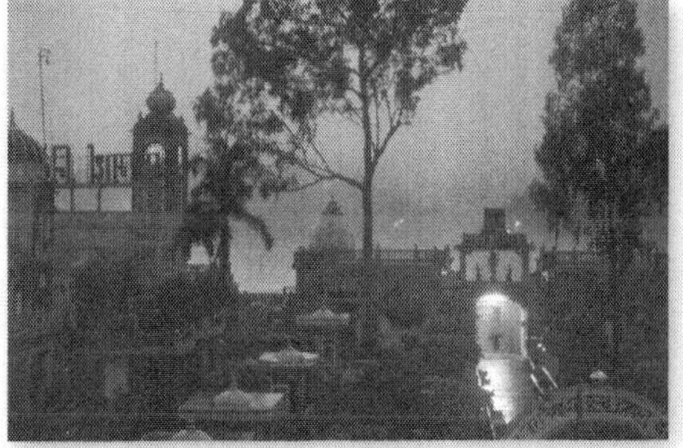

Mantren/ Mantras sind wohl die gebräuchlichsten Meditationsobjekte, einfach zu erlernen und höchst wirkungsvoll – wenn man ihren Fallstricken entgeht: dem „Einlullen" und Verharren im Unbewussten (Siehe Kapitel 2 *Mantras* S. 57 ff).

- Setzen Sie sich in eine Ihnen angenehme Meditationshaltung, schließen Sie die Augen und entspannen Sie sich.
- Richten Sie Ihre Achtsamkeit und den Blick der geschlossenen Augen auf das Stirnzentrum (*Ajna Chakra*), den Sitz des Geistes, oder auf den Raum zwischen Nasenwurzel und den Augenbrauen (*Shambhavi Mudra*).
- Legen Sie Ihre Zunge nach hinten an den Rachen (*Khechari Mudra*), und verweilen Sie einige Atemzüge oder einige Minuten dieser Haltung.
- Sprechen Sie nun das gewählte *Mantra* – bei geschlossenen Augen – einige Male klar und deutlich hörbar halblaut vor sich hin (*Vaikhari Japa*).
- Wiederholen Sie sodann das *Mantra* beinahe unhörbar, flüsternd (*Upamsu Japa*).
- Wiederholen Sie das *Mantra* schließlich nur noch im Geist (*Manasika Japa*).

Reiben Sie zum Abschluss Ihrer Meditation die Handflächen kräftig und schnell aneinander, bis sie sich heiß anfühlen. Pressen Sie die heißen Handballen an die Augen. Öffnen Sie die Augen langsam, wenn die Wärme restlos von den Augen absorbiert wurde, und legen Sie sich für einige Minuten in *Shavasana*, die Totenstellung.

„Du musst lernen, deine Sinne zu konzentrieren. Alle sechs Sinne (die Meister des Ostens gehen von sechs Sinnen aus: den fünf Sinnesorganen westlicher Definition – Sehen, Hören, Schmecken, Riechen, Tasten – und dem Geist). Nur ein konzentrierter Geist kann *Nirvana* erlangen!" Wieder einmal verbrachte ich ein paar Tage bei Ven. Welihelathanne Kalyanasiri, dem Meditationslehrer der Mönche im Rahula Bikkhu Training Center in Sudhashanaramaya (Sri Lanka). Ich hatte ihn am Morgen des Tages des Tsunami kennengelernt: Weihnachten und Sonntag und Vollmond – ein wahrhaft glückverheißender Tag, der dann dieses schreckliche Ende nehmen sollte. An diesem Morgen hatte unsere

Freundschaft begonnen. Früh war ich zum Tempel gegangen. Viele Weißgekleidete. *Atta Sila*, die acht Sittengebote für den Vollmondtag. Ich war der einzige Whity, der sich so fernab des Strandes tummelte, und so waren wir bald ins Gespräch gekommen, der „Meister" und ich. Er besuchte diesen kleinen Tempel an jedem Vollmond-Tag, um zu den Anhängern Buddhas zu sprechen. *Dharma-Talks.* Gespräche über die Lehre, den rechten Weg. Wir hatten uns über die Unterschiede zwischen den beiden großen Meditationsformen – *Samatha*, der Beruhigung des Geistes, und *Vipassana,* der „Klarblicksmeditation" – unterhalten, ehe ich zurückging, zum Hotel am Strand, das inzwischen unter Wasser stand …

Seither besuche ich ihn, wann immer ich auf der Insel weile, verbringe ein paar Tage in der kleinen Klosteranlage *right in the middle of nowhere*, die er mit ein paar Schülern teilt, fokusiere meinen Geist auf die Lehre und – Meditation.

„Sich der wahren Natur der Sinne bewusst zu werden befreit vom Kreislauf von Geburt und Tod. Was ist die wahre Natur der Sinne? – Körper, Gefühl, Wahrnehmung, Geist und Bewusstsein. Nichts sonst:

Werde dir der fünf Daseinsgruppen (*Khandhas*/Skrt. *Skandhas*) bewusst, wenn du dich deinen Sinne zuwendest, lerne sie eindeutig zu unterscheiden: Hier ist der Körper, die Form (*Rupa-Khandha/Rupa-Skandha*), da das mit diesem Körper verbundene Gefühl (*Vedana-Khandha/Vedana-Skandha*), hier die Wahrnehmung (*Sanna-Khandha/Samjna-Skandha*) dieser Gefühle, hier der Geist, die Reaktion auf die Wahrnehmung (*Sankhara Kandha/Samskara-Skandha*), da das Bewusstsein (*Vinnana-Khandha/Vijnana-Skandha).* Du kannst die Kunst der Meditation auf jedwedes Sinnesorgan anwenden, auf jedes mit dem entsprechenden Sinnesorgan verbundene Objekt. Du musst lernen, deinen Geist zu fokusieren. Ein nicht-fokusierter Geist schwankt immer zwischen Vergangenheit und Zukunft. *Nirvana* aber kennt keine Vergangenheit, keine Zukunft. Ist immer nur – jetzt."

Wir können jedes unserer Sinnesorgane zur Meditation nutzen: Augen, Ohren, Nase, Zunge, Tastsinn und Geist.

Augen	• ***Trataka*** (siehe Kapitel 3 *Kriyas* S. 91 ff) • *Mandalas* („Kreis“, Symbolische Darstellung kosmischer Kräfte als Meditationshilfen) • *Yantras* („Stütze, Instrument“; Mystisches Diagramm als Meditationsobjekt) • „Betrachten“ des Mondes, einer Schale mit Wasser, einen See …
Ohren	• *Vaikhari Japa* und *Upamsu Japa* von ***Mantras*** (siehe Kapitel 2 *Mantras* S. 57 ff) • Bewusstes Wahrnehmen von Geräuschen (etwa das Rauschen des Radios)
Nase	• Bewusstes Wahrnehmen von Gerüchen
Zunge	• Bewusstes Wahrnehmen von Geschmäcken (z.B. ein Stück Salz o. Ä. im Mund)
Tastsinn	• ***Mudras*** (siehe Kapitel 6 *Mudras* S. 168 ff) • **Gehmeditation** (bewusstes langsames „Schreiten“)
Geist	• Sich versenken in die Natur des Geistes, z. B. mit Hilfe von **Mantras** (*Manasika Japa*), ***Panch- Kosha*-Meditation, Atmungsachtsamkeit** (*Anapanasati*)**.**

Anapanasat

– Die Atmungsachtsamkeit

„Dies, ihr Mönche, ist der einzigartige Weg zur Reinigung der Wesen, zur Überwindung von Kummer und Jammer, zur Vernichtung von Leiden und Elend, zur Erreichung der Rechten Lebensführung, zur Verwirklichung des Verlöschens (Nirvana) *…“*

Mahā Satipatthāna Suttanda

Eine vorzügliche Meditationsart – die vorzüglichste, folgt man buddhistischen Lehren – ist *Anapanasati*, die achtsame Ein- und Ausatmung, wie sie der *Buddha*, der Meditationsmeister schlechthin gelehrt hat:

„Da begibt sich, ihr Mönche, ein Mönch in den Wald oder an den Fuß eines Baumes oder in ein leeres Haus und lässt sich mit gekreuzten Beinen nieder, den Körper gerade aufgerichtet, die Aufmerksamkeit voll gewärtig haltend. Aufmerksam atmet er ein, aufmerksam atmet er aus.

Lang einatmend, weiß er: „Ich atme lang ein!" Lang ausatmend, weiß er: „Ich atme lang aus!" Kurz einatmend, weiß er: „Ich atme kurz ein!" Kurz ausatmend, weiß er: „Ich atme kurz aus!' Den ganzen Körper empfindend, atmet er ein, den ganzen Körper empfindend, atmet er aus. Den Körpervorgang beruhigend, atmet er ein, den Körpervorgang beruhigend, atmet er aus.

Verzückung (*Piti*) empfindend, atmet er ein, Verzückung empfindend, atmet er aus. Glück (*Sukha*) empfindend, atmet er ein, Glück empfindend, atmet er aus. Den Geistesgestalter (*Chittasankhara*) empfindend, atmet er ein, den Geistesgestalter empfindend, atmet er aus. Den Geistesgestalter beruhigend, atmet er ein, den Geistesgestalter beruhigend, atmet er aus.

Den Geist (*Chitta*) empfindend, atmet er ein, den Geist empfindend, atmet er aus. Den Geist erfreuend, atmet er ein, den Geist erfreuend, atmet er aus. Den Geist sammelnd, atmet er ein, den Geist sammelnd, atmet er aus. Den Geist befreiend, atmet er ein, den Geist befreiend, atmet er aus.

Die Vergänglichkeit betrachtend, atmet er ein, die Vergänglichkeit betrachtend, atmet er aus. Das Verblassen betrachtend, atmet er ein, das Verblassen betrachtend, atmet er aus. Das Erlöschen betrachtend, atmet er ein, das Erlöschen betrachtend, atmet er aus. Das Loslassen betrachtend, atmet er ein, das Loslassen betrachtend, atmet er aus.

Also wird bedachtsam, ihr Mönche, die Ein- und Ausatmung geübt, so gepflegt, gepflegt, auf dass sie hohen Lohn verleihe, hohe Förderung."[67]

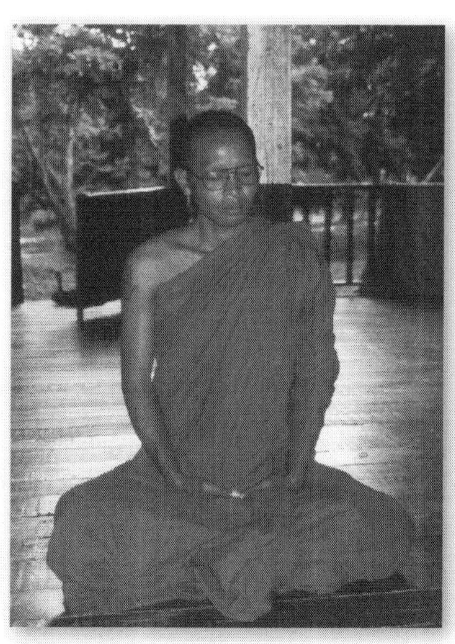

Immer wieder wurde mir auf meiner Reise zum Selbst (oder Nicht-Selbst, wenn ich buddhistischen Meistern begegnete) diese Meditationspraxis „ans Herz" gelegt, um die wahre Natur und die Funktionsweise des Geistes zu verstehen. Der Atem, der „vertrauenswürdigste Freund", wie in Swami Advaitananda einst vor vielen Jahren auf meinen Reisen in die *Himalayas* bezeichnete. Wieder und immer wieder. Bei *Yogis* und *Swamis* und *Sadhus*. In buddhistischen Klöstern in Thailand, Sri Lanka, Nepal und Ladakh: *Anapanasati* – achtsames Ein und Ausatmen.

Sie können diese wirklich vorzügliche Meditationspraxis einfach dadurch erlernen und praktizieren, dass Sie den Worten Buddhas (s. o.) folgen. Hilfreich kann es – zu Anfang – auch sein,

- die Atemzüge zu zählen (z.B. bis 21 dann wieder zurück bis 0),
- sich des Anfangs, der Mitte und des Endes der Ein- bzw. Ausatmung bewusst zu werden,
- sich dem unaufhörlichen Prozess des Entstehens (Einatmung) und Vergehens (Ausatmung) zuzuwenden.

67 Mahā Satipatthāna Suttanda – Die Grundlagen der Achtsamkeit. Dīgha Nikāya 22 /Ānāpānasatisuttam, Majjhima Nikāya 118 (12, 8).

Vermischen Sie diese unterschiedlichen Meditationsansätze nicht; probieren Sie sie einen nach anderen aus, und wenden Sie sich dann dem für Sie am besten geeigneten zu. Beginnen Sie mit nur wenigen Minuten und steigern Sie die Dauer Ihrer Meditationen langsam. Immer wieder wurde mir – von verschiedenen Meistern – in diesem Zusammenhang Buddhas Gleichnis von der Laute vor Augen gehalten: Nicht zu locker sollten die Saiten gespannt sein, um den richtigen Ton zu erzeugen, aber eben auch nicht – zu straff. Sonst reißen die Saiten nur ... Auch Kalyanasiri wendete immer wieder dieses Gleichnis auf die Meditation an: „Nicht zu schlaff und nicht zu straff! Nicht zu hart und nicht zu weich. Die Leute sagen oft: „Eine wirklich tiefe Meditation!“ was ist das? Was soll das sein, tief? Zum Herzen sind es von jeder Seite aus kaum sechs Zoll, zum Hirn noch weitaus weniger. Ist das tief? ...“

Kurzgefasste Yoga-Anatomie

Es war am ersten Tag des Großen Streiks – eigentlich eher schon ein Aufstand – der nach der Ermordung der königlichen Familie ausgerufen worden war. Als ich am Morgen aus dem Kloster gekommen war, um in einer der kleinen tibetischen Teeküchen meinen *Çai* zu trinken, saßen die Leute wie erstarrt, einige weinten, andere beteten. Unverständnis und Resignation. Auf dem Großen *Stupa* von Bodnath versammelten sich die Mönche der umliegenden Klöster in stiller Meditation. Was um alles in der Welt war geschehen, hatte diese kleine friedliche Welt so aus der Bahn geworfen? – Der Kronprinz hatte die gesamte königliche Familie erschossen und anschließend versucht, sich selbst zu töten. Nachdem diese schreckliche Nachricht die Runde gemacht und für wahr befunden worden hatte, brachen überall im Land Aufstände aus, wurden die Läden geschlossen, die Restaurants. Überall Mannschaftswagen der Polizei und Berittene. Aufständische in wilden Gruppen, den Premierminister verfluchend, dem sie die schlechte Lage des Landes zuschrieben und nun eben auch die Morde. *„Chor, Chor, Desha chhor!"* Wieder und immer wieder in wüstem Diskant: „Dieb, Dieb, verlass das Land!"

Ich musste zurück nach Kathmandu. Hier in Bodnath war ich zu sehr von allem abgeschlossen, erhielt ich kaum Nachricht. Und so packte ich meine Habseligkeiten zusammen, verabschiedete mich von meinen Mönchen, und sah zu, dass ich zurück nach Kathmandu kam. Allein: Dies war leichter gesagt als getan. Auf der Straße, die von Bodnath nach Kathmandu führt, war der Verkehr gänzlich zum Erliegen gekommen. Keine Busse, keine Taxen. Erst etwas außerhalb, Pashupatinath zu, gelang es mir, einen am Straßenrand wartenden Fahrer mit einem weit überhöhten Angebot dazu zu bewegen, mich nach Thamel zu bringen. Immer wieder erklärte er mir, dass dies verboten sei. „Kein Rad darf sich drehen!" Zunächst jedoch ging alles glatt, jagten wir in halsbrecherischem Tempo über die vielfach geflickte Fahrbahn, bis wir bei Chabahil auf die Ring Road stießen. Die Einmündung war versperrt! Mit Knüppeln Bewaffnete hielten Wacht, zerrten uns aus dem Fahrzeug, als der Fahrer zu wenden versuchte. Sie jagten den armen Teufel mit wüsten Stockschlägen zum Teufel, demolierten sein Fahrzeug und scheuchten mich Richtung

Innenstadt. Überall brodelte es in der Stadt. Aufständische, mit Steinen bewaffnet. Polizisten und Militär. Blendgranaten und Tränengas. Ein junger Nepali zerrte mich von der Straße, hieß mich, ihm zu folgen. Und so hetzten wir durch enge Gassen, durch die königlichen Gärten schließlich. Und dann war ich tatsächlich endlich in Thamel: Wieder zuhaus.

So strandete ich also am Vorabend eines Bürgerkriegs im International Guesthouse. Und dort traf ich ihn wieder: David! Einen jungen Juden, dessen Familie der Wahnsinn von Hitlers Schergen nach Jamaika verschlagen hatte. Rastalocken bis zu den Knien, *Charras* rauchend wie nur irgendein Rastafari. Ich hatte ihn vom Flughafen aus mit in den Stadt genommen, nach meiner Ankunft vor ein paar Tagen, doch wollte er in ein anderes Hotel. Doch nun hatte ihn der Aufstand ins International gespült – sein Hotel war geschlossen worden. Und es wurde eine schöne Zeit, trotz all des Wahnsinns, der die Stadt bald schon gänzlich in seinen Fängen hielt. Trotz Ausgangssperren und Bewaffneten an jeder Ecke – ein Jude und ein Christ im einzigen hinduistischen Königreich der Erde inmitten von Buddhisten …

Viel erzählte er mir über das Judentum, sein Judentum, über Kabbala und Chassidismus und Nazirim und Sephardim und ihre Beziehung zum *Dharma*, der Lehre Buddhas. Über die zehn Vokale der jüdischen Sprache und ihre Beziehung zu den zehn Bewusstseinsbereichen. Wie Gott sich selbst zerteilte, um die Schöpfung zu ermöglichen, über Jesus und seine „Gottessohnschaft" und und und … Über seine Krankheiten. Von Kindesbeinen an. Ständig laufende Nase und Atembeschwerden und Schlaflosigkeit. Was lag da näher, als mit ihm zu Dr. Sah zu gehen?!

Es war morgens gegen halb sieben. Der Himmel war von einem nie gesehenen Blau. Kein Smog über Kathmandu! Folge des tagelangen Streiks, des maoistischen Gebots, dass sich „kein Rad drehen" dürfe. Selbst die „weißen Riesen", die schneebedeckten Berge des Himalaya – nie gesehen von der Stadt aus – waren in der Ferne zu ahnen. Das Blau des Himmels und das Weiß der Wolken und davor und darunter das Rot der Tempel und Klöster und Mönche. Eine Farbsymphonie, die mir seither den Atem nimmt.

Am Kali-Tempel von *Naradevi* wurde David ganz aufgeregt. „Schau ihn dir an! Der Davidstern!“ Und wirklich zierte den Giebel des Tempels ein riesiges Hexagramm – ein *Kaliyantra*. Immer wieder war David begeistert, wenn er so der – wenn auch vielleicht nur scheinbaren – Verwandtschaft der Religionen gewahr wurde, wenn wir in den nächsten Tagen gemeinsam durch allerlei Tempel und Klöster streunten.

David sagte nicht, was ihm fehlte, als wir schließlich bei Dr. Sah anlangten – er wollte den Doktor „testen“. Dr. Sah fühlte seinen Puls, tastete langsam das Brustbein entlang. „Er hat ein Problem mit der Lunge – und mit den Nebenhöhlen.“

Yogaübungen, eine Ölmassage. Nach seiner Behandlung war David „völlig aus dem Häuschen“. Noch nie sei es ihm so gut gegangen! Endlich Luft! Freies Atmen! Und so begleitete er mich von nun an ständig, wenn ich „meinen“ Doktor besuchte – also täglich, denn der Streik hatte uns ja von jeglichem Reisen abgeschlossen. Und bei einem dieser Besuche machte mich Dr. Sah anhand von Zeichnungen und am eigenen Körper zum ersten Male mit der „yogischen Anatomie“ bekannt. Aber dies – ist eine andere Geschichte …

Ha-tha-Yoga

Einer der bekanntesten Yoga-Wege unserer Zeit ist sicher – in Ost und West – der *Hatha Yoga*. Doch wie wir gesehen haben (vgl. hierzu Kapitel 1 Ashtanga Yoga S. 21 ff) gibt es schon bei der Namensgebung das eine oder andere Problem: *Ha-Tha-Yoga*.

Hat*akamaya* bedeutet „golden“ und ist ein Synonym für die Sonne in ihrem Glanz; ***Tha*** ist die „Scheibe, der Kreis“ (des Mondes); ***Yoga*** ist die „Vereinigung“. *Hatha Yoga* bedeutet – neben anderem – eben auch dieses: die Vereinigung von Sonne und Mond. Und wem fällt da nicht Hesse ein? „*Wir zwei, lieber Freund, sind Sonne und Mond, sind Meer und Land. Unser Ziel ist nicht, ineinander überzugehen, sondern einander zu erkennen und einer im anderen sehen und ehren zu lernen, was er ist:*

des andern Gegenstück und Ergänzung.[68]" Auch diese beiden, Sonne und Mond, Land und Meer, heiß und kalt, männlich und weiblich, Yin und Yang, sind *„des andern Gegenstück und Ergänzung"*. Sie vereinigen durch den Yoga ihre beiden Hälften, werden wieder wahrhaft ganz, heil – Yoga.

In der Yoga-Anatomie können wir dies so darstellen:

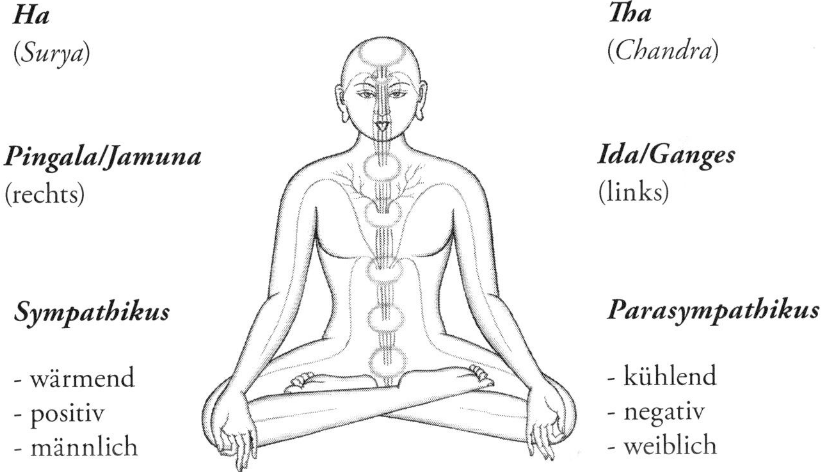

68 Hermann Hesse, Naruziß und Goldmund S. 44, 45

Nadis und *Chakras*

„Im Körper des Menschen befinden sich 350 000 Nadis.
Unter ihnen sind die 14 folgenden die wichtigsten:
Shushumna, Ida, Pingala, Gandhari, Pusha, Shankhini, Payashvani, Hastijihvka, Yahasvati, Alambusha, Kuhu, Vishvodhara, Varuna, Sarasvati. *Unter diesen sind* Ida Pingala *und* Shushumna *die Herrscher.*

Unter diesen dreien wiederum ist Shushumna *die höchste, geliebt von allen Yogin. Alle anderen Gefäße des Körpers sind ihr untergeordnet."*

Shiva Samhita II/13-16

„In diesem Körper sind 72 000 Öffnungen der Nadis.
Unter diesen ist die Shushumna, *in der dich die* Shambhavi Shakti *(Kraft/Gemahlin* Shivas*) befindet, die einzig wichtige."*

Hatha Yoga Pradipika IV/18

Nadis

Man versteht unter *Nadis* (= Röhre, Kanal) feinstoffliche Energiebahnen, die den Körper mit Lebensenergie (*Prana*) versorgen. Die meisten dieser Energiekanäle haben ihren Ursprung in einem eiförmigen *Kanda* (= Knolle, Knoten) genannten Bereich am Beckenboden an der Basis der Wirbelsäule. Von besonderer Bedeutung sind *Ida*, *Pingala* und der zentrale Energiekanal, die sogenannte *Shushumna*. *Ida* und *Pingala* verlaufen spiralförmig entlang der Wirbelsäule, und kreuzen sich auf der Höhe der *Chakras*; *Ida* entspringt rechts und endet im linken Nasenloch, *Pingala* entspringt links und endet im rechten Nasenloch. *Ida* ist dem weiblichen Prinzip zugeordnet, wirkt kühlend und beruhigend, *Pingala*, dem männlichen Prinzip zugeordnet, wirkt erhitzend, anregend.

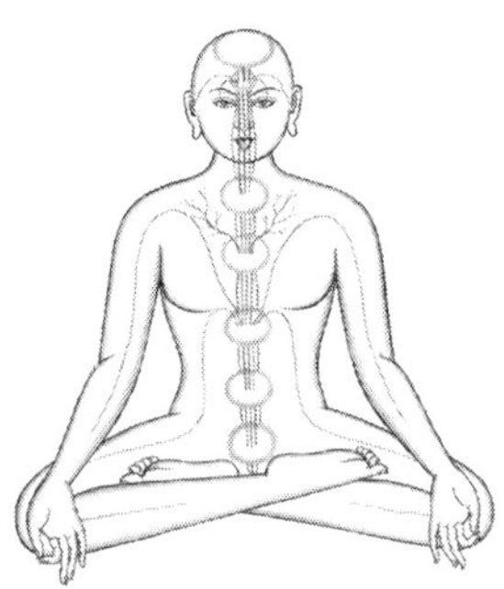

Die vierzehn Hauptnadis und ihre Körperöffnungen

	Nadi	Anfang	Verzweigung	Körperöffnung
1.	***Shushumna*** (Mittelkanal)	*Muladhara* (Wurzel-zentrum)		**Scheitel**
2.	***Ida*** (linker Nasenkanal)	*Kanda*	*Ajna* (Stirnzent-rum)	**Linkes Nasenloch**
3.	***Pingala*** (rechter Nasenkanal	*Kanda*	*Ajna*	**Rechtes Nasenloch**
4.	***Gandhari Nadi*** (linker Augenkanal)	*Kanda*	*Ajna*	**Linkes Auge**
5.	***Pusha Nadi*** (rechter Augenkanal)	*Kanda*	*Ajna*	**Rechtes Auge**
6.	***Shankhini Nadi*** (linker Ohrenkanal)	*Kanda*	*Ajna*	**Linkes Ohr**

7.	***Payashvani Nadi*** (rechter Ohrenkanal)	*Kanda*	*Ajna*	**Rechtes Ohr**
8.	***Hastijihvka Nadi*** (linker Hand-Fuß-Kanal)	*Kanda*	*Manipura* (Nabel-zentrum)	**Linker Fuß und linke Hand**
9.	***Yahasvati Nadi*** (rechter Hand-Fuß-Kanal)	*Kanda*	*Manipura*	**Rechter Fuß und rechte Hand**
10.	***Alambusha Nadi*** (hinterer Ausscheidungskanal)	*Muladhara*	---	**Anus**
11.	***Kuhu Nadi*** (vorderer Ausscheidungskanal)	*Kanda*	*Svadhishthana* (Sakralzentrum)	**Penis/Vagina**
12.	***Vishvodhara Nadi*** (Nabelzentrumskanal)	*Kanda*	*Svadhishthana*	**Nabel**
13.	***Varuna Nadi*** (Hautkanal)	*Kanda*	*Anahata Chakra* (Herzzentrum)	**Hautoberfläche**
14.	***Sarasvati Nadi*** (Zungenspitzenkanal)	*Kanda*	*Vishuddha* (Kehlkopfzentrum	**Zungenspitze**

Die 14 Hauptnadis im einzelnen:

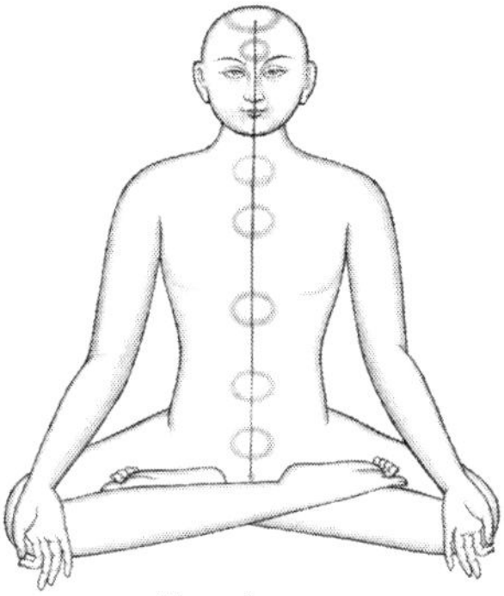

Shushuma

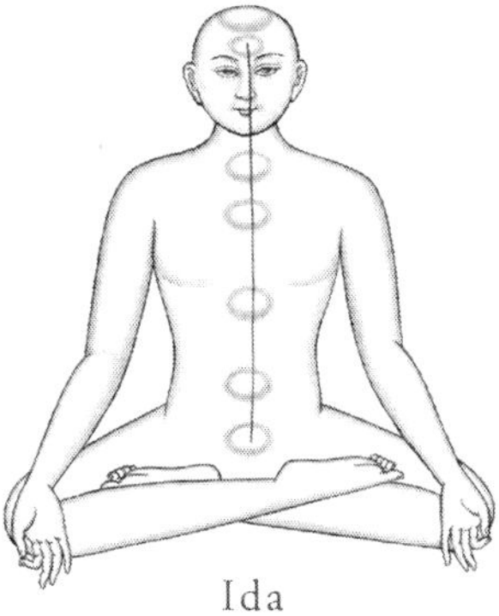

Ida

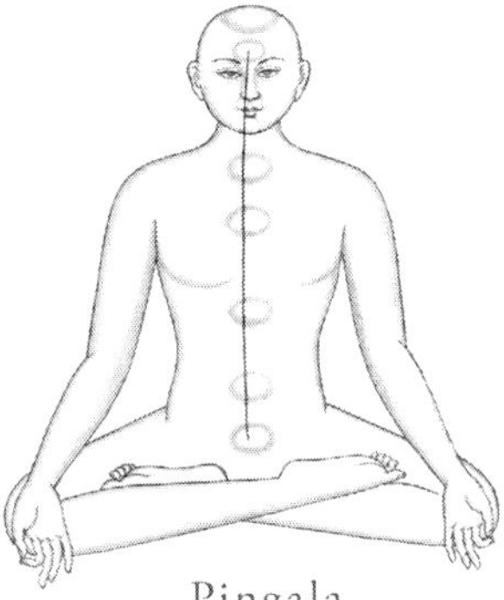

Pingala

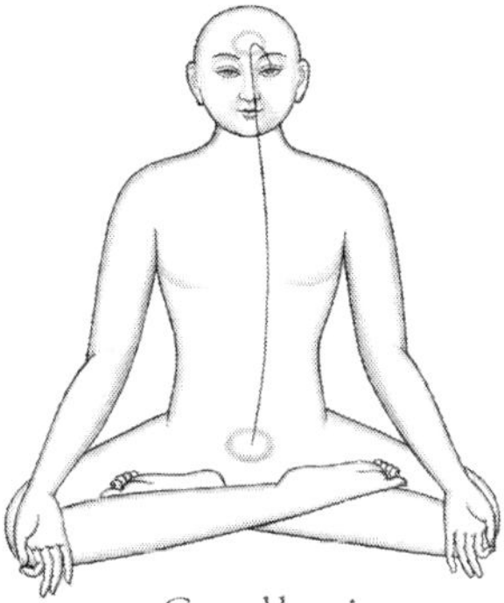

Gandhari

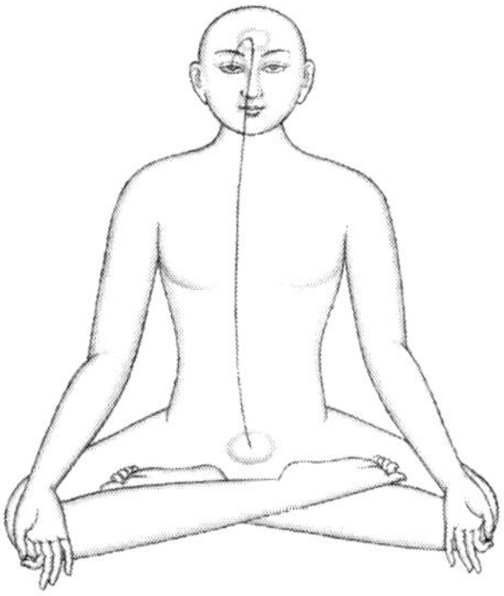

Pusha

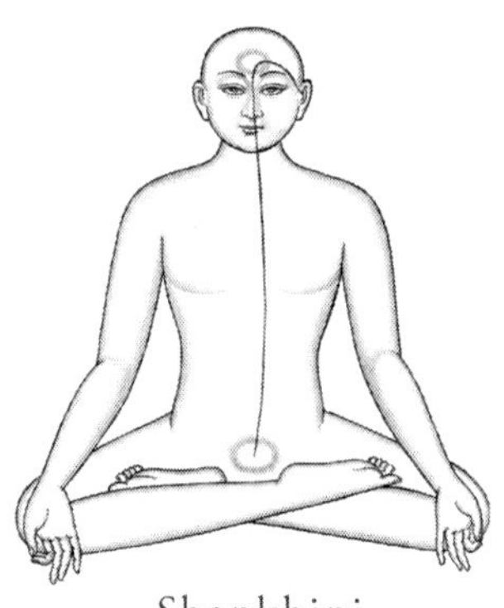

Shankhini

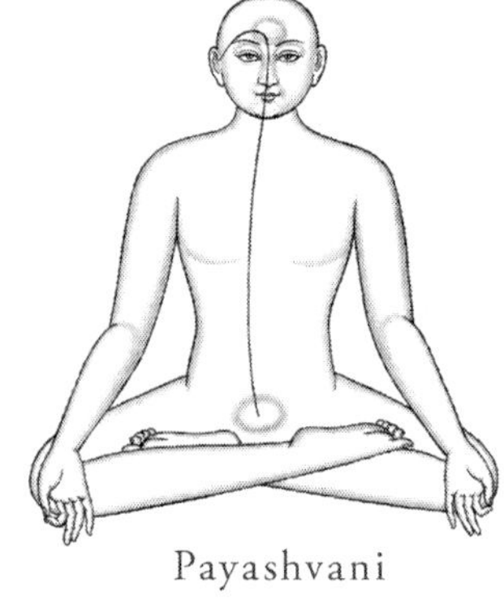

Payashvani

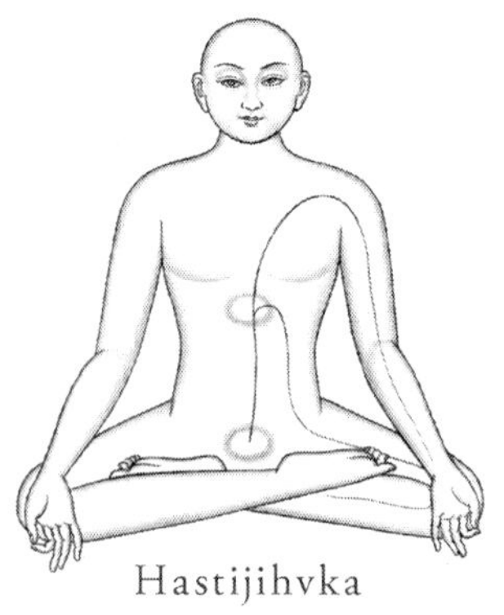

Hastijihvka

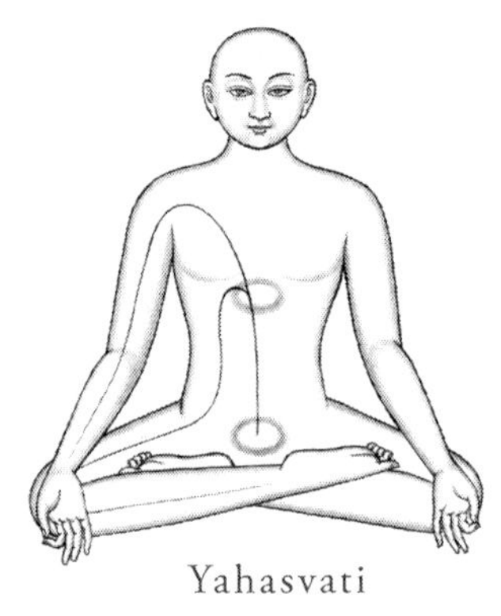

Yahasvati

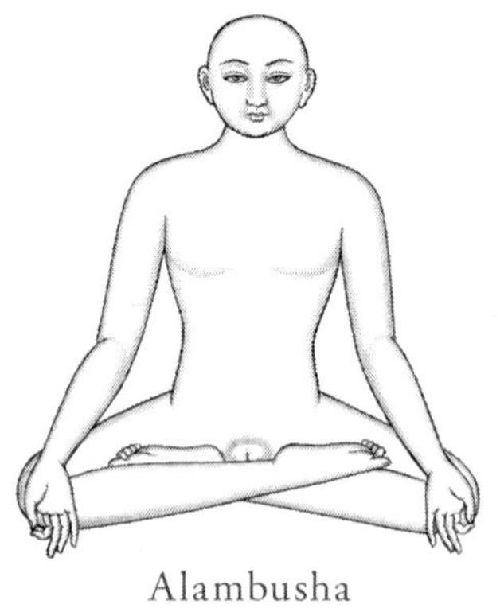

Alambusha

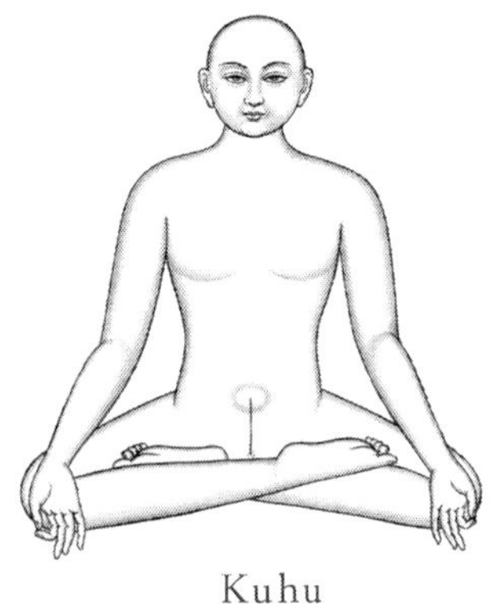

Kuhu

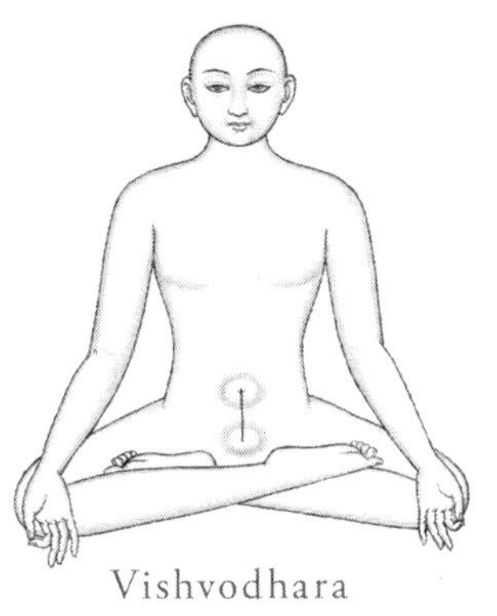
Vishvodhara

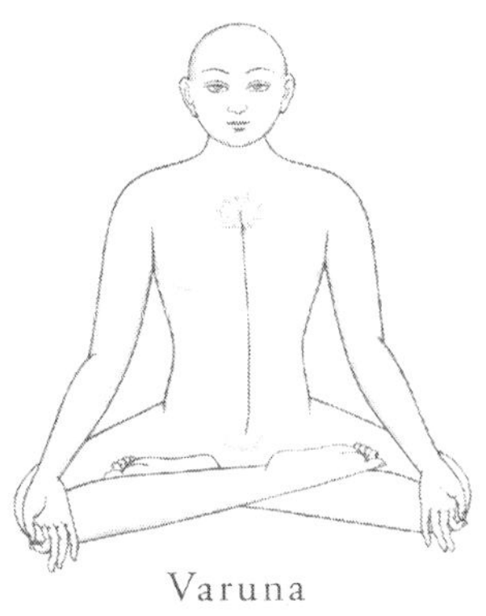
Varuna

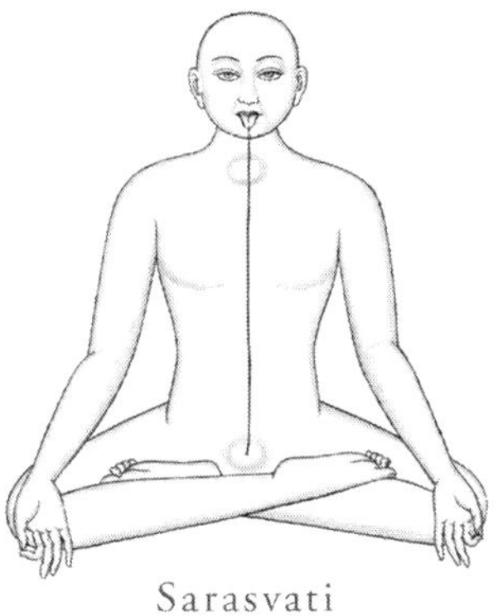
Sarasvati

Chakras

Das Wort *Chakra* bedeutet Rad, Diskus, Kreis. Es handelt sich hierbei um durch die *Nadis* miteinander verbundene Energiewirbel im feinstofflichen Körper, deren Hauptfunktion darin besteht, die Lebensenergie (*Prana*) zu transformieren und zu verteilen.

Sieben *Chakren* gelten als Hauptenergiezentren, die sich in der senkrechten Mittelachse des Körpers entlang der Wirbelsäule befinden (Siehe Kap. 2 *Mantras*, S. 57 ff).

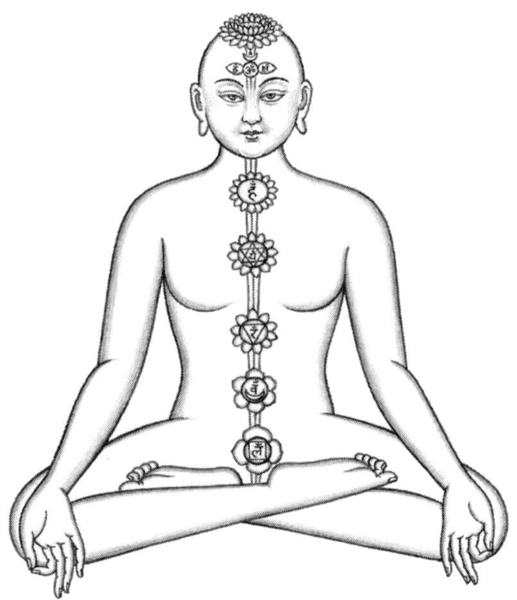

Die Funktion der *Marmas*

Das Wort *Marma* leitet sich von der Sankritwurzel *mr* = Sterben ab, bedeutet aber auch „Tor, Sammlung, Zentrum". Sie befinden sich an jenen Stellen, wo der Tod das Leben schädigen oder auslöschen kann. Die *Marmas* des menschlichen Körpers werden daher mit allerlei Hüllen umgeben, damit „tödliche Pfeile" sie nicht treffen können. Der Vergleich mit tödlichen Pfeilen wurde schon von Shushruta (Vgl. Kap. 1) verwendet, der die Lehre von den *Marmas* in seinem *Shalya-Tantra* festhielt. Das Wort *Shalya* wird heute allgemein mit „Chirurgie" übersetzt, bedeutet aber ursprünglich „Die Lehre vom Pfeil".

Marmas sind aber auch **Meldestellen für Stabilität, Flexibilität, Kraft, Geschmeidigkeit und Sensibilität** – sie sind **Ausdruck versteckter Kampf-, Flucht- und Schutzreflexe**. Sie werden als **Wach- und Warnposten** im lebendigen Körper beschrieben, die eine Vorahnung des eigenen Sterbens vermitteln.

Diese *Marmas* sind aber auch vitale Zentren in unserem Körper, Energiepunkte, die auf Druck reagieren. Sie **wachen über unsere Lebendigkeit** und fungieren als **Spiegel unseres körperlichen, psychischen und sozialen Verhaltens**. Die *Marmas* haben eine **ganzheitliche Funktion**, in ihnen pulsiert die Lebensenergie *Prana*.

Es gibt **107 *Marmas*** im menschlichen Körper:

- elf in jedem der vier Glieder,
- zwölf in Brust und Leib,
- vierzehn im Rücken,
- siebenunddreißig in Hals und Kopf.

Eine unmittelbare Verletzung dieser *Marmas* führt entweder zum sofortigen Tod (19 Stück), zum Tod innerhalb einer gewissen Zeit (33), zum Tod, nachdem der eingedrungene Fremdkörper entfernt wurde (3); zum Verlust bzw. zur Lähmung des entsprechenden Körperteils (44), mindestens jedoch zu großen Schmerzen (8).

In den **Marmapunkten treffen Bänder, Gefäße, Muskeln, Knochen und Gelenke aufeinander.** *Marmas* sind der **Hauptsitz der drei Bioenergien** *Vata*, *Pitta* und *Kapha*, sowie der drei Grundeigenschaften der Natur *Sattva*, *Rajas* und *Tamas*. Durch sanfte **kreisförmige Bewegungen auf einem Marmapunkt** können **Giftstoffe**, gebundene Energien und unterdrückte oder blockierte Emotionen freigesetzt und **aus dem Körper entfernt, einzelne Körperteile oder der Körper als Ganzes vitalisiert** werden. Der harmonische Fluss von *Prana* wieder hergestellt.

Die **Gelenk-Marmas** geben Auskunft, ob die Drehfähigkeit mit der Stabilität in den Gelenken im Einklang steht. Die **Muskel-Marmas** machen den Zusammenhang deutlich, ob die äußere Kraft von innerer Stärke getragen wird. Die **Blutgefäß-Marmas** haben eine Verbindung mit der Hormonausschüttung und somit mit den Emotionen und Gefühlen (Lebe ich im Ausgleich von „Geben und Nehmen"?). Die

Sehnen-Marmas geben Auskunft über den körperlichen Wasserhaushalt sowie über geistige und emotionale Trägheit oder Auszehrung. Die **Knochen-Marmas** vermitteln Stabilität. Im Zusammenspiel mit Sehnen, Muskeln und Gelenken sind sie für die Aufrichtung und Gesamthaltung des Menschen verantwortlich. Im ***ayurvedischen Yoga*** geht es auch darum, diese *Marmas* zu spüren und zu verstehen, was sie einem „mitteilen", und sie darüber hinaus sanft zu stimulieren, um so Körper, Geist und Seele gesund zu erhalten und zu (re)vitalisieren. Die *Marmas* befinden sich entlang der sogenannten *Nadis*, der feinstofflichen Energiekanäle, von denen 72000 (350000) den menschlichen Körper nach den Lehren des Yoga durchziehen.

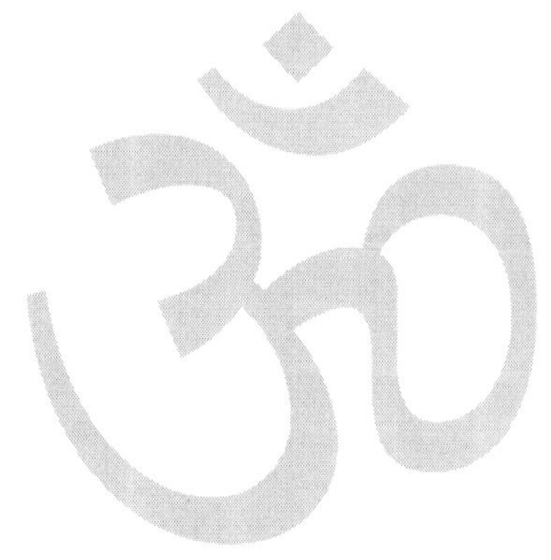

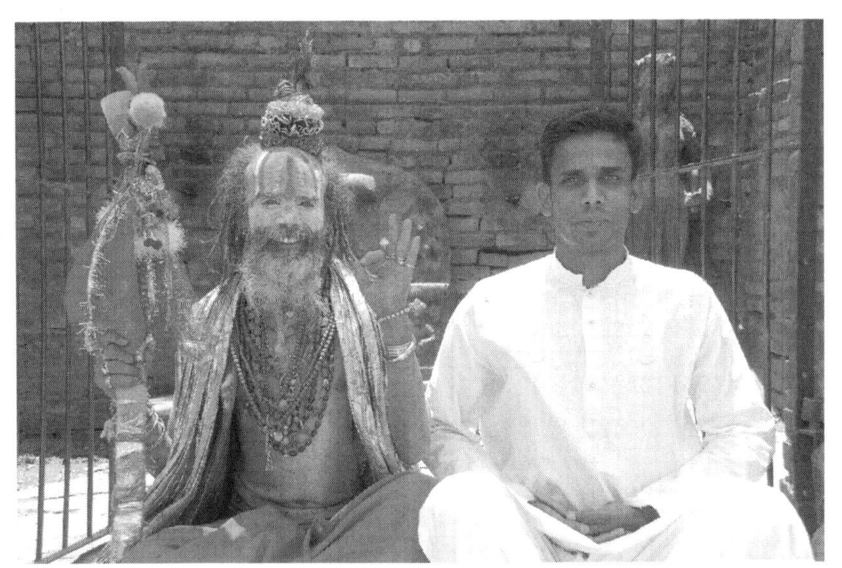

Shubh Kaamana

– Viel Erfolg

Sarva Mangalam

– Allen Freude

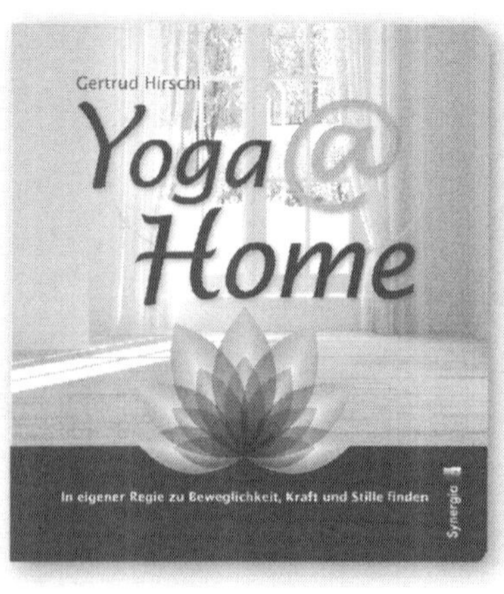

Yoga @ Home

In eigener Regie zu Beweglichkeit, Kraft und Stille finden

von Gertrud Hirschi

“Yoga tut gut – ich weiß, aber ich habe schlicht und einfach nicht die Zeit für den Besuch regelmäßiger Kurse.”

Dies musste sich die erfahrene Yogalehrerin immer wieder anhören, und das gab schließlich den entscheidenden Anstoß zur Entstehung dieses Buches.

Entdecken Sie hier für sich die effizientesten Power-Übungen für Schultern, Rücken, Bauch, Becken, Arme, Beine und vieles mehr.

Hirschi c/o Synergia, 2017, 160 Seiten m. Abb., geb. m. runden Ecken
ISBN: 978-3-906873-19-0 **20,00 €**

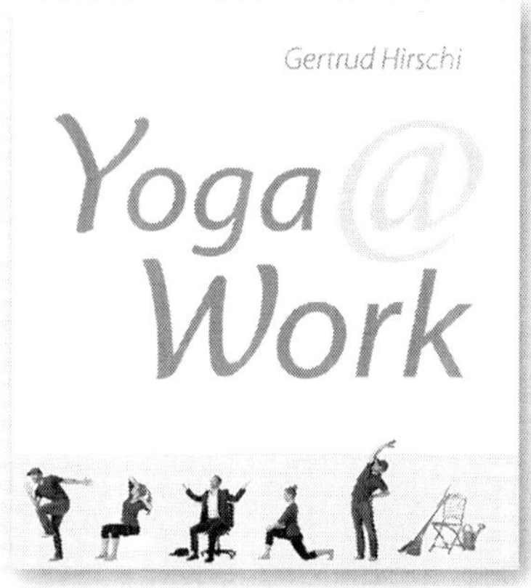

Yoga @ Work

von Gertrud Hirschi

Kraft, Beweglichkeit und die Philosophie des Yoga im Alltag.

Ein Buch, das den Berufs-Alltag in neuem Licht erscheinen lässt. Jede Tätigkeit macht Sinn, wenn man sie mit der richtigen Einstellung angeht.

Möge das Buch den Lesern viel Kraft, Beweglichkeit und neue Erkenntnisse bringen; und möge es ihnen bewusst machen, dass sie auch im Berufsalltag von der Liebe, Weisheit und Güte Gottes getragen sind.

Hirschi c/o Synergia, 2016, 224 S., m.v.Abb., gebunden, 19x17cm Hardcover
ISBN: 978-3-944615-14-1 **20,00 €**

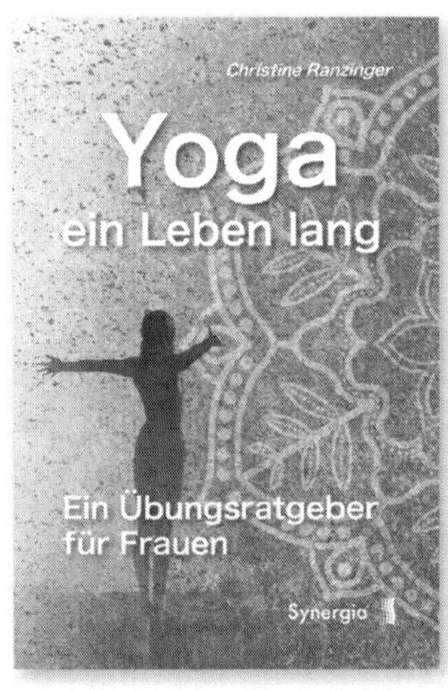

Yoga ein Leben lang

Ein Übungsratgeber für Frauen

von Christine Ranzinger

Ihr Leben als Frau wird von verschiedenen Stadien geprägt: Heranwachsen, Blütezeit, Menopause und Alter. Zudem werden Sie etwa 40 Jahre lang vom Menstruationszyklus begleitet, und viele Frauen erleben Kinderwunsch, Schwangerschaft und Muttersein.

Jeder Lebensphase und dem Menstruationszyklus ist ein eigenes Kapitel gewidmet. Meditationen, Atemtechniken und zahlreiche Tipps für den Alltag – etwa zur Ernährung – runden die Kapitel ab.

Synergia Verlag, 2018, 300 Seiten, kartoniert, zahlreiche Abbildungen
ISBN: 978-3-906873-68-8

20,00 €

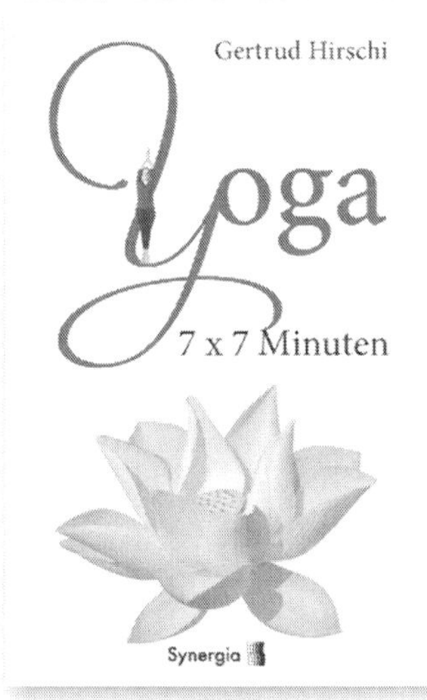

7x7 Minuten Yoga

von Gertrud Hirschi

7 Tage. 7 Wochen. 7 x 7 Chancen

Egal wie alt oder wie jung Sie sind – die in diesem Buch vorgestellten Yogafolgen können Sie so oder so praktizieren – und Sie tun sich auf alle Fälle etwas Gutes damit und benötigen dazu nur 7 Minuten pro Tag. Der Körper wird es Ihnen mit mehr Kraft und Beweglichkeit danken, Ihre Energien werden fließen und sich auf der seelisch-geistigen Ebene in konstruktiven Gedanken und positiven Gefühlen zeigen.

Alle Yogaübungen sind leicht ausführbar und eignen sich für Jung und Alt, für Anfängerinnen und Fort- geschrittene.

Hirschi c/o Synergia, 2. Aufl. 2015, 96 S., m.Abb., geb. m. Lesebändchen
ISBN: 978-3-939272-97-7

14,50 €

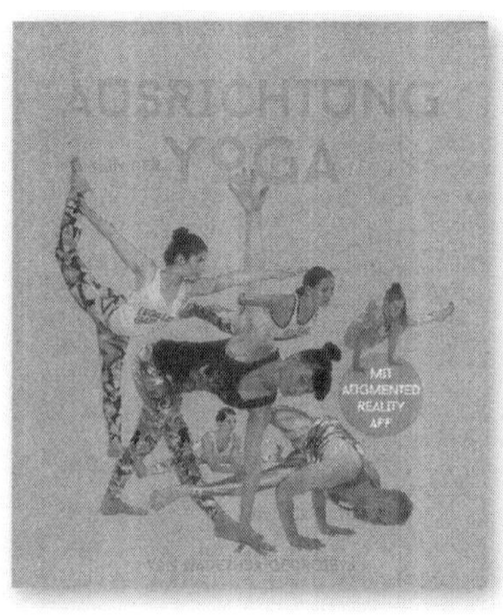

Ausrichtung in der Yoga Asana

Mit kostenloser Augmented Reality APP

von NadezhdaGeorgieva

Ausrichtung in der Yoga Asana endet nicht damit, Hände und Füße an einer bestimmten Stelle auf der Matte zu platzieren, sondern fängt eigentlich dort erst an: nämlich, wenn die Yogapraxis jenseits ihrer oberflächlichen Form von innen heraus nach außen wirkt und so ihr volles Potenzial entfaltet.

Mit diesem Praxisbuch lassen sich die Grundlagen der anatomischen Ausrichtung von Yogahaltungen (neu) erforschen, Asana für Asana.

NG c/o Synergia, 2018, 190 Seiten, ca. 550 farb.Abb., mit kostenloser AR-APP
ISBN: 978-3-906873-74-9 **59,95 €**

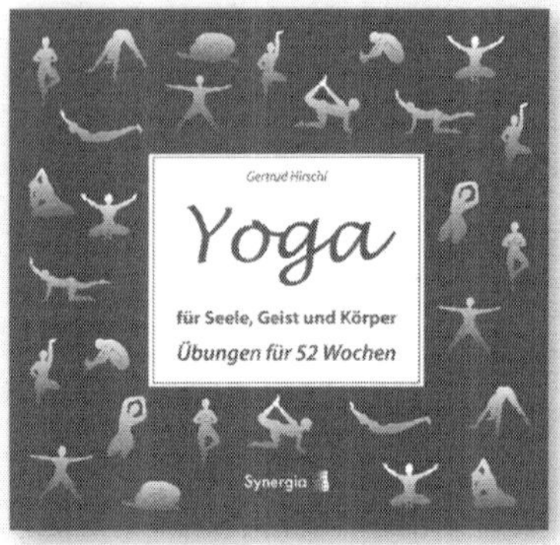

Yoga für Seele, Geist und Körper

Übungen für 52 Wochen

von Gertrud Hirschi

Mit diesem reich illustrierten Yoga-Buch können Sie:

- körperliches Wohlbefinden, eine neue Berufskarriere oder einen stressfreien Alltag erreichen
- Ihre Spiritualität besser zum Ausdruck bringen
- mehr Tiefe in Ihrer Meditation finden
- Ihre Lebenskräfte steigern und
- Ihre Beziehung verbessern.

Hirschi c/o Synergia, Neuauflage 2017, 272 Seiten m. 580 Abb. s-w, kartoniert
ISBN: 978-3-906873-36-7 **19,90 €**